JN046235

ハーブではじめる

植物療法の手引き

GUIDE DE LA
PHYTOTHERAPIE

梅屋香織

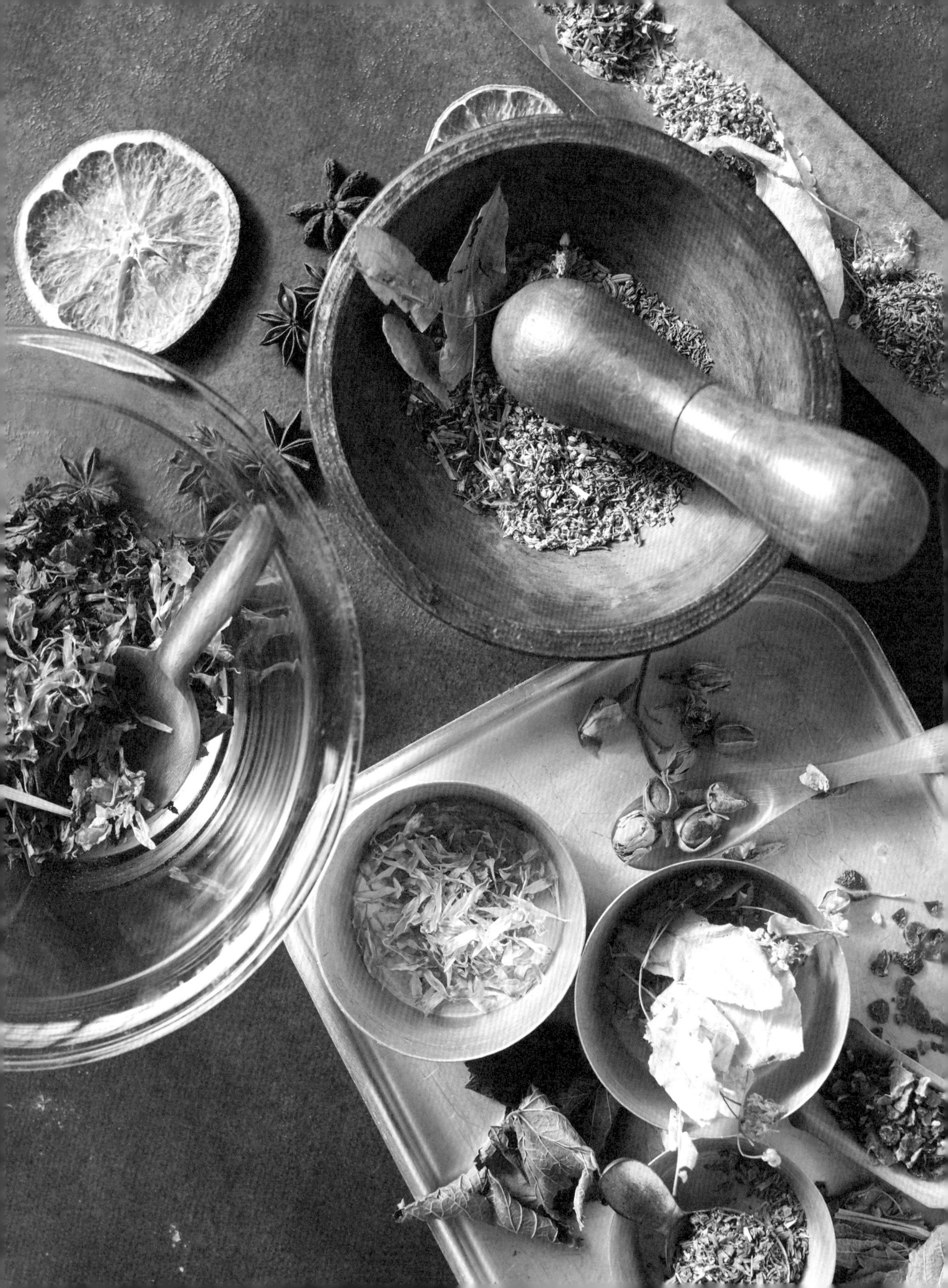

フランスの植物療法と聞くと、どのようなことを思い浮かべられるでしょうか。ハーブや精油などがずらりと並ぶ、フランスのエルボリストリ（薬草薬局、薬草専門店）を思い浮かべる方もいらっしゃるでしょう。わたしは約9年間フランスに暮らしたなかで、フランスで行われている植物療法を、生活者としての目線でも、植物療法士の目線でもいろいろと体験してきました。本書ではみなさまが生活の中に取り入れやすいように組み立てたハーブの処方を中心に、フランスの植物療法をご紹介していきます。植物療法をより効果的に行うための要点も盛り込みながら、フランスで見てきた植物療法の様子を、ありありとお伝えできたらいいなと思います。

とはいえ、植物療法を取り入れることにそれほど構える必要はありません。ご自身でも手持ちの植物で効果的なハーブブレンドを組み立てたり、ハーブや精油をはじめ植物療法のいろいろな手段を組み合わせられるような構成にしています。

いつの間にか、植物と植物療法がそばにある暮らし。それが心地よく、健やかな日常をもたらすようになったらいいですよね。本書で少しでもそのお手伝いができればと願っています。

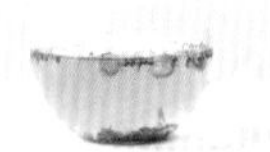

CHAPITRE 1
植物療法の基本
― 植物と私たちの体 ―

CHAPITRE 2
体を整える日々の処方
― デトックス ―

CHAPITRE 3
体調別の処方集

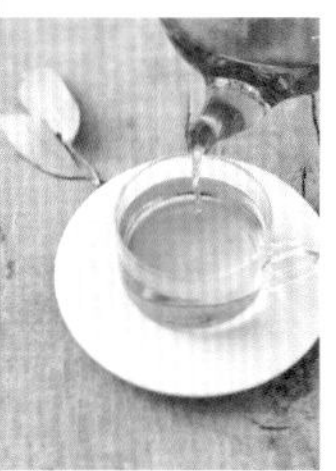

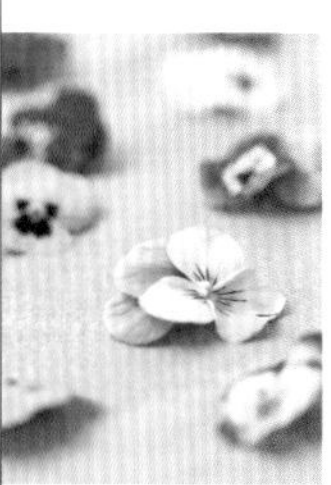

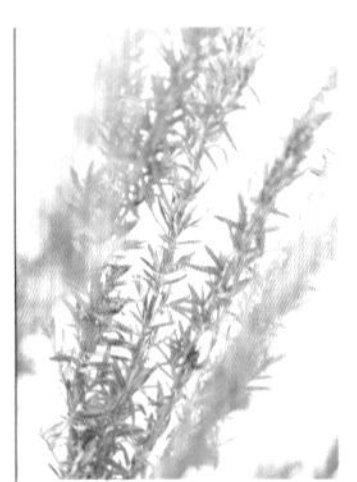

CHAPITRE 4

季節と日常のお助けレシピ

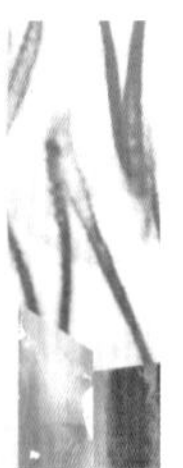

COLOMMNES

本書の注意事項

植物療法は代替医療であり、現代医療の代わりとなるものではありません。また本書は家庭で行うことを想定し、フランスで行われている植物療法を日本の暮らしに取り入れやすいようアレンジした植物療法の手引き書です。日常で感じる不調や生活習慣の改善、症状の治療の補助、治療後の回復補助を目的としていますので、植物療法のみで治療を行うことは避けてください。以下の点にも十分にご留意のうえで、植物療法を取り入れていってください。

【治療、通院中の症状があるとき】

○通院中、服薬中の場合は主治医、薬剤師などの専門家に相談したうえで行ってください。
○服薬中の薬を自己判断で中止しないでください。
○薬の作用を強めたり、弱めたりする働きがある植物もあります。必ず主治医、薬剤師に相談するとともに、巻末の「ハーブ事典」などで植物の注意、禁忌を確認してください。

【注意・禁忌について】

○植物によっては特定の体質、病気、状況に対して禁忌があるものや、注意したほうが良いものがあります。レシピに載っていたとしても、必ず各植物の注意・禁忌を確認したうえでご使用ください。

【効能・作用について】

○植物の効能や作用の表れ方には個人差があります。また同じ人が使用しても体調などによって表れ方や感じ方が異なる場合があります。
○植物療法を行って心配な症状が出た場合は、必ず医師もしくは、植物療法の専門家に相談してください。

【その他】

○ハーブの作用は薬に比べたら優しいですが、ティザンヌを長期間（3週間以上）続けて飲むのは避けてください。
○精油は肌への刺激が強いものもあります。事前に必ずパッチテストをしてからご使用ください。異常を感じたら必ず専門の医師に相談してください。
○本書を実践して生じた症状や負傷、損傷など、その他すべての損害において、著者および出版社は責任を負うことはできません。自己責任のうえで取り入れていただけるよう、あらかじめご了承ください。

CHAPITRE

1

植物療法の基本
−植物と私たちの体−

植物療法をはじめる前に
知っておいていただきたい植物のことと
ご自身の体のことをお伝えします。
体調に合わせて植物を選べるようになると
植物療法は手軽に楽しめるようになります。

Notions de base

本書における「植物療法」の定義

LA DÉFINITION DE LA PHYTOTHÉRAPIE

植物療法の定義は、植物の全体性を大切にした上で、植物の複雑な成分が持つ薬理作用とそれらが引き起こす体への有益な効能を活用し、体の中に生じているバランスの乱れを是正して、健康な状態へ近づけることです。

ヒトは古くから身近な植物を薬として、病の治療に用いてきた歴史があります。そしてそれが発展し、現代医学で用いる医薬品へと形を変えてきました。その傍らで世界中には、中医学、アーユルヴェーダなどの伝統医学的な治療法、各地に伝わる民間療法的な体調の改善法も残っています。フランスではそのような古くからの民間療法が時とともに進化し、淘汰され、いわば「信頼性のある民間療法」として現代にもしっかり残っています。それが植物療法です。現代、植物療法は医師や薬剤師の元で行うものもあり、その場合は立派な医療です。

これら伝統医学や民間療法、その主役といえるものが植物です。植物は土壌からミネラル、栄養素を吸収して、置かれている環境に順応したり、外敵から身を守ったりするために自ら必要な成分を合成しています。それらの成分は人にとって薬理作用を持っています。つまり植物が持つ成分を取り入れた時に、私たちの体の機能、体の状態に変化が起こるのです。植物療法は植物が体にもたらす変化を総合して利用します。「今、体はこうなっているから、こういう作用のものが必要」。植物の薬理作用を知ったうえで、起こしたい体の変化を思い浮かべて植物を選択し、そのとき体が求めているものをハーブや精油、チンキなど、さまざまな形状で取り入れていきます。

本書における植物療法は、ヨーロッパやフランスの伝統療法としての側面と、現代医学的な観点からの植物の成分に着目した、いわゆるエビデンスに基づいた植物療法、どちらの側面も取り入れています。私がフランスの大学で学んだこと、そしてエルボリストリでの経験も盛り込んでいます。本書に書いてあることがすべてではありませんが、これから植物療法を取り入れてみたいと思われる方の、あらゆるケースに対応できるように処方を組み立てました。

また効果的に植物療法を行うためには、今の体の状態を見極める必要もあります。本書の前半では体への理解を深めるページも設けています。植物の成分一つ一つを覚えようと思うと大変ですが、その植物を摂ることによって起こる体の変化を知っていれば、植物療法は手軽に楽しむことができます。植物は一つの成分が作用するわけではなくて、複雑な成分が絡み合って作用するものなのですから。ここで紹介する処方をもとに、ぜひいろいろな組み合わせを実践してもらいたいと思います。

いわゆる植物の優しい作用

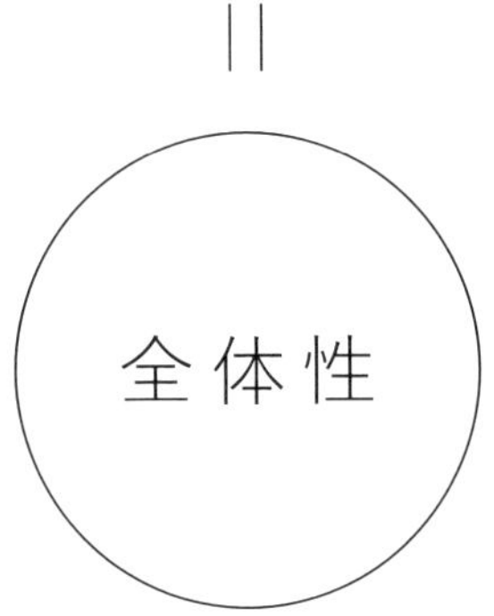

健康的な体づくりには、体をつくる栄養素をバランス良く摂るのが必須です。しかしながら栄養摂取状態を完璧にするのは難しいもの。ストレスがかかりやすい現代の暮らしでは、ビタミンやミネラルも消耗しやすくなり、消化器系の機能が低下する原因ともなります。そうするとやがて体の機能の乱れにも繋がってしまいます。植物が栄養素として体をつくるのに対し、体内のバランス調整に一役買ってくれるのが、本書に登場するような薬用植物です。植物療法で薬用植物を取り入れる際にカギとなるのが「全体性」。植物から特定の成分だけを抜き出すのではなく、植物そのものを取り入れることで、体のさまざまな場所に複合的に作用させ、バランスの調整の助けとなります。みなさんが植物に抱く「植物の優しい作用」というイメージは、この全体性がポイントになります。逆に特定の一成分のみを単離したものは、いわばお薬のように、ピンポイントな作用を発揮することになります。それはときに副作用として他の部位のバランスを崩しかねないという欠点があります。

植物療法の基本 Q＆A

気軽に始められる植物療法ですが、知識を持っておくと
より効果的に日常に取り入れられるようになります。
植物療法の基本知識を、よく聞かれる質問に答える形で解説します。

Q

植物療法を始めたいけれど、ハーブをたくさん揃えないとダメですか？

A

気になるハーブ１種類から始めてみてください。

植物が持つ薬理作用は複雑で、ブレンドすることで相乗効果が生まれます。でもはじめは1種類からでも問題ありません。ティザンヌや粉末、チンキ、精油など、使いやすい形で活用し始めることが、植物療法の入り口です。そのうちきっと「もっとこうしたいな」「これはどうかな？」と広がりが生まれてくるでしょう。そんな風に自然に枝分かれして、ご自身の中の植物の選択肢が増えてくると、すぐにハーブを置くスペースが足りなくなってきますよ。

Q

ハーブは作用が優しいから長く続けないといけない？

A

「３週間続けて、１週間休む」が基本のサイクル。

ハーブの作用の現れは必ずしも時間がかかるというわけではありません。ハーブは急性の症状にも、長く続けて体質改善を目指すのにも、どちらにも対応できるといえます。たとえば利尿作用を持つハーブを飲めば、数時間で作用が現れてきます。喉が痛い時に炎症を緩和してくれる成分を含むハーブを飲めば、症状がやわらいできます。でも冷え症や生活習慣病を改善したいときや、ダイエットを目指すなら？　これらが一朝一夕にいかないのは薬でも同じですよね。長時間かけてもたらされた状態は、それだけ元に戻るのにも時間がかかります。

POINT

むやみに長期間同じものを摂り続けるのはお勧めできません。体内に新たなアンバランスをもたらしてしまうことも考えられます。植物療法においては３週間続けて１週間休んで見直す、というサイクルを必要に応じて繰り返すのが慣習です。

Q

ハーブには副作用はありますか？

A

むしろハーブは 副作用だらけです、 良い意味で。

ハーブは優しいから副作用がないと思うのは、まったくの間違いです。本来、主に求められる作用（主作用）に対して、それ以外の作用を副作用と呼びます。一つの植物のなかにはさまざまな成分が含まれていて、それらのおかげで複数の作用をもたらすので、いわばハーブは副作用だらけ。副作用を含めて体のさまざまな場所にアプローチすることによって、急激な変化を起こしづらく、また体が全体的に調整しようとする力を邪魔することなく、むしろ引き出してくれるといえるでしょう。

POINT

植物の成分によってアレルギーを引き起こす可能性もあれば、長期使用によって起こる悪影響が知られている植物もあります。総合して植物療法を安全に行うためには専門家に相談した上で行うことが理想的です。

Q

薬や漢方と併用して大丈夫？

A

基本的には可能。 ただし確認は してくださいね。

ハーブとお薬との併用は多くの場合、可能です。ただし植物と医薬品の間で相互作用を引き起こすとわかっているものも多くあります。服用中の医薬品の作用を減弱させたり、増強させてしまわないよう注意しなくてはなりません。漢方薬を処方されている場合も、漢方薬の作用を邪魔することがないよう、相互に確認しましょう。重複すると有害作用を引き起こす原因となるものもあります。またお薬を服用中の場合は、必ず医師、薬剤師に相談の上、植物を取り入れるようにしてください。

Q

悩みや症状がなくても できることはありますか？

A

季節のケアや トータルメンテナンスを 取り入れてみて。

今現在、悩みや症状がない、最良の状態であるのであれば何よりです。その場合は定期的なトータルメンテナンス（→CHAPTIRE 2）や、季節の変化に合わせたケア（→CHAPTIRE 4）によって、今の良い状態を維持できるでしょう。日々ケアをしていると、急に体調を崩してしまうことも避けられます。体は一定の状態で不変なのではなく、たとえご自身では感じなくても変化をし続けながら良いバランスを保とうとしています。そのバランスをとる作業を植物が手助けしてくれます。

POINT

慢性的な症状が当たり前になり、本人が不調に気づいていないケースもあります。どうしたらいいかわからない、でも何かしたい。そういう時は、一度コンサルテーションを受けていただくのも良いと思います。

Q

植物は年齢に関係なく 家族みんなで使えますか？

A

お子さんから 高齢の方まで、みんなに 使っていただけます。

植物療法は年齢に関係なく行えます。同じ植物をシェアすることもできなくはないですが、体質に合わせたケアをしてこそ植物療法は真価を発揮します（→40ページ）。また年齢に合わせて使い分ける必要もあります。特に小さいお子さんに対しては、使用できる植物かどうかを注意し、大人より少量、低濃度で使うのが望ましいです。

Q

ハーブの保管はどうしたら良いですか？

A

ガラスの保存瓶は必ず 日光の当たらない場所に。

購入したハーブも、ご自身でブレンドしたハーブも、保管は高温多湿、直射日光を避けて行いましょう。ガラス性の保存容器を使用する際は、特に気をつけてください。またシバンムシ（通称ボフリ虫）など、虫の侵入にも注意が必要です。チャック付き保存袋に入れて冷凍庫に保管もできます。余ったハーブの有効な活用法として、ハーブによってはお風呂や足湯に入れるという楽しみ方もありますよ。

Q

どんなハーブティーを飲んでも効能や作用はありますか？

A

加工が少なく、新鮮な乾燥ハーブが理想です。

植物療法に必要なのは植物がもつ成分、いわば有効成分です。有効成分は細胞壁という固い組織の中に閉じ込められているのですが、植物を摘み取って乾燥させている時点から減少や変質は始まっています。日本で身近な「細かく粉砕されて、ティーバッグになっているもの」は、手元に届くまでの工程の多さや時間から、成分を多く失っているものが多いといえます。できれば粉砕前の状態で、色あせしていたり、香りが失われていたりしていないものを手に入れてください。とはいえどのようなものでもハーブティーを飲むきっかけや、習慣へ導いてくれますので、取り入れてもらうことには大賛成です。

Q

ティザンヌや精油、浸出液などいろいろな種類があるけれど、効能・作用はどれも同じ？

A

厳密には異なりますが、使いやすい形を選んでください。

植物の成分を抽出するものによって成分の出方は異なります。ですから厳密にいうと、剤形によって効果の現れ方は異なります。また飲むか、塗るかなどの使用方法によっても効果に違いがあります。症状に合わせて最良の剤形を選んだり、組み合わせて用いることが推奨されます。特に精油については違いが大きく、芳香成分を集めた有効成分そのものの原液であることから、ティザンヌなどに比べて作用が局所的で強く現れます。そして香りがもたらす、嗅覚療法的アプローチも可能になります。上手く組み合わせると、より効果的に、かつ心地良いケアができます。

植物のさまざまなカタチ

植物療法ではハーブ、薬草をいろいろな状態で活用します。
剤形によって抽出される有効成分が異なるものもあります。
目的に応じて、また自分にあった方法で取り入れてみてください。

ティザンヌ

Tisane

植物の一部を乾燥させたものから、主に水溶性の有効成分を抽出したもので、いわゆるお茶、ハーブティーです。お茶として飲用するほか、スキンケアなどの外用や、浴用に用いることができます。花や葉、地上部、根など、植物によって用いる部位はさまざま。植物療法では基本的に温かい状態、もしくは常温でティザンヌを飲むことを推奨しています。

ティザンヌ／アンフュージョン

Tisane / Infusion

熱湯にハーブを浸して成分を抽出する、馴染みのあるハーブティーの入れ方です。花や葉、茎など柔らかい部位を用いるときに適しています。1日2杯〜3杯ほど飲むと効果を感じやすくなります。日持ちはしないので、その日のうちに。

【ブレンドのコツ】

アンフュージョン・デコクション共通／大きい葉や実はちぎったり、切断して、他のハーブと大きさを揃えると、均一に混ざりやすくなる。できれば混ぜる直前に必要な分だけを小さくすること。また実や根など重いものは底に溜まりやすいので、ブレンドする時は底から持ち上げるように混ぜるのがコツ。

【つくり方】

水250mlにつき、ハーブはテーブルスプーン1杯程度が目安。沸騰したばかりの湯を注いだポットにハーブを入れ、蓋をして5〜10分ほど浸出。茶こしなどで漉してできあがり。

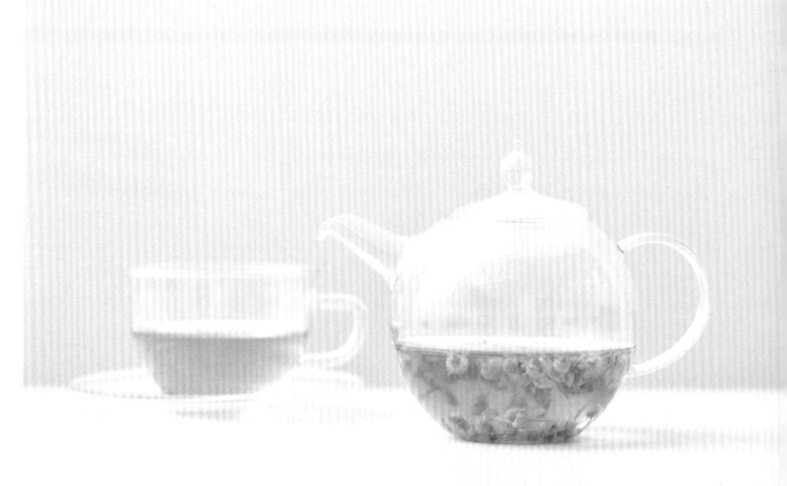

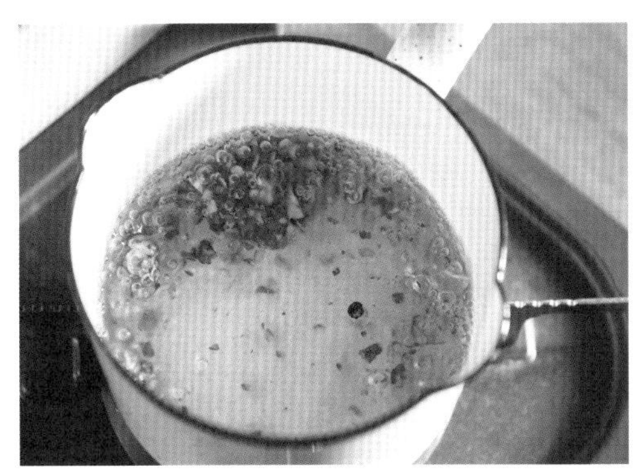

ティザンヌ／デコクション

Tisane / Décoction

アンフュージョンでは有効成分を抽出しにくいハーブには、煎じる方法を用います。根や樹皮、種子、実など、植物の堅い部位に適しています。1日2杯〜3杯ほど飲むと効果を感じやすくなります。基本的にはその日のうちに飲みきるのがおすすめですが、2、3日は冷蔵庫で保存可能。

【つくり方】

水250mlにつき、ハーブはテーブルスプーン1杯程度が目安。鍋に水とハーブを入れ、火にかける。沸騰したら火を弱め、沸沸とした状態で2分間煮出す。火を止めたら蓋をし、5〜10分程置いてから濾す。ハーブによっては30分程度煮出すことも。

タンチュールメール（チンキ剤）

Teinturemère

アルコールで植物の成分を抽出した製剤です。水溶性と脂溶性、両方の成分を効率良く抽出できます。水に薄めて飲用やうがいに、精製水で希釈して化粧水にするなど外用としても使えます。アルコールを使用しているため、未成年、妊娠中や授乳中、アルコールに過敏な方は使用できません。

【つくり方】

ハーブを瓶に入れ、ハーブが浸る高さまでアルコールを注ぐ。蓋を閉めてよく振り、3週間ほど冷暗所に保管。1日1回、瓶を揺すり、ハーブを濾して遮光瓶に保存する。基材として用いるアルコールの濃度や種類によって、抽出される成分に違いがあり、また内服できるものと外用向きのものがあるので、都度確認を。

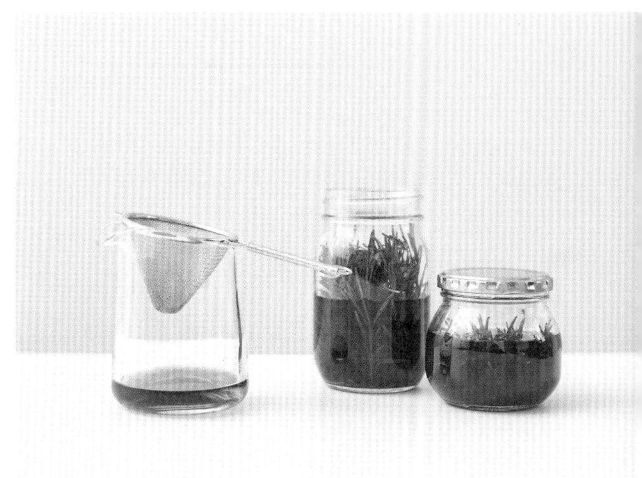

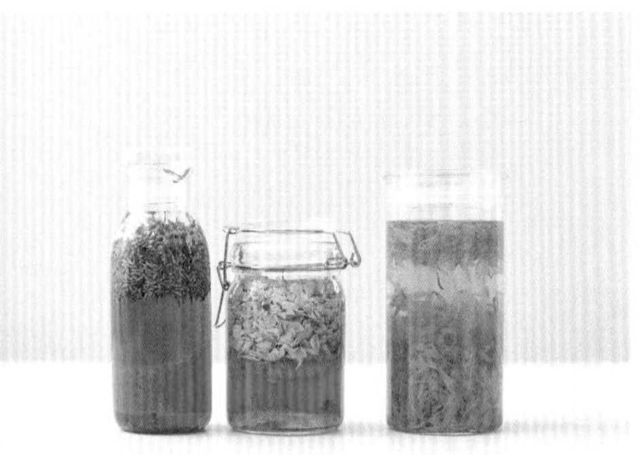

マセラシオン
ハーブビネガー／浸出油

Macération

酢や植物油にハーブを浸け、有効成分を溶出させたものをマセラシオンと呼びます。浸出油は肌に塗布するほか、クリームやバームをつくる基材になります。ハーブビネガーはチンキ剤と比べると成分抽出は控えめですが、アルコールを摂れない人にも使えます。薄めて飲むほか、入浴剤などにも利用できます。

【つくり方】

ハーブビネガー／リンゴ酢や穀物酢、ワインビネガーなどにハーブを浸け込み、15日間、冷暗所に保管。ハーブを濾して煮沸消毒した保存瓶に移し替え、冷暗所で保存。

浸出油／酸化しにくい植物油を使用。2～3時間湯煎にかけて浸出させる「温浸出法」と、日光の当たる場所に2週間程度置いて浸出させる「冷浸出法」がある。冷浸出法は1日1回ずつ容器を揺すり、ハーブを濾して移し替えて冷暗所で保存。

粉末

Poudre

ドライハーブを粉砕し、パウダー状にしたものです。飲用する際はお茶、ジュース、スムージーなどの飲み物に混ぜるほか、カプセルに充填する方法も。湿布として外用にも使え、その場合は少量の水で溶き、ペースト状にして患部に貼付します。

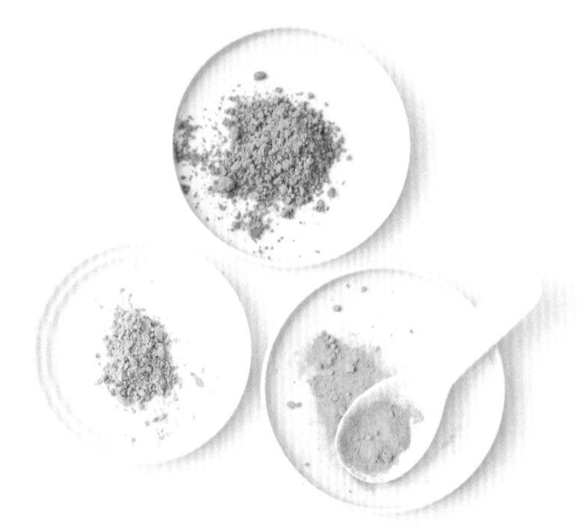

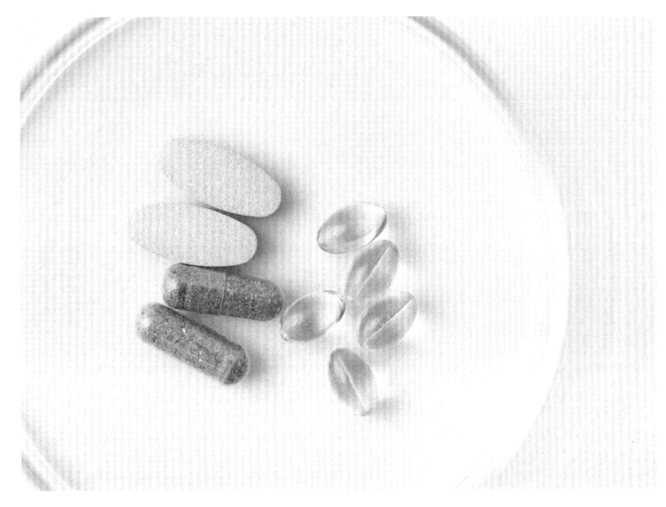

カプセル・錠剤

Gélules, Comprimés

手軽に摂取できるものとして、植物の粉末やエキス、精油、オイルなどをカプセルに詰めたものや、成分を一定の形状に圧縮して錠剤の形にしたものもあります。フランスでは一般的な薬局でも取り扱われていて、日本でも見かけることが増えてきました。

ジェモエキス

Macérât de bourgeons

植物の新芽、蕾の部位のみを、水、アルコール、グリセリンの溶液で抽出したエキス。植物の発芽、成長に必要なミネラルや植物ホルモンなどが含まれています。新芽、蕾の持つポテンシャルエネルギーを取り入れられます。そのまま、もしくは水に薄めて内服します。

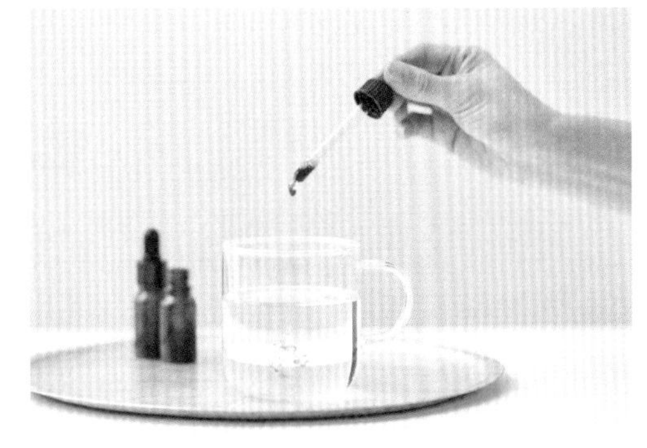

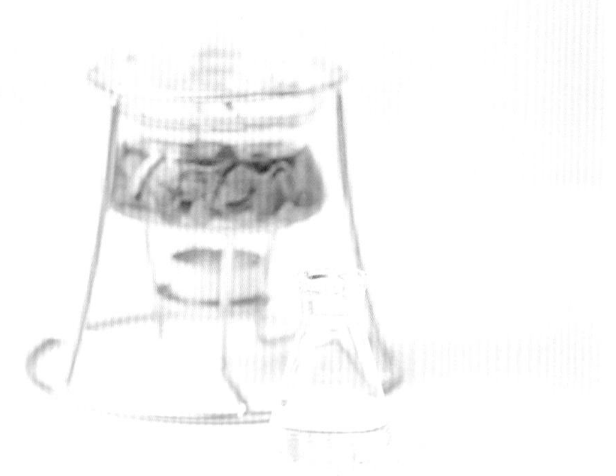

芳香蒸留水

Hydrolat

植物から精油を抽出するときに残る、芳香性の水溶液。蒸気のエネルギーで抽出された副産物ともいえ、精油成分もわずかに溶け込み、穏やかに香ります。刺激が少なく、作用も優しいのが特徴。乳幼児への第一選択に適しています。また肌本来の機能を邪魔しないので、スキンケアにおすすめです。

精油

Huile essentielle

精油は植物が生合成する芳香分子を集めたものです。植物が外的から身を守るために自らつくり出す自己防衛のための成分でもあります。いわば有効成分の原液。シャープに作用を発揮することが多いため、上手に使うととても重宝します。また香りがもたらす脳への嗅覚刺激による作用もあります。

【使用方法の注意】

精油は皮膚や粘液を傷つける可能性もあるため、使用法にはいくつか注意が必要です。◎原則、原液を塗布しないこと、◎各精油の性質を理解したうえで使用する、◎粘膜に使用しない、◎動物がいるところで使用しない

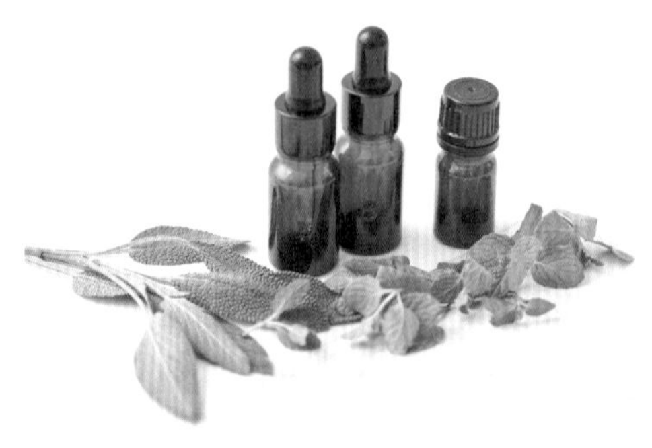

クレイ

Argile

植物以外の自然由来のものを使用する場合もあります。クレイは粘土鉱物のことで、ミネラル分を豊富に含んでいます。産地や種類で特徴が異なりますが、一般に吸着・吸収作用に優れており、デトックスの目的などに用います。主に粉状で販売されていて、水分で溶くなどしてパックや湿布、入浴などに使用します。

海洋産物

Produits de mer

地上植物だけでなく海藻や海水なども用いられます。海藻を食す習慣があまりないヨーロッパの人たちは、植物療法の一環としてそれらを煎じて飲むなどしてヨードを補給したり、お風呂に入れて痛みの治療に用いたりしています。フランスの海岸都市には海水や海泥を利用した「タラソテラピー(海洋療法)」施設もあり、医師の処方があれば保険が適用されます。

飲用について

「フランスの精油は飲める」。そう耳にされたことがある方も多いのではないでしょうか。私のところにも、この件についての質問が常々寄せられます。フランスの薬局やオーガニックショップで一般的に見かける「Huile essentielle(精油)」は、Complement alimentaire(=補助食品)、つまり「食品」として販売されており、デフォルトで飲用できるものがほとんどです。しかしながらそれ以外にも芳香浴に用いる「ディフューザー用」として販売されている精油もあります。これらはもちろん飲用や塗布には用いません。芳香蒸留水も「食品」として販売されているものと、「化粧品」としてスキンケア用に販売されているものとがあります。フランスのものだから飲めるというわけではなく、商品区分によって用途が定められていますので、フランスで暮らす人たちもそれを守って取り入れています。日本でもそれは同じ。雑貨として販売されている精油、化粧水として販売されている芳香蒸留水は飲用しないのが原則です。

植物と私たちの体の関係

PLANTES ET CORPS HUMAIN

植物の成分が作用する私たちの体のこと。
この仕組みを理解していると、植物療法への理解がより深くなります。
今の自分、今の症状に必要な植物を選ぶために
覚えておきたい体の仕組みについて解説します。

**体の仕組みを知ることが
植物を選ぶ近道になる**

植物療法を本格的に始めてみたい。そう思ったらハーブの作用や特性を知ることにはじまり、次のステップとして、体の仕組みへの理解が必要になってきます。それは植物療法の定義でお伝えしたように、植物の成分が薬理効果を表し、植物療法はそれを利用して症状の根本の原因にアプローチして改善の方向に導いていくものだからです。体の仕組みがわからなければ、今、体がどんな状態にあって、なぜ、どのようにバランスを崩しているのかを見極められません。そうするとどの植物を選べばいいのか、どのようなアプローチが必要なのかを思い浮かべるのも難しくなってしまいます。

たとえば体の外側に現れる自覚症状として、痛みや赤み、腫れなどがあります。その要因に「炎症反応」がありますが、炎症を抑えるだけでは症状を軽減しきれなかったり、根本的な改善にいたらないことも多くあります。炎症をつくり出している原因にアプローチする必要があるのです。この原因を読み解くために、これから解説していく体の仕組みについての知識が役に立つはずです。

**植物にはそれぞれ
対応しやすい臓器がある**

さまざまな不調の原因となる自律神経系の乱れ。近年はストレス過多な状態で体調を崩す方も多く、自律神経系のバランスを意識されている人も多いでしょう。症状はあるのにその器官自体には異常がない。たとえば体が痛いけれど、どこにも原因が見当たらない、動悸はするけれど心臓は悪くない、というような場合は自律神経系の不調を疑うことができます。

植物を内服したときに体に入る成分は、中枢（脳）には直接的に移行しません。ただし末梢（体の各部位）に作用することによって、間接的に脳へ影響を及ぼして自律神経系にも働きかけられます。このようなアプローチをする場合、症状が現れている部位に相性の良い植物を選びます。

植物はたくさんの成分を含有していて多彩な作用を持ちますが、それぞれ特に変化をもたらす部位というものがあります。どの植物がどの臓器に対応しやすいかを知ることも、より効果的な植物を選ぶために大切です。

次のページからは簡単ではありますが体の働きについてお伝えしていきます。大きな視点で体に何が起きているのかを見極められるようになること。そのうえで体調の立て直し方を定められるようになること。そして効かせたい場所にアプローチできるハーブを思い浮かべられるようになること。そういった形で植物療法への理解を深めてもらえたらと思います。

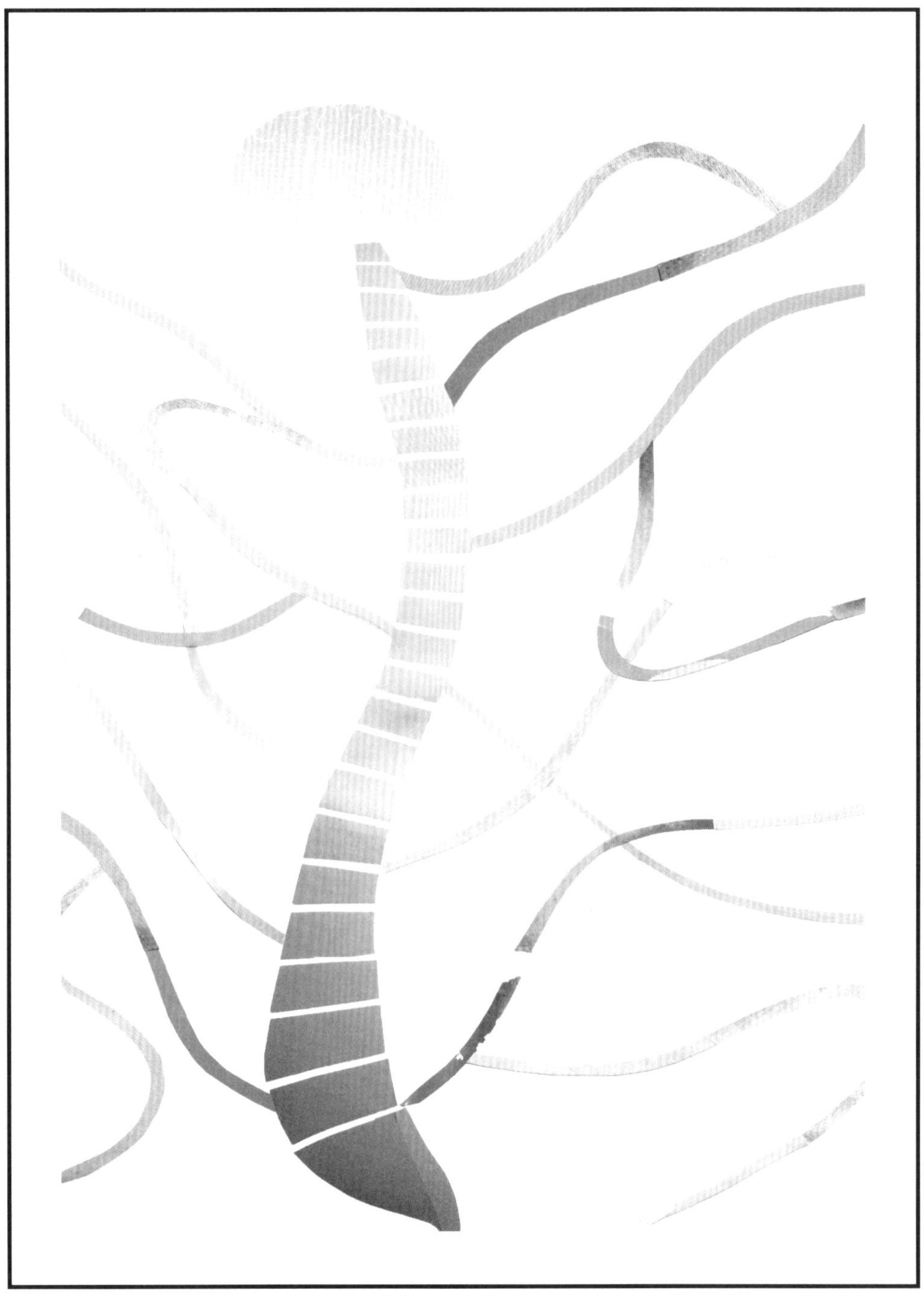

自律神経系

Systèmes nerveux autonome

相反する2つの神経系、活動時に優位になる交感神経系と休息時に優位になる副交感神経系の総称で、あらゆる器官の発動制御を行っています。自律神経系の働きは、脳の視床下部というところで制御されています。例えば光が強いところでは交感神経の働きで瞳孔は収縮し、暗いところに行くと副交感神経の働きで瞳孔が開きます。このように外的刺激を受けた際、私たちが自己の意思で動かしたりすることのできない場所を自律神経系の働きによりコントロールし、内部を一定に保とうとする恒常性の維持(ホメオスタシス)機能によって生命活動は維持されています。

精神的不調はもとより、臓器自体に問題がないのに不調が起きる場合は、自律神経系の乱れが原因かもしれません。自律神経系の乱れは、過度なストレスが原因であることがほとんど。生活習慣やストレスの状態、睡眠の質を見直し、自律神経系のバランス回復のためのケアをしましょう。

見直しポイント

□ **眠りの質、疲れの蓄積が気になる**

朝が弱い人は交感神経を優位にする、主に温・燥グループの植物を。寝付きにくい人はリラックス作用や余分な熱を冷ます冷の性質の植物、アダプトゲン植物を適度に組み合わせて。

□ **アレルギーの悪化や自己免疫性疾患**

過度なストレスにより自律神経が乱れることで症状が悪化することも。ストレス対策とともに、デトックスを助ける植物で肝臓、腎臓の滞りをケアし、自律神経の乱れを改善しましょう。

□ **生理不順やPMS、更年期障害**

ホルモンバランスの乱れも自律神経系とつながっています。更年期障害の場合は性ホルモンの量が急激に減少しないようにすることと、自律神経系の調整の両方にアプローチを。

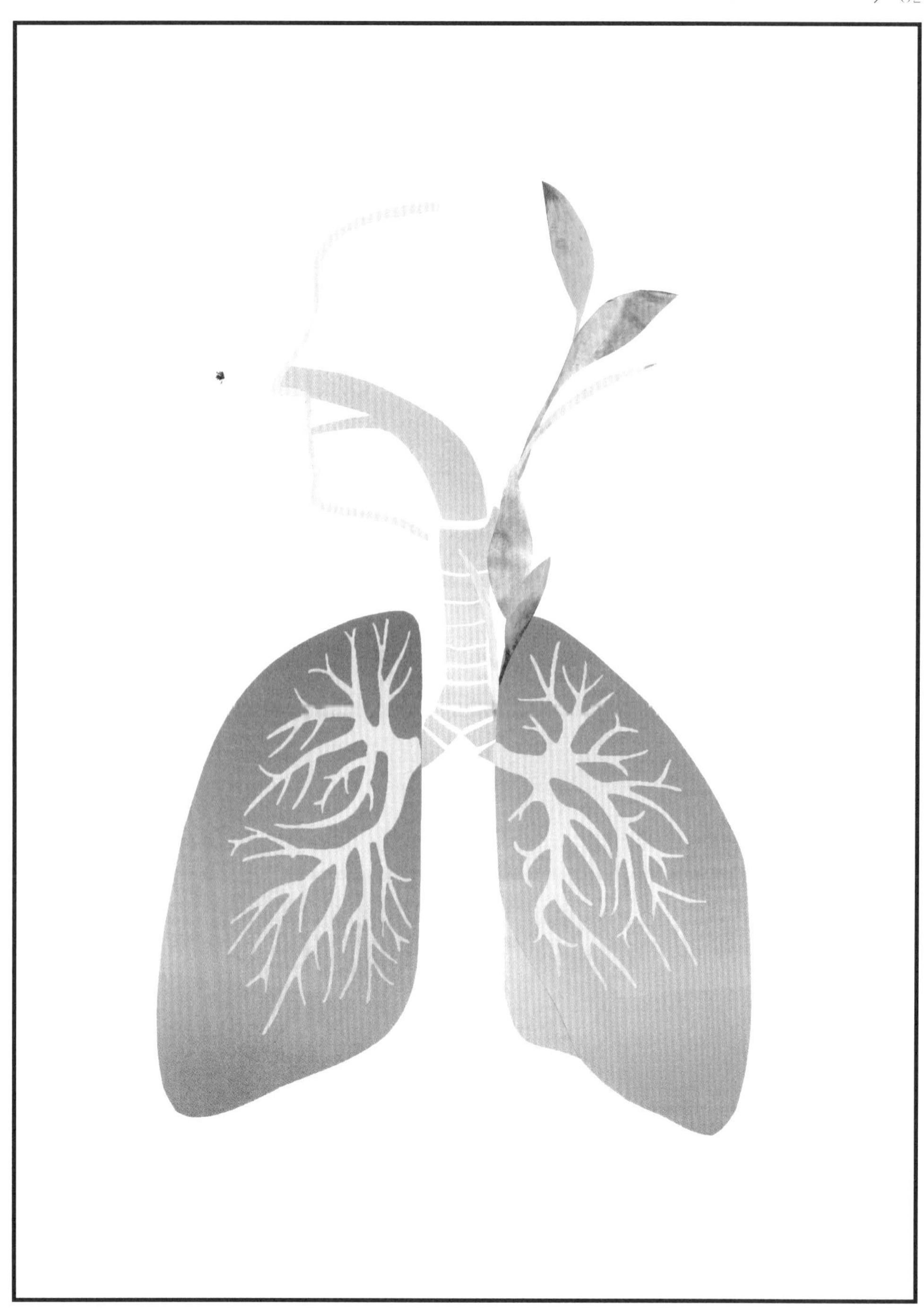

呼吸器系

Voies respiratoires

外界からの異物の侵入はここでシャットダウン

呼吸器は鼻や口を通し、吸気で外から空気を取り入れ、肺でガス交換をし、血液中に酸素を取り入れて、二酸化炭素を呼気として吐き出すという働きをしています。同時に呼吸器は外界との接触部位でもあります。呼吸器系粘膜は細菌やウィルスなどの病原菌や化学物質などの異物の侵入を防ぐための免疫機能が活躍する場です。呼吸器系粘膜が乾燥していると、免疫機能がうまく働かず、これら外部のものの侵入を許しやすくなってしまいますし、過剰に分泌しすぎても不快な症状の原因となってしまいます。

また呼吸の大小やリズムは、良い「気」を生み出すために重要です。日中、交感神経系が優位になると自然と呼吸は浅くなりますが、夜は意識してゆっくり深く、呼吸を整えることで、副交感神経系への切替を促すことができます。このように呼吸器系の働きを意識することは、自律神経系の働きにも良い影響を与えます。

見直しポイント

□ 呼吸が浅い、呼吸がしにくく感じる

体が緊張している状態なので、緊張、強ばりをとる植物を。また香りが強いセージやオレガノ、ペパーミントなどもおすすめです。意識的に深い呼吸を心がけるのも大切です。

□ アレルギー性鼻炎、喘息、鼻水・鼻詰まり

過度に副交感神経が優位になっている可能性があります。温・燥グループの植物を中心に用いることで、交感神経の働きを高め、過剰な分泌物も抑える方向に働いてくれます。

□ 喉が乾燥して常にイガイガ

呼吸器粘膜が乾燥すると炎症や感染症を起こしやすくなります。乾燥しがちな方は湿の性質を持つ、リコリスやマロウの花、マーシュマロウなどのブレンドがおすすめ。

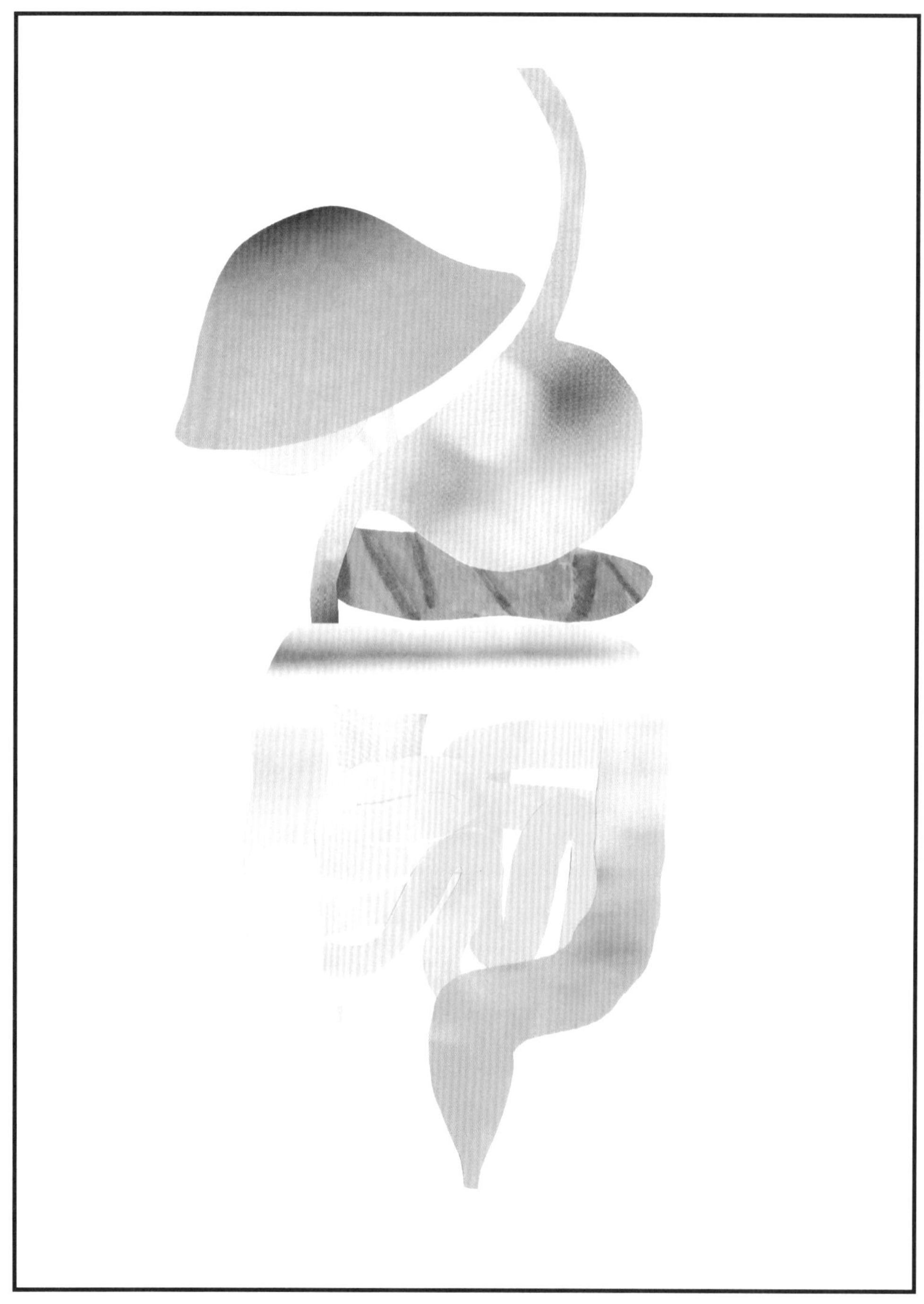

消化は健康の出発点。日頃から負担を減らして

消化器系

Système digestif

ヒトは植物から栄養素を得て生命を維持します。その栄養素を得るためには、まず消化というプロセスが必要です。消化とはさまざまな消化酵素によって栄養素が細かくされ、体内に吸収できるようにすること。消化がきちんと行われなければ、いくら食べても栄養素が不足し、体の元気がつくられません。消化器系の働きは、自律神経によってコントロールされています。つまりストレスの影響を受けやすい器官です。胃酸の分泌が亢進したり、胃の粘膜を守る防御因子が低下したりすることにより、胃潰瘍の原因になります。腸も過敏性腸症候群、潰瘍性大腸炎やクローン病などの疾患も、ストレスの影響が関連しているといわれています。このようにストレスによる負荷とともに、普段の食生活が消化器系に過度な負担を与えていないかも、日々見直していただきたいところです。健康な肉体や精神を築くために、消化管の働きは健康な方にも常に意識していただきたいポイントです。

見直しポイント

□ 食べ過ぎ、砂糖・乳製品などの摂り過ぎ

特に夕食の食べ過ぎ、遅い時間の食事は、消化管や肝臓への負担となります。また砂糖・乳製品・アルコール・カフェインなどの摂り過ぎも肝臓に負荷をかけてしまいます。

□ 早食べ、ながら食べの日常化

口の中でよく噛むことで、唾液やその他の消化液の分泌が刺激されます。食事中の水分の取り過ぎは、消化液が薄まり消化の邪魔になります。カフェインの摂取も食後すぐは控えて。

□ 慢性的な便秘

胆汁の分泌が不十分だったり、腸に届く胆汁酸が不足すると便秘につながります。肝臓のメンテナンスと、食物繊維を多く含む植物の摂取など腸内細菌叢の整えの両面からケアを。

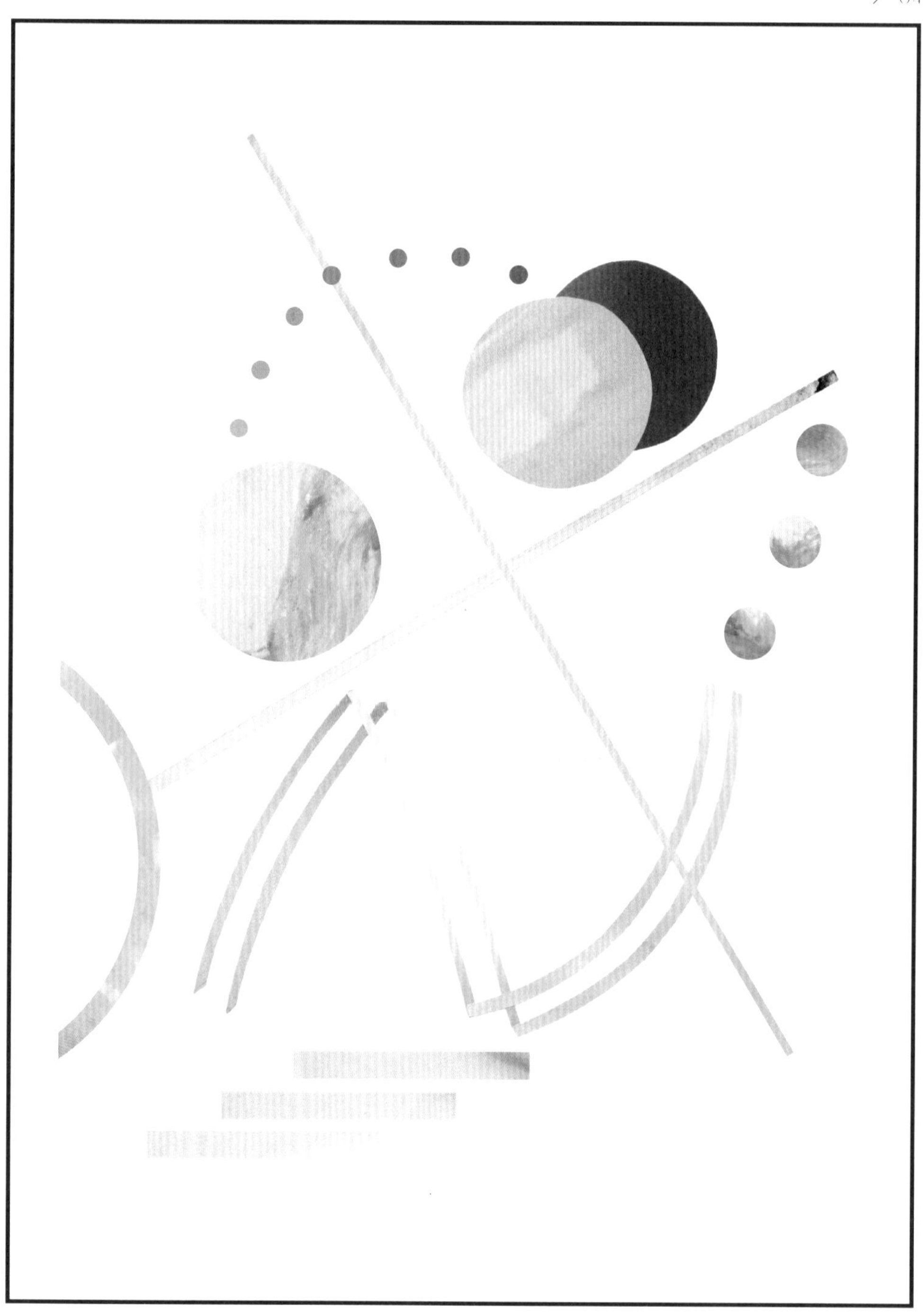

全身の調和を保つホルモン。分泌のバランスが大切

内分泌・代謝系

Système endocrinien

ホルモンの分泌を行う分泌腺や器官のことを内分泌系と総称します。ホルモンはそれぞれが体の特定の部位に働きかけるように分泌される化学物質で、その大部分の司令塔は視床下部の下垂体にあります。ホルモンには種々の物質があり、その作用も多様。たとえば糖質やタンパク質、脂質の代謝に関わるインスリン、全身の代謝機能に関わる甲状腺ホルモン、血液中のカルシウム濃度を調整する副甲状腺ホルモンなどがあります。また代謝を司る器官のひとつ、肝臓でつくられるコレステロールは、ホルモンや胆汁中の胆汁酸の原料となったり、細胞膜を構成するための重要な物質です。タンパク質の代謝産物である尿酸は肝臓で生合成され、尿中に排出されます。ホルモン分泌の異常(過剰、不足)は対象臓器の異常を示し、さまざまな疾患につながることがわかっています。特にインスリンが関わる血糖値、コレステロール値、尿酸値の異常は、生活習慣病に発展する可能性が高いため、定期的な確認が必要です。

見直しポイント

□ **血糖値が高め**

血糖値を下げる働きをするインスリンは分泌過剰な状態が続くと効き目が低下してしてしまいます。血糖値の上昇を緩やかにするブルーベリーリーフや、インスリンの効き目の低下を防止するオリーブリーフなどを。

□ **コレステロール値が高め**

LDL(悪玉コレステロール)が増え過ぎると血管壁を傷つける原因となり、動脈硬化ひいては心筋梗塞や狭心症などにつながります。食生活の見直しとともに、62ページで紹介する処方などで肝臓のメンテナンスを。

□ **尿酸値が高め**

カロリーが高めの外食が多い人は尿酸値が高めになりやすい傾向にあります。食事のバランスを見直すとともに、水分をしっかり摂り、62ページで紹介する処方などを参考に肝臓と腎臓をメンテナンスしてくれる植物を。

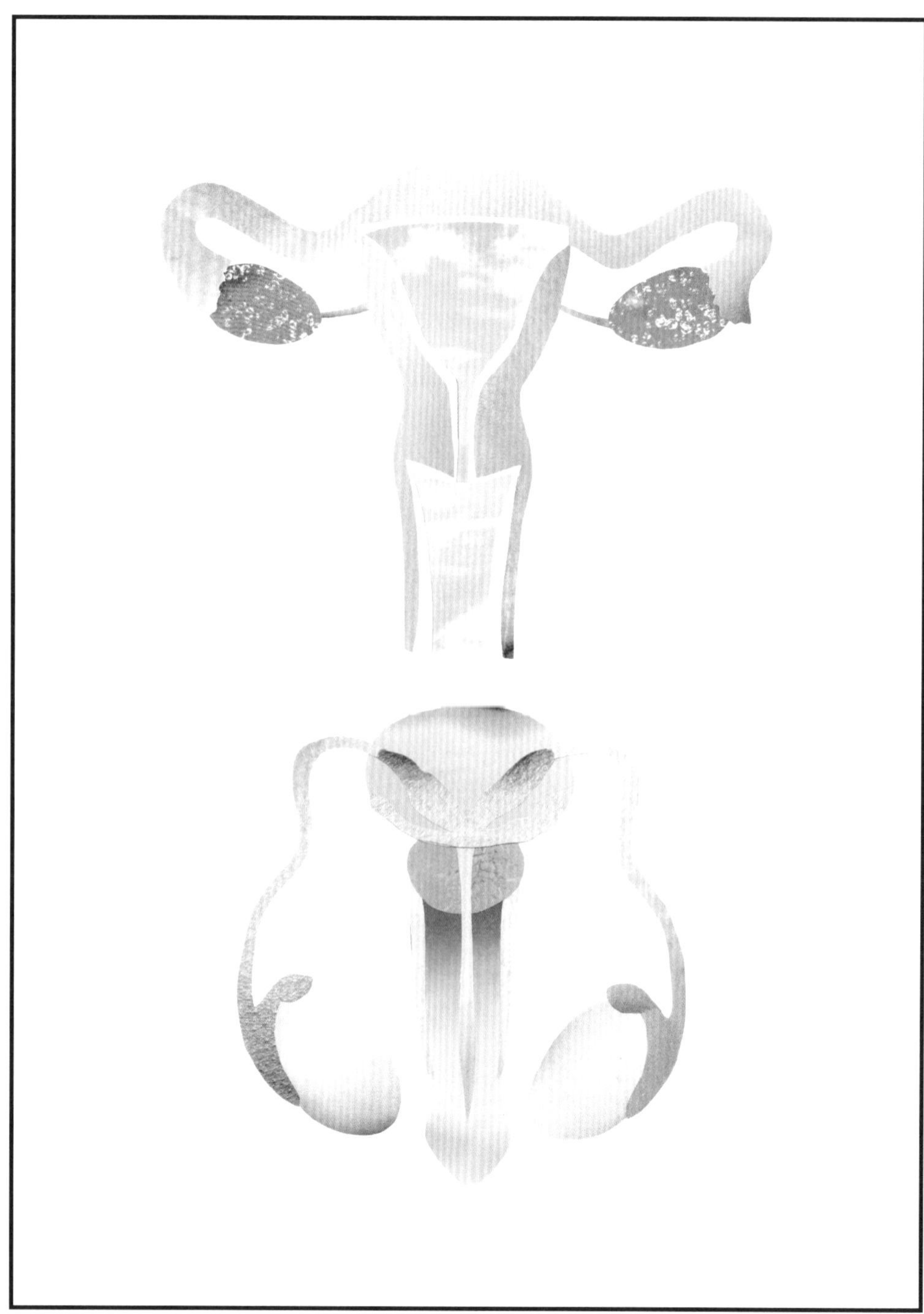

女性にも男性にもある更年期。
植物で穏やかに、複合的なケアを

性ホルモン

Hormones génitales

女性ホルモンにはエストロゲンとプロゲステロンの二種類があり、毎月の月経周期によって分泌量が変化しています。これらのホルモンの分泌は自律神経の働きによって調節され、年齢によってホルモンバランスは変化していきます。その影響で自律神経のバランスにも不調が現れ、精神的に不安定になったり、ホットフラッシュが現れるなどするのが、閉経前後の更年期と呼ばれる時期です。このような変化はほとんどすべての女性が経験するといえます。

男性ホルモンはテストステロンが代表的です。副腎皮質から分泌されるホルモンで、性欲、性行動のために必要で、筋肉の発達、気力の維持にも寄与しています。加齢やストレスによってテストステロンの分泌が低下すると、性欲減退、性機能低下や自律神経系に失調をきたし、不安や不眠、イライラなどの症状を引き起こします。男性にも更年期障害があることも、最近では認識されるようになっています。

見直しポイント

□ 生理の悩み

自律神経系の整えと、毒素の排出でまず体質メンテナンスを。また女性ホルモン様作用のある植物もうまく使うと良いでしょう。年齢や環境で変化していくものなので、時々でメンテナンスの見直しと、定期的な受診を。

□ 女性の更年期の悩み

女性ホルモン様作用のある植物とともに、ホルモンバランスの変化の影響を受けやすい自律神経系へのアプローチも。植物はストレスや年齢によるホルモンバランスの変化を穏やかにしてくれます。

□ 男性のイライラ、更年期の悩み

男性ホルモンの分泌の低下を防ぐためストレス対策は必須。アダプトゲン植物や腎臓機能をケアする植物など、男性機能にアプローチできる植物もあるので、植物にも頼ってみてください。

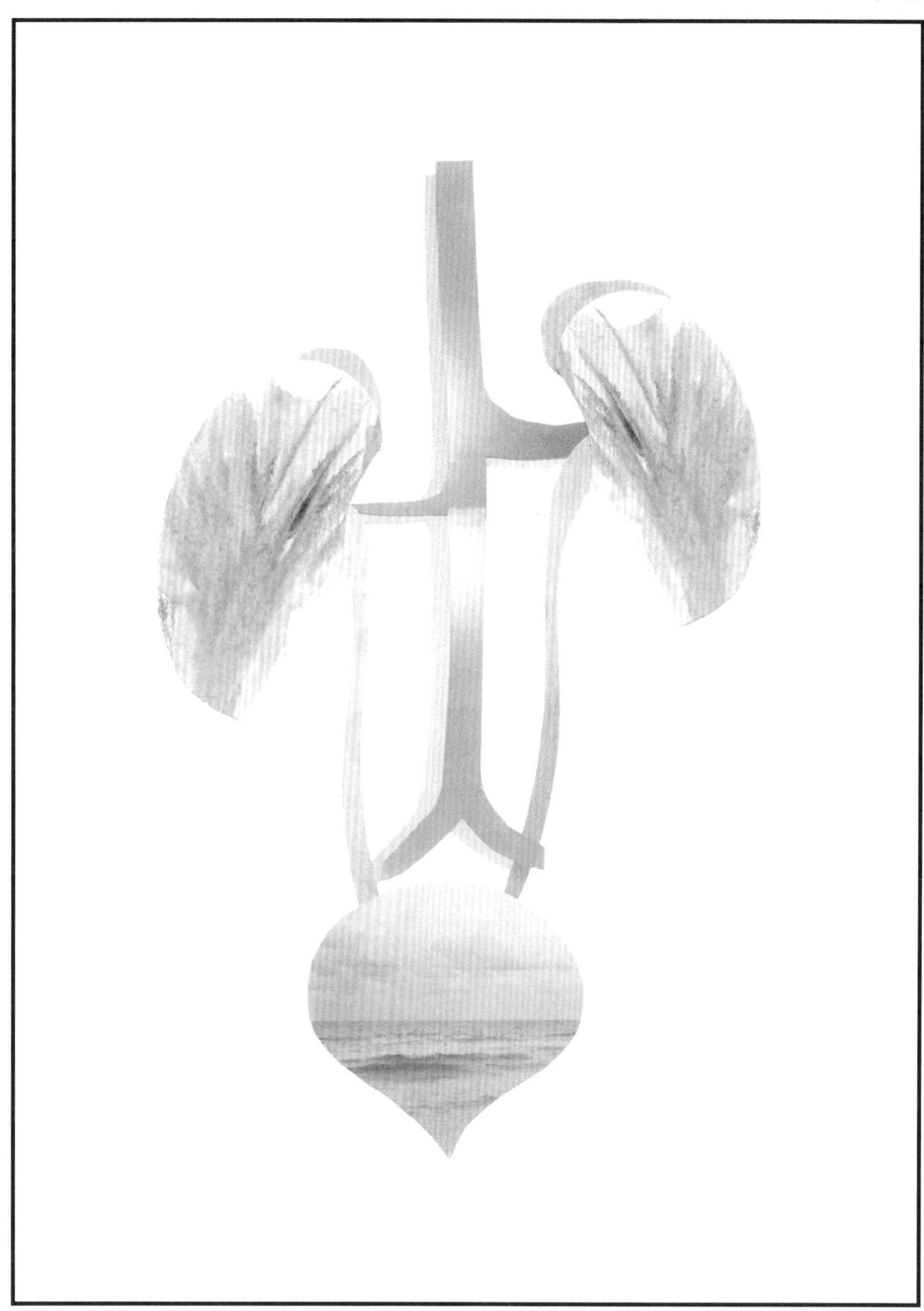

男性も女性も悩みが多い泌尿器系は我慢せずにケアを

泌尿器系（腎臓・膀胱）

Voie urinaire

泌尿器系は血液から老廃物などの不要な物質を濾過、選別して、尿として体外に排出する器官系で、腎臓、尿管、膀胱、尿道などによって構成されます。腎臓は血液を濾過し、尿をつくる働きを担っています。不要なものは尿中へ、必要なものは血液中に再吸収されます。この腎臓は尿をつくる以外にもさまざまな働きをしていて、日常的に心身をトータルメンテナンスする上でも大切な臓器なので、続くCHAPITRE 2でも丁寧に取り上げています。

泌尿器系関係の悩みやトラブルは、植物療法の現場にも相談が多く寄せられています。女性からの相談に多いのは、膀胱炎。膀胱炎は細菌、多くの場合は大腸菌が原因ですが、自律神経系のバランスの乱れや冷えなどが原因の場合もあります。男性が加齢によって悩みやすい頻尿や、前立腺肥大症による尿の悩みは、フランスでは中年以降の男性が植物療法を取り入れる目的の大きな割合を占めていました。

見直しポイント

□ 繰り返しやすい膀胱炎

抗菌作用や利尿作用がある植物の他に、根本的な体質の見直しも忘れないようにしましょう。冷えの改善、自律神経系のバランスの整えも一緒にアプローチを。なってしまったら病院へ。

□ 男性の頻尿など尿の悩み

前立腺肥大による尿の悩みは多くの男性が罹患するものです。植物によるアプローチは、精力アップのケアも同時にできるものが多く、効果的な選択といえます。

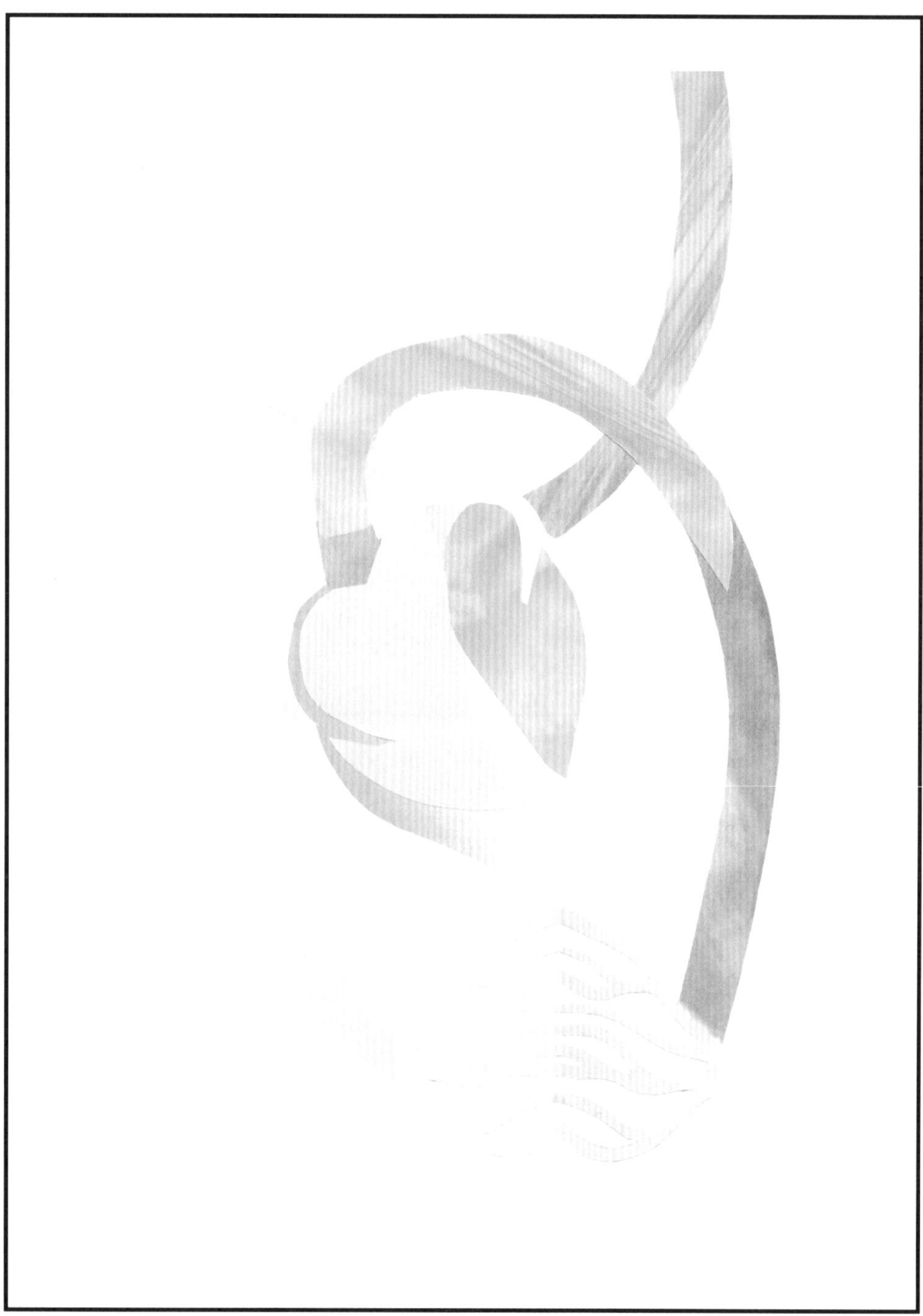

血液循環

Système circulatoire

血液は全身の組織に酸素や栄養素、ホルモンなどを運び、また不要になった代謝産物を腎臓などの排出器官に運びます。血流が滞ると組織に必要なものが行き渡らないだけでなく、老廃物の蓄積にもつながります。不要になった物質や毒素が多い血液はドロドロし、血流がさらに滞るという悪循環になってしまいます。また血圧が高い状態が続くと、血管を傷め、それが原因で血流の流れがまた悪くなります。血圧が上がる原因については、ストレスによって交感神経優位な状態が続くことや、塩分(ナトリウム)の過剰摂取で血液中に水分が増えることのほか、自然な老化現象として血管が硬くなる要因があげられます。血液をサラサラにすると同時に、血管自体をしなやかに保つことも大切です。血液循環の滞りは日常的な不調にも関わります。定期的な血液検査とともに、植物療法でのトータルメンテナンスや自律神経系へのケアも忘れずに行ってください。

見直しポイント

□ 解消されない冷え

栄養状態を見直すとともに、温の性質の植物で体を温める、もしくは冷・燥の性質の血液を流す働きを強化するものを。またホーソンなど心臓のポンプ機能を強くする植物も有効です。

□ 高血圧・低血圧

特に重大な疾患のない高血圧の場合は、毒素を滞らせないために肝臓と腎臓を整えるケアを。低血圧にはリコリスやローズマリーなど、交感神経を活性化させる植物を。

□ 喫煙やアルコールの習慣がある

デトックスケアの充実とともに、それらに頼らなくても良い状態をつくっていきましょう。自律神経系のケアや、アドアプトゲン植物などを取り入れてストレスに強い心身を。

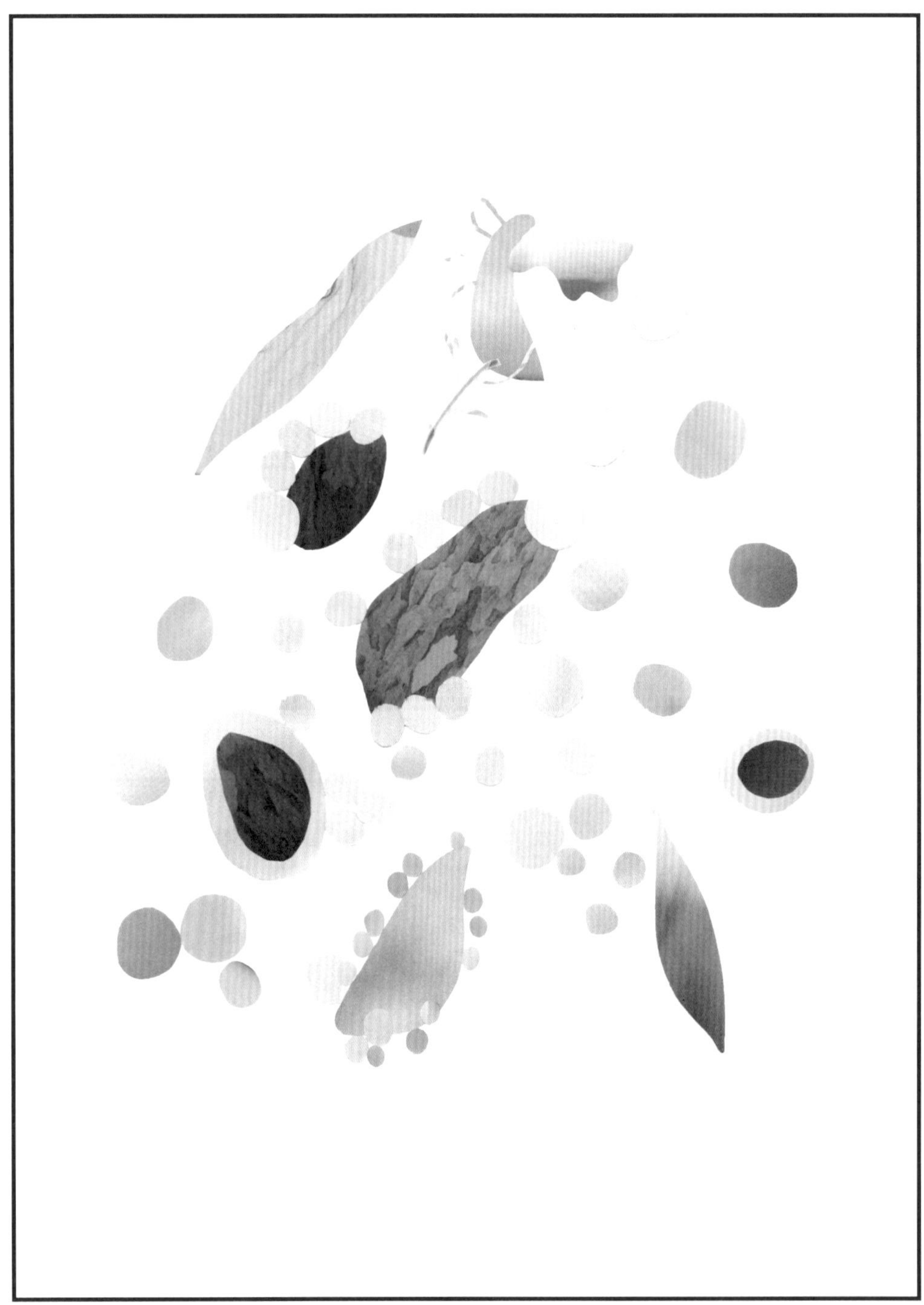

免疫機能

Systémes immunitaires

免疫機能とは外的の侵入を防いで体を守るために備わった機能です。自己と非自己を区別し、非自己である抗原(細菌やウィルス、ときには花粉やダニの死骸などのアレルゲンとなる異物)を排除する働きを持っています。免疫系はリンパ系、白血球細胞、特化細胞、抗体などから構成されていて、いくつもの免疫細胞が協調し合って働いています。免疫機能が低下する原因には、栄養不足、ストレスや睡眠不足などで自律神経系が乱れていることなどがあげられます。免疫機能が低下すると、感染症にかかりやすくなります。反対に花粉症やアレルギー性鼻炎などは、免疫が過剰に反応してしまっている状態です。ほかにも免疫系の乱れから免疫過剰になって起こる疾患として、自己免疫疾患があります。本来、体を防御するために外敵を排除する機能が、誤作動により自己の組織を傷付けてしまう状態です。

見直しポイント

□ アレルギー体質

糖質の摂り過ぎや腸内環境の乱れ、自律神経系の乱れから副交感神経系が優位になっている可能性があります。特に粘液質の人は免疫系が乱れやすいので、温・燥グループの植物がおすすめ。

□ 自己免疫疾患

炎症を抑える働きがある植物が適している場合が多いです。ただしエキナセアなどの免疫機能を活性化する作用のある植物は禁忌。植物の禁忌・注意をよく確認してください。

人にも植物にも性質がある

LES TEMPÉRAMENTS DES HUMAINS ET DES PLANTES

ここからはそれぞれの植物の特徴を学んでいきます。
臓器と植物に関係性があるように、
人の性質と植物にも相性があります。
自分の性質と目的に合った植物を選ぶヒントに。

4つの性質から見極める バランスをとるための植物

ヨーロッパの伝統療法では、医学の父と呼ばれるヒポクラテスが提唱したとされる、4つの元素（四元素）と四体液説に基づいた体質分類が用いられていました。四元素とはこの世界の物質は、火・空気・水・土の4つの元素から構成されるとする概念のこと。四体液説は、血液、粘液、黄胆汁、黒胆汁を人の基本体液とし、この体液のバランスによって病気が引き起こされるとする考えです。現代医学的には誤った解釈もありますが、植物の作用の表れ方と、体質の基本的な捉え方としては参考になる部分があります。

四元素と四体液説によると、温・燥の性質を持つものは火。体液として胆汁にあたると考えられ、この性質を持つ人は胆汁質。温・湿の性質を持つものは空気。体液は血液で、この性質を持つ人は多血質に分類されます。冷・湿は水。体液は粘液にあたり、この性質を持つ人は粘液質。冷・燥は土。体液は黒胆汁と呼ばれるものが呼応し、この性質を持つ人は神経質に分類されます。どれかひとつの性質を強く持つ人もいれば、いくつかの要素を併せ持つ場合もあります。

実は植物もこれに対応する4つの性質に分けることができます。人の健康な状態とは、全部の要素をバランス良く持った状態です。そのためには足りない性質に当てはまる植物、もしくは対角にあたる性質の植物を選択するとバランスを補うことができます。次のページで自分の性質を見定めるポイントと、4つの性質の代表的な植物を紹介しています。さらに続くページでは、植物の4つの性質を踏まえたうえで、使用目的や薬効によるハーブの12のグループを紹介しています。

自分の性質、立て直したい症状、ハーブを効かせたい場所（臓器）を思い浮かべながら見ていくと、今の自分に必要な植物が見つかるはずです。また同じグループに属する植物は近い作用を持っているので、これから紹介する処方の中で代替ハーブとして用いることも可能です。

四元素と四体液説

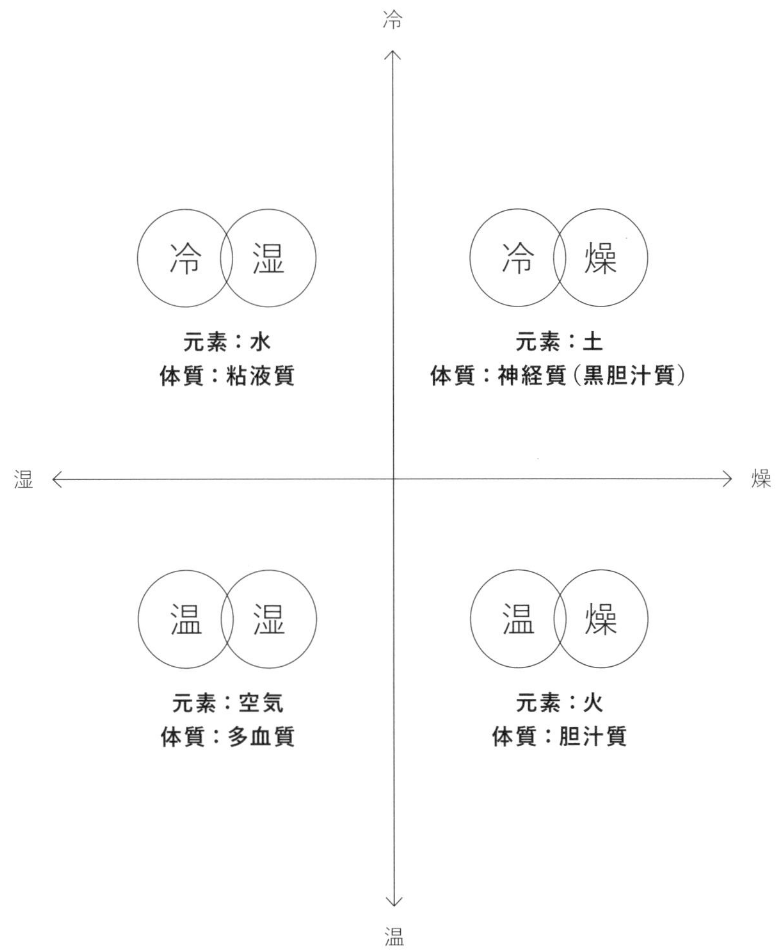

人の4つの性質

気質や体の状態を目安に自分が強く持つ
体質の傾向を見極められ、
自身を補ってくれる植物を探す目安となります。

冷

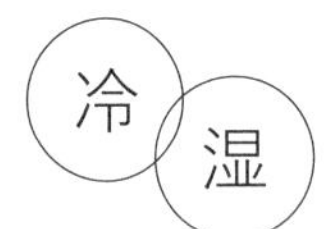

元素：水
体質：粘液質

気質：温厚で忍耐強く、協調性がある一方で、優柔不断で受け身になりやすい場合がある。怠惰になってしまうことも。

体調：水分貯留でむくみやすかったり、免疫のバランスが崩れて感染症にかかりやすい。アレルギー体質、カタル（粘膜の炎症）、甲状腺機能低下症、ヘルニアなどになりやすい傾向がある。

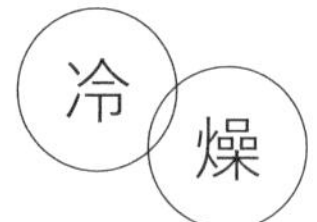

元素：土
体質：神経質

気質：几帳面で整理整頓が得意。物静かで頭脳明晰なタイプが多い。ただ不安や心配が過ぎて悲観的でネガティブになってしまうことも。

体調：神経系に起因する鬱、痛み（筋肉痛、神経痛、頭痛）などに悩まされやすい傾向がある。

湿　燥

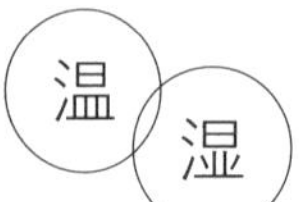

元素：空気
体質：多血質

気質：陽気で明朗快活、社交的でパーティなどが好きな人が多いが、感情の起伏が激しいことも。

体調：炎症や化膿、鬱血を起こしやすく、女性は月経過多や不正出血に悩まされやすい。食べ過ぎ、飲み過ぎによる糖尿病、高脂血症や高血圧などの心臓血管系の疾患に注意。

温
燥

元素：火
体質：胆汁質

気質：エネルギッシュで決断力があり、他人に依存しないリーダー気質。才能豊かで仕事もできるタイプですが、自己中心的、せっかちで頑固になることも。

体調：肝臓に負担がかかりやすく、関連して目のトラブルが起きやすい。また交感神経優位の状態が続きやすく、睡眠のトラブルや高血圧に。便秘にもなりやすい。

温

植物の４つの性質

自身の性質や症状の性質を補う場所に位置する
植物や食物を摂ることで、
心身のバランスを取るアプローチができます。

冷

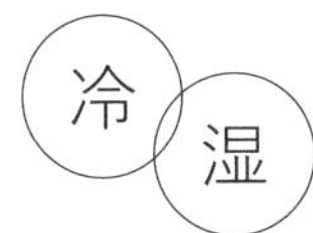

〔代表的な植物〕

マロウの花、
アイスランドモス、マーシュマロウ、
サンシキスミレ、サイリウム、
バイオレットの花・葉

⋮
etc.

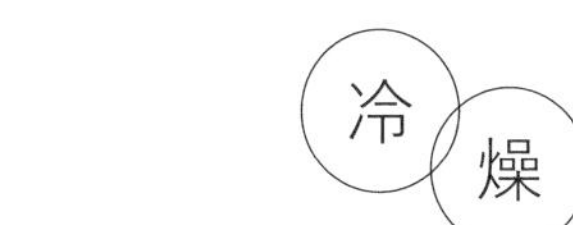

〔代表的な植物〕

アグリモニー、レディースマントル、
レッドグレープリーフ、ホーソン、
ヒース、カシスリーフ、カシスの実、
ラズベリーリーフ、ハイビスカス

⋮
etc.

湿　　　　燥

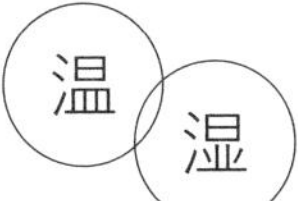

〔代表的な植物〕

亜麻仁、アルファルファ、
リコリスなど
（植物オイルやデーツ、
イチジク、ナッツ類なども）

⋮
etc.

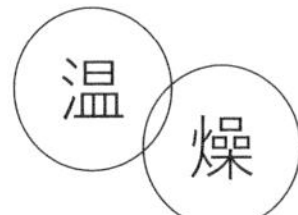

〔代表的な植物〕

アンジェリカの根・葉・種子、
スターアニス、フェンネル、
ペパーミント、アーティチョーク、
マリアアザミ 、
ジュニパー、メリッサなど

⋮
etc.

温

作用・特徴別ハーブのグループ

植物療法を行うためのブレンドは、目的に対応する
作用を持つ植物をメインにして組み立てます。
効かせたい場所、心身の立て直したいポイントを思い浮かべて、
ブレンドの組み立てに生かしてください。

CAUTION

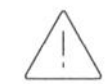

各ハーブの注意・禁忌は巻末の「ハーブ事典」を必ずご確認ください

ハーブのグループとは

前ページの性質を踏まえたうえで、使用目的、薬効（効き目を発揮する臓器）、東洋医学的観点も交えて植物を12のグループに分類しています。植物の作用は多様なため、複数のグループに入る植物もあります。また本書で紹介する処方レシピのハーブが手に入らなかった場合は、同じグループの植物を代替ハーブとして使っていただけます。

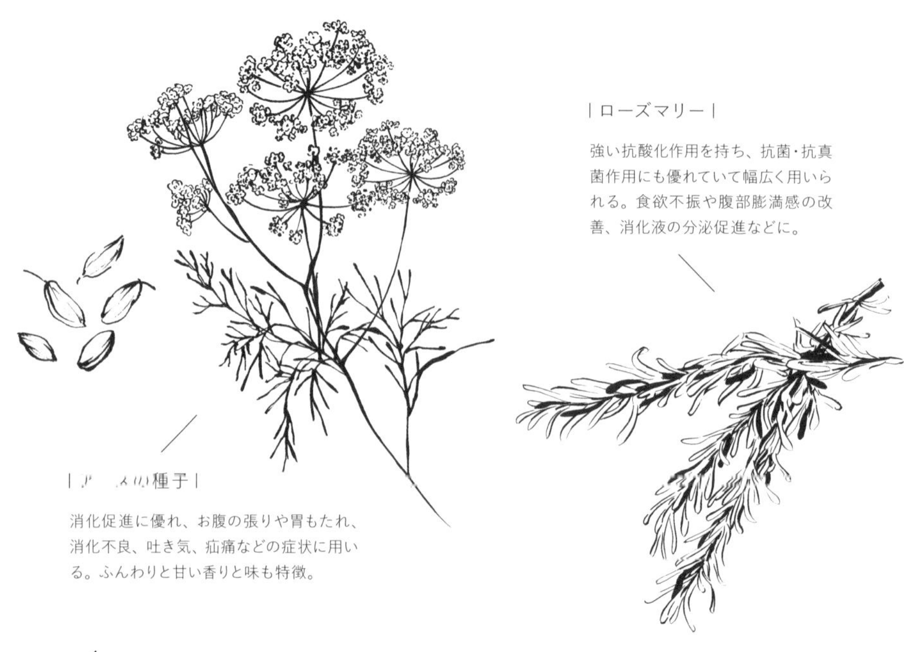

| ローズマリー |

強い抗酸化作用を持ち、抗菌・抗真菌作用にも優れていて幅広く用いられる。食欲不振や腹部膨満感の改善、消化液の分泌促進などに。

| [illegible]の種子 |

消化促進に優れ、お腹の張りや胃もたれ、消化不良、吐き気、疝痛などの症状に用いる。ふんわりと甘い香りと味も特徴。

GROUPEMENT 1

消化機能・肝機能

温・燥の性質を持つハーブが多く、体を温め、消化機能を低下させる余分な水分を発散してくれます。香りの良い芳香性の植物も多く、どんなブレンドにも加えやすいものが多いです。

【このグループの植物】

アイブライト※肝機能に作用／アーティチョーク／アグリモニー※収斂作用／アンジェリカの根・種子／イヌハッカ／エゾミソハギ／オレガノ／オレンジピール／カルダモン／キンケリバ／コリアンダーの種子／シナモン／ジャーマンカモミール／ジンジャー／セルピウム／スターアニス／ターメリック／チコリの根※腸に作用／バジル／ペパーミント／フェンネル／マジョラム／メリッサ／ヤロー／ヨモギ／レモンタイム／リコリス

GROUPEMENT 2

解毒・排出

体内の不要なものの解毒、排出を助け、血液を浄化してくれるハーブのグループです。デトックスに関連した処方、皮膚疾患、炎症性の症状の改善の手助けに用いられます。

【このグループの植物】

アーティチョーク／カレンデュラ／クリサンテルム／ソリダゴ／ダンデライオンルート／デスモジウム※肝臓に作用／ヘラオオバコ／ピロセル／マリアアザミの種子・地上部

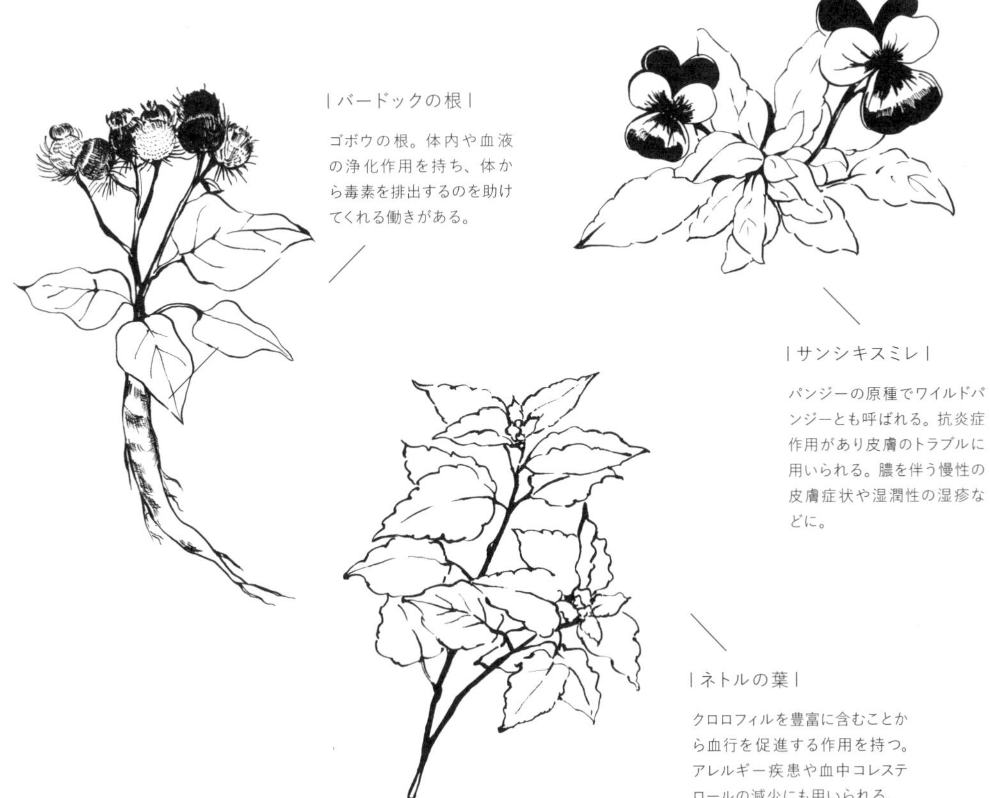

|バードックの根|

ゴボウの根。体内や血液の浄化作用を持ち、体から毒素を排出するのを助けてくれる働きがある。

|サンシキスミレ|

パンジーの原種でワイルドパンジーとも呼ばれる。抗炎症作用があり皮膚のトラブルに用いられる。膿を伴う慢性の皮膚症状や湿潤性の湿疹などに。

|ネトルの葉|

クロロフィルを豊富に含むことから血行を促進する作用を持つ。アレルギー疾患や血中コレステロールの減少にも用いられる。

GROUPEMENT 3

老化・生活習慣病の予防

抗酸化作用を持ち、血管をしなやかに保つのに役立つ植物のグループです。血圧や血糖値、血中脂質を正常に保つ作用もあります。生活習慣病を遠ざけるための日頃のケアとして用いてください。

【このグループの植物】

ギンコビロバ／クリサンテルム／ターメリック／ハイビスカス／ブルーベリーリーフ／ホーソンの葉／マルベリー／レモンピール／ローズヒップ／クミクスチン

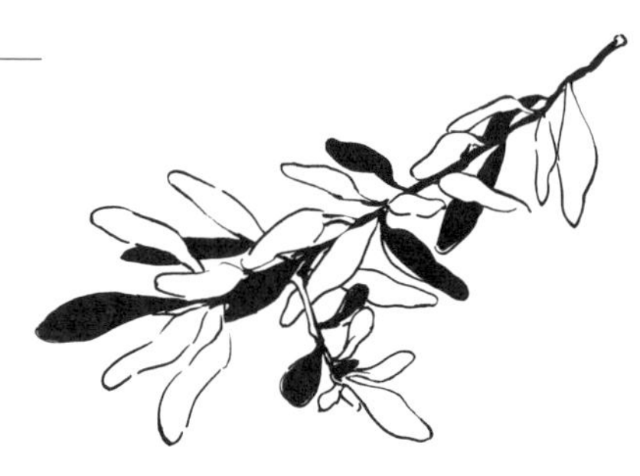

| オリーブリーフ |

ティザンヌには若い葉を用い、血管弛緩と血圧を下げる作用がある。抗菌・抗ウィルス作用も持つことから天然の抗生物質と呼ばれることも。

GROUPEMENT 4

血流の改善

鬱血や腫れを解消する冷・燥の性質を持つ植物と、血液をサラサラにして、末端の血行や血液と細胞組織の間の物質交換を改善する温・燥の性質を持つ植物があります。

【このグループの植物】

ギンコビロバ／クリサンテルム／クルミの葉／ゴツコラ／ヒメツルニチニチソウ／パウダルコ／ハマメリス／レモンピール／ナズナ

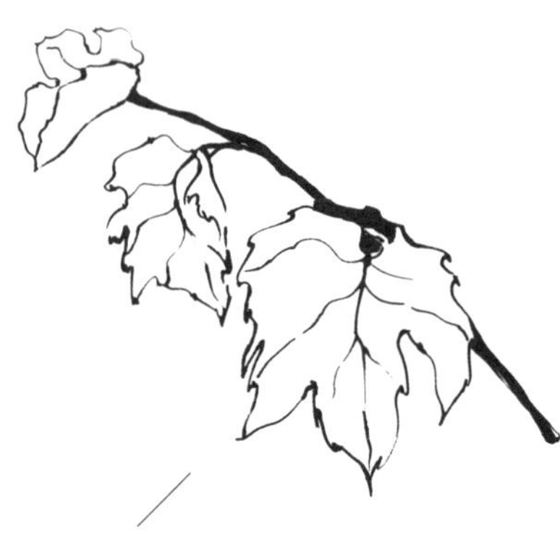

| レッドグレープリーフ |

抗酸化物質が豊富で、静脈を強壮して血液循環を改善する。むくみの解消にも用いられる。収斂性に優れており、出血を長引かせたくないときにも。

GROUPEMENT 5

睡眠改善・鎮静など

神経性の不調に関連した症状に用います。寝つきを改善して睡眠の質を向上させたり、自律神経失調による心身症状（胃腸の症状、動悸、寝汗、耳鳴りなど）や、イライラ、不安などの精神症状にも。

【このグループの植物】

ウッドラフ／オレンジフラワー／ジャーマンカモミール／セントジョーンズワート／フィーバーフュー／メリッサ／ラベンダー／リンデンの花／レモンバーベナ／ローズの蕾／ロティエ

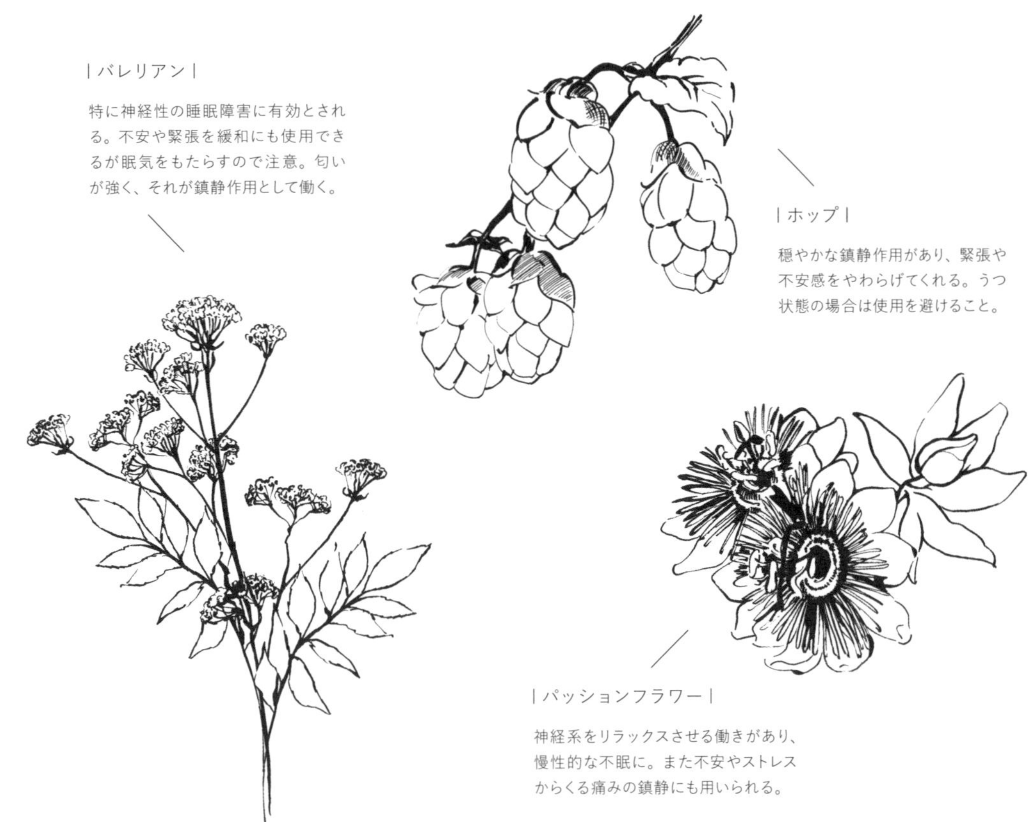

| バレリアン |

特に神経性の睡眠障害に有効とされる。不安や緊張を緩和にも使用できるが眠気をもたらすので注意。匂いが強く、それが鎮静作用として働く。

| ホップ |

穏やかな鎮静作用があり、緊張や不安感をやわらげてくれる。うつ状態の場合は使用を避けること。

| パッションフラワー |

神経系をリラックスさせる働きがあり、慢性的な不眠に。また不安やストレスからくる痛みの鎮静にも用いられる。

GROUPEMENT 6

抗菌・抗ウィルス作用など

抗菌、抗ウィルス、抗感染作用を発揮する植物グループ。呼吸器系、消化器系、泌尿器系の感染症に対して用いることができます。精油成分を含むものが多く、精油、ティザンヌともに風邪の症状には欠かせません。

【このグループの植物】

アイブライト／アカマツの芽／エキナセアの葉・根／エルダーフラワー／スターアニス／フェンネル／ブラックベリーリーフ／マレインの花／ユーカリ／ローリエ

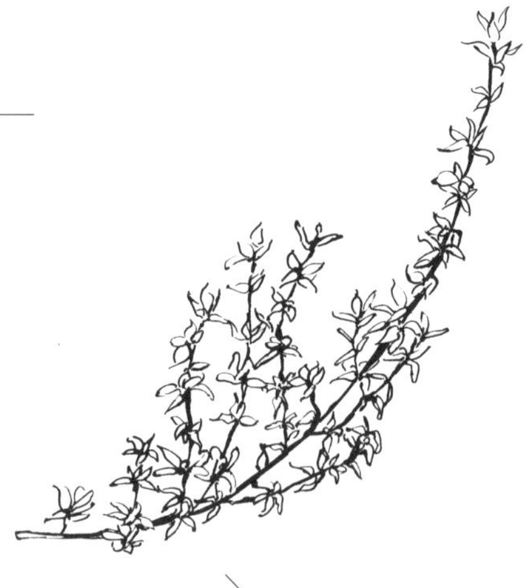

| タイム |

内用・外用ともに抗菌作用に優れ、風邪、インフルエンザ、胃腸炎などの感染症への抵抗力を高めてくれる。風邪の咳や気管支炎にも。

GROUPEMENT 7

関節などの鎮痛・抗炎症作用

炎症をやわらげ、痛みを鎮める作用があるもの。鎮痛作用を発揮するというよりも、水分の貯留を防ぎ、炎症誘因物質の排出を促進します。リウマチの症状の緩和に役立つものも多くあります。

【このグループの植物】

スギナ／セイヨウシロヤナギの樹皮・葉／セイヨウトネリコ／ターメリック／デビルズクロー／バーチの葉／メドウスイート

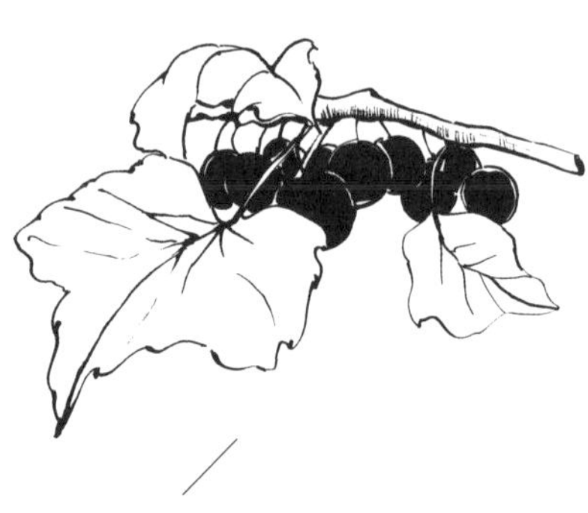

| カシスリーフ |

体内の水分バランスを維持し、体内の浄化を助ける作用を持つ。筋肉や関節の働きを高め、リウマチ、痛風などの症状にも用いられる。

GROUPEMENT 8

女性特有のトラブルケア

女性ホルモン様作用や通経作用といった子宮に関連した作用を持つグループです。ホルモンバランスを整えたり、生理痛や生理不順など生理に関するトラブルを感じるときに用いると良いもの。

【このグループの植物】

アンジェリカの根／セージ／チェストベリー／ブラックコホシュ／ホップ／ヨモギ／ラズベリーリーフ／レディースマントル

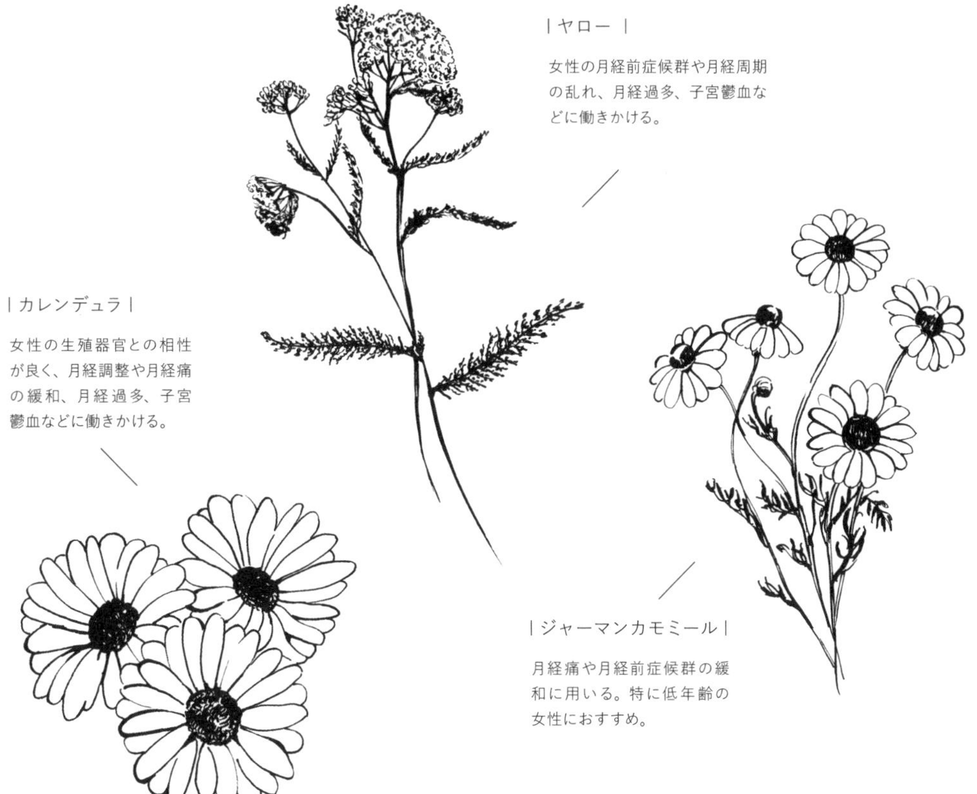

| ヤロー |

女性の月経前症候群や月経周期の乱れ、月経過多、子宮鬱血などに働きかける。

| カレンデュラ |

女性の生殖器官との相性が良く、月経調整や月経痛の緩和、月経過多、子宮鬱血などに働きかける。

| ジャーマンカモミール |

月経痛や月経前症候群の緩和に用いる。特に低年齢の女性におすすめ。

GROUPEMENT 9

強壮作用・アダプトゲン植物

アダプトゲン作用や強壮作用、刺激作用を持つグループ。免疫機能やホルモン分泌刺激作用を持つものが多く、ストレス対策や記憶力、集中力を高めたいとき、身体機能を高めたいときに。弱った体を立て直すためのベースづくりにも。

【このグループの植物】

オレガノ／ゴツコラ／シベリアジンセン／チョウセンジンセン／ネトルの根・葉／リコリス／ローズマリー／レイシ／クコの実

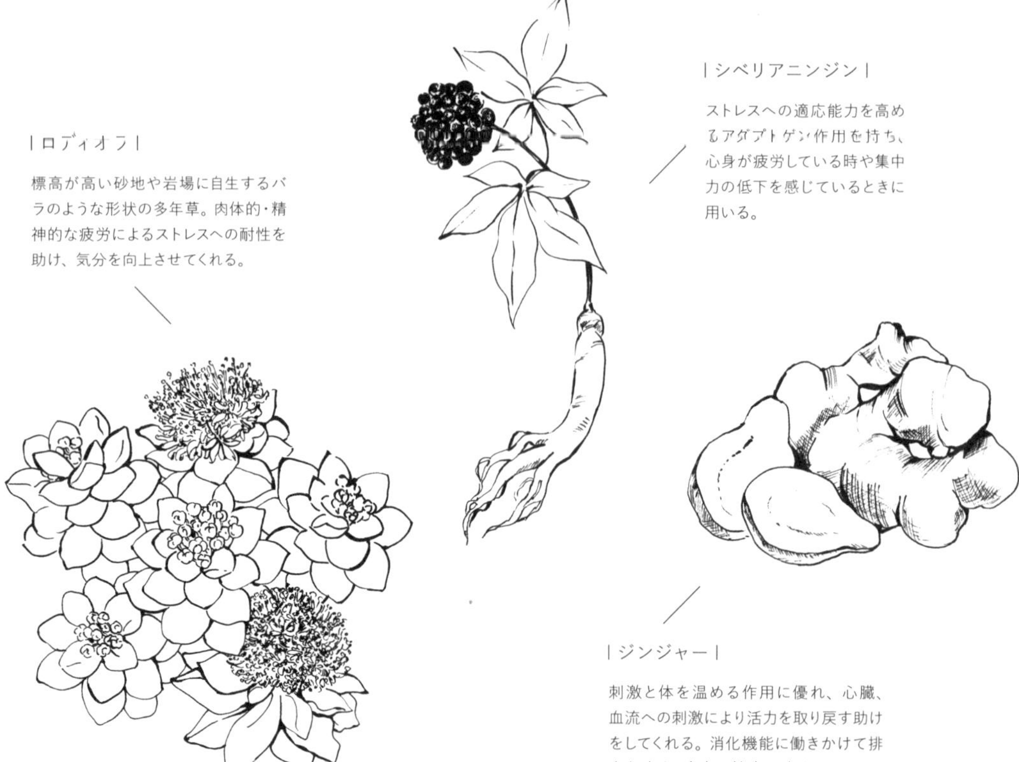

| ロディオラ |

標高が高い砂地や岩場に自生するバラのような形状の多年草。肉体的・精神的な疲労によるストレスへの耐性を助け、気分を向上させてくれる。

| シベリアニンジン |

ストレスへの適応能力を高めるアダプトゲン作用を持ち、心身が疲労している時や集中力の低下を感じているときに用いる。

| ジンジャー |

刺激と体を温める作用に優れ、心臓、血流への刺激により活力を取り戻す助けをしてくれる。消化機能に働きかけて排出を助け、全身の健康の助けに。

GROUPEMENT 10

泌尿器系のケア

腎臓や膀胱に作用する植物のグループ。主に利尿作用があり、抗菌作用・抗感染作用を持つものもある。むくみや膀胱炎の悩みの際に。腎臓からの炎症物質の排出を促進するため痛みや炎症の緩和にも。

【このグループの植物】

ウワウルシ／エピローブ／クミスクチン／ジュニパーベリー／ネトルの根／バーチの葉／ピロセル

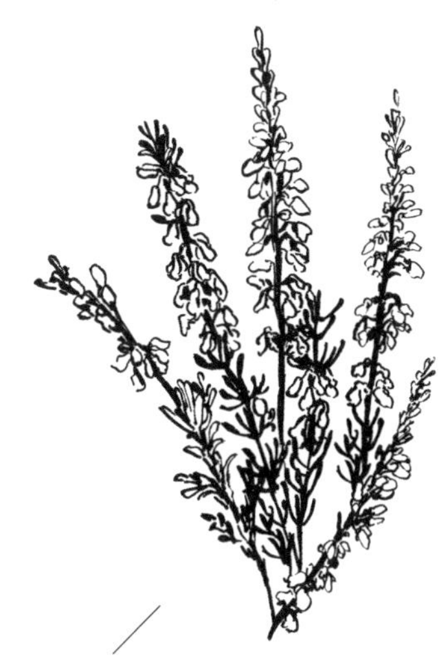

| ヒース |

抗菌、利尿、尿路消毒作用があり、尿道炎や膀胱炎などの泌尿器系の感染症を緩和する働きがある。結石の予防にも。

GROUPEMENT 11

緩下作用

主に便秘の際に用いる、腸を刺激して蠕動運動を促進し、排便を促す作用のある植物。刺激が強いので必要な期間だけ使用し、連用はしないこと。粘液質豊富のグループと組み合わせることで、刺激を穏やかにできます。

【このグループの植物】

カスカラサグラダ／フラングラ

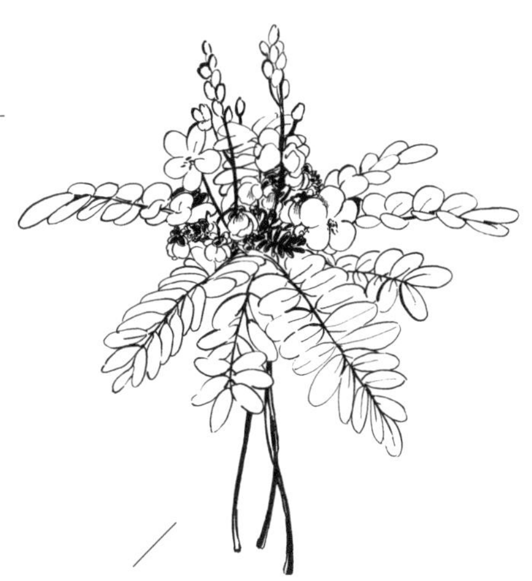

| センナ |

腸管を刺激して腸内を浄化する強力な作用がある。働きが強く大腸の筋肉を衰えさせる場合があるため、8〜10日を超えて使用はしないこと。

GROUPEMENT 12

粘液質豊富

消化器や呼吸器の粘膜に潤いを与え、炎症を緩和する作用を持つグループ。胃潰瘍の炎症、喉の炎症、便秘などに。冷・湿の性質を持ち、温・燥の植物の作用をやわらげるためにブレンドすることもあります。

【このグループの植物】

マーシュマロウの根／サイリウム

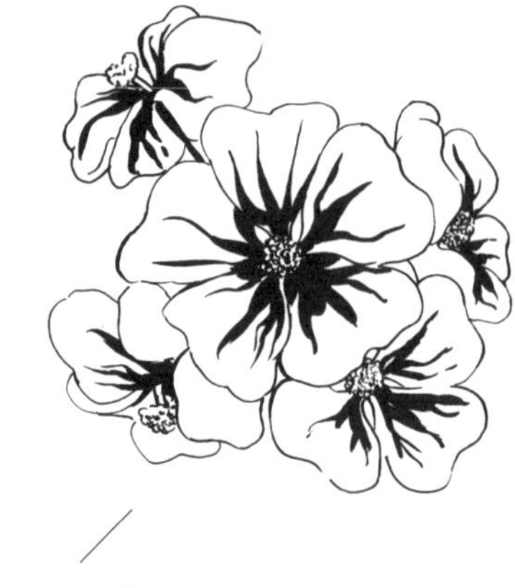

| マロウの花 |

粘液や皮膚の保護や傷んだ組織の修復を助けるハーブ。消化器系の炎症のほか、去痰作用もあり、喉の痛みを伴う呼吸器系のトラブルに。

GROUPEMENT 13

外観を良くする

形が可愛い実や綺麗な色の花など、見た目を良くするためにブレンドに加えられる植物のグループ。お好みの雰囲気にアレンジしてみてください。

【このグループの植物】

カレンデュラ／スターアニス／ハイビスカス／ローズの蕾

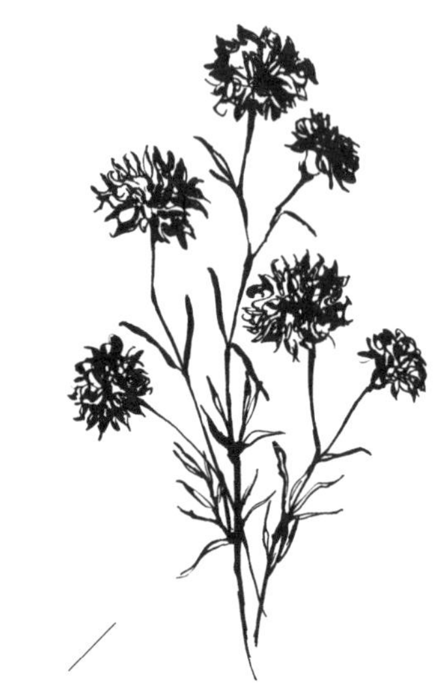

| コーンフラワー |

和名ではヤグルマギクと呼ばれ、深みのある美しい青色のハーブ。アントシアニンやフラボノイドを多く含む。

GROUPEMENT 14

味を良くする

植物のなかには苦みや渋みが強いものもあり、飲みにくさを感じる場合もあります。そういった場合に甘みや酸味、清涼感を加えて飲みやすくするための植物のグループです。

【このグループの植物】

ハイビスカス／リコリス／ローズヒップ／ローズマリー

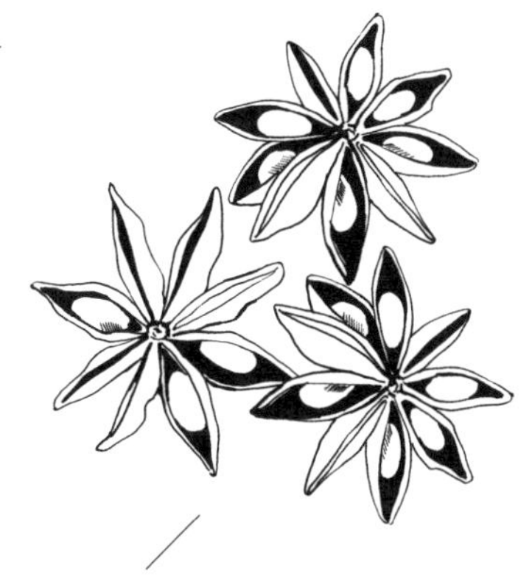

| スターアニス |

生薬やスパイスとして知られる八角のこと。独特な甘みのある香りと、オリエンタルな風味を添えてくれる。作用としては去痰、駆風、健胃。

ハーブのブレンドは目的を一つに絞るのがコツ

ハーブをブレンドするときは、まずブレンドの目的を一つに定めます。目的を定めるとブレンドがより芯のある、効果的なものになります。目的に関連するハーブのグループから、2、3種類の軸となる植物を選択しましょう。応用としてさらに補助的な作用を持つ植物を組み合わせると、作用に幅を持たせることもできます。温・冷・燥・湿の植物の性質にも注目すると良いです。そしてさらに1～3種類、味を良くする植物や見た目を綺麗にする植物を加えてみてください。全部で5～10種類くらいがちょうど良いです。目的を複数持たせて別のグループの植物までブレンドしてしまうと、ブレンドの軸がぶれてしまいます。植物は多岐に渡る作用を持っていますので、一つの改善点に着目する方が、結果的に全体的な体質改善アプローチができると思います。組み合わせてはいけないハーブはほぼないといえますし、目的さえ定めていれば大きく外れることはないので大丈夫です。

CHAPITRE
2

体を整える日々の処方
−デトックス−

植物療法でまず着目するのは、解毒と排出、
つまりデトックスがうまくできているかどうかです。
体調に不安がないときにこそ、
植物で定期的なメンテナンスをしておくと
未病のケアにもつながります。

La détox

処方の見方・用い方

○ハーブのブレンドの割合は比率で表記しています。
○主にデコクションでの浸出を推奨しています。時間がないときはアンフュージョンでも構いませんが、その場合は浸出時間を15分程度と長めにとってください。
○ハーブは利尿作用を持つものが多いので、原則19時までに飲むようにしましょう。寝る前に飲む処方は分量を少なめに表記しています。
○ティザンヌは食事以外のときに飲みましょう。
○温かい状態で飲むことを推奨しています。夏など気温が高い時期は常温や冷たい状態でも良いです。
○処方に登場する個々の植物の使用上の注意、禁忌は228ページからの「ハーブ事典」で確認してください。

日々のメンテナンスは
解毒・排出を担う臓器がカギ

LES ORGANES ÉMONCTOIRES

デトックスというと、どのようなことを思い浮かべますか？ 汗をたくさんかいて毒素を出すこと？ お通じを良くすること？ ○○クレンズと呼ばれるものもたくさんありますよね。世界には、ありとあらゆるデトックスの方法が存在しています。たとえば血液の流れが滞っていたり、体内の水分代謝が悪かったりすると、身体の機能はうまく働いてくれません。痛みや腫れ、皮膚のトラブル、慢性的なアレルギー症状や疲労感などの不調も、臓器の解毒・排出機能が滞っているからという場合があります。毒素や老廃物をスムーズに外に出せるようになってやっと、取り入れた栄養素や成分を有効に活用できるようにもなります。

植物療法では、この解毒と排出を担う臓器に、本来の機能を取り戻すことをトータルメンテナンスとして大切にしています。着目するのは、「肝臓・腎臓・腸・肺・皮膚」の５つの臓器。これらがうまく働くようにする働きかけこそが、植物療法でいうデトックスです。もちろん「強い力」で無理やり排出させるのではなく、植物の複合的な薬理作用によって穏やかに、そして全体的にメンテナンスを行い、滞りを解消していきます。

季節の変わり目や、疲れが溜まっていると感じる時などに、ぜひ定期的にトータルメンテナンスをしてみてください。不調を感じていない方も、不調の予防につながります。なお、この章では５つの臓器についても解説しています。「今の不調は、この臓器から来ているのかも」。そんなことがご自身でもわかるようになると、植物との付き合い方も一層深いものとなるでしょう。

1

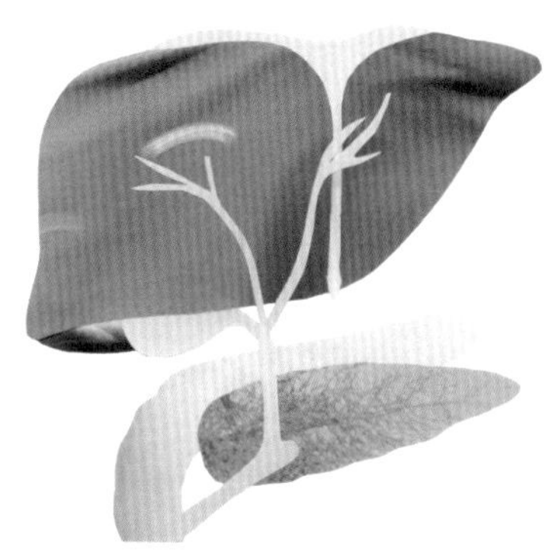

Le foie
肝臓

　肝臓の働きは、①栄養素の代謝・貯蔵、②有害物質の解毒・分解、③血液を構成するタンパク質の合成、④脂質代謝です。解毒・分解された物質は、尿や、肝臓で生成された胆汁中に排出されます。植物療法では肝臓での解毒機能が不十分だと、「ドロドロしたもの」が溜まりやすくなり、血液もドロドロして、血流の滞り（瘀血）や詰まり（動脈硬化など）を起こしやすくなるといわれています。東洋医学では「肝」は「疏泄を主る」。気をスムーズに巡らせて臓腑の働きを整え、精神を安定させるとされてきました。現代でいう肝臓の働きだけでなく、自律神経の働きも調整する場所として捉えられています。

植物でメンテナンスすると…

- **消化機能**
- **栄養素代謝機能**
- **解毒機能**
- **血中脂質の正常化（コレステロール、中性脂肪）**
- **メンタルバランス**
- **女性ホルモンバランス**
- **貧血**

などへのアプローチにつながります。

2

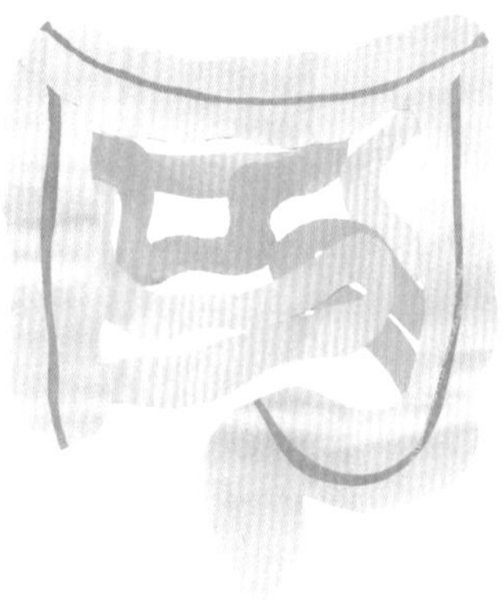

Les intestins
腸

小腸は栄養素を吸収する臓器ですが、大腸は食べ物の残渣から最終的に水分を吸収し、便として排出するところです。水分吸収がうまくいかないと、便秘や下痢などにつながります。また小腸の回腸と大腸には主要な免疫細胞が密集しているパイエル板と呼ばれる免疫器官があり、そこでは幸せ物質とも呼ばれるセロトニンが生成され、これは消化管の働きにも関わっています。東洋医学では小腸は心、大腸は肺に反映され、肺は皮膚と深い関係にあります。大腸の働きが悪くなると皮膚の状態や、アレルギー体質の人は症状が悪化することも。植物療法のデトックスでは主に大腸のメンテナンスを行います。

植物でメンテナンスすると…

- **体内のセロトニンを安定させる**
- **腸内環境が良くなり、便通も良くなる**
- **老廃物の排出の滞りがなくなる**
- **血液がきれいになる**

などへのアプローチにつながります。

3

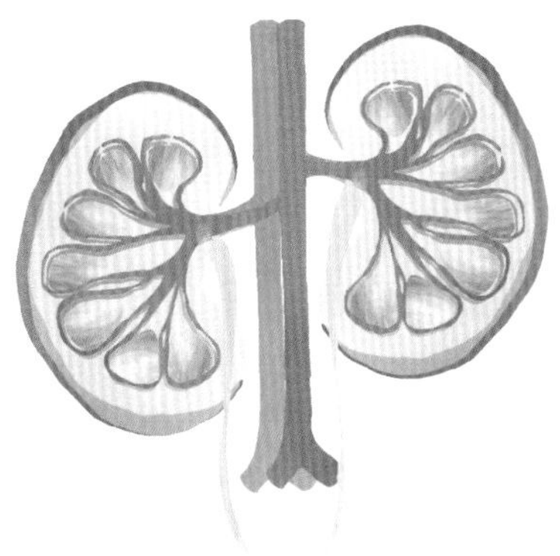

Les reins

腎臓

腎臓のもっとも大きな働きは、①血液を濾過して尿として排出することです。そのほかに、②ミネラルの量を調整してミネラルバランスを整える、③血液産生のためのホルモンの産生も担っています。植物療法では、腎臓からの毒素排出が不十分だと、「チクチクするもの」、つまり炎症や痛みの原因となるものが蓄積しやすくなり、チクチク痛むような皮膚の炎症や関節痛などにつながるとされています。東洋医学では成長、発育や生殖機能を司る臓器とされ、若い時期の成長・発達だけでなく、歯や骨にも深く関わっており、老年期まで生涯に渡って非常に重要な生命力の元と考えられています。

植物でメンテナンスすると…

- むくみ
- 皮膚や関節の炎症、痛み
- 免疫機能の調整
- ストレス耐性
- ミネラルバランス、骨
- 生殖機能
- 老化
- 冷え性の改善

などへのアプローチにつながります。

4

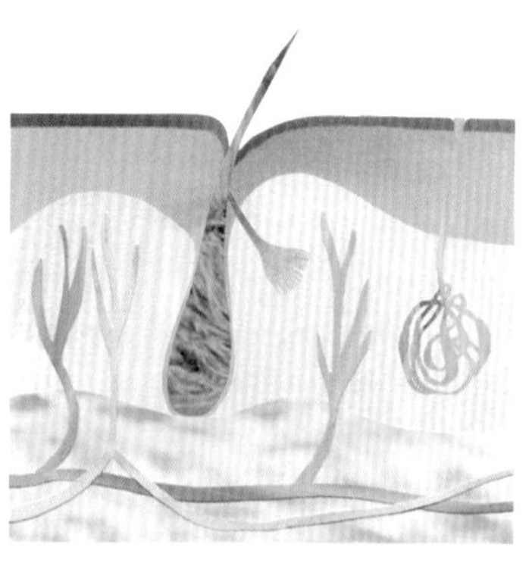

La peau
皮膚

私たちの全身を覆っている皮膚も重要な排出器官です。皮膚の働きは、①外界から体を守るバリア機能、②汗によって老廃物を排出、③体温調節、④感覚器としての働きが挙げられます。皮膚は各臓器が処理しきれずに溜まった毒素が血液を流れ、最終的に行き着いて炎症などの症状として現れる場所。皮膚の排出機能が滞ると、怪我や病気が治りにくい、疲れが抜けないといった不調にもつながります。東洋医学では肌は内臓を映し出す鏡ともいわれ、内臓や各器官の状態が肌に反映されていると考えられています。植物療法においては、皮膚に毒素が行き着く前に、臓器で処理することを目指します。

植物でメンテナンスすると…

- **皮膚疾患の改善**
- **ターンオーバーの正常化**
- **バリア機能の改善**

などへのアプローチにつながります。

5

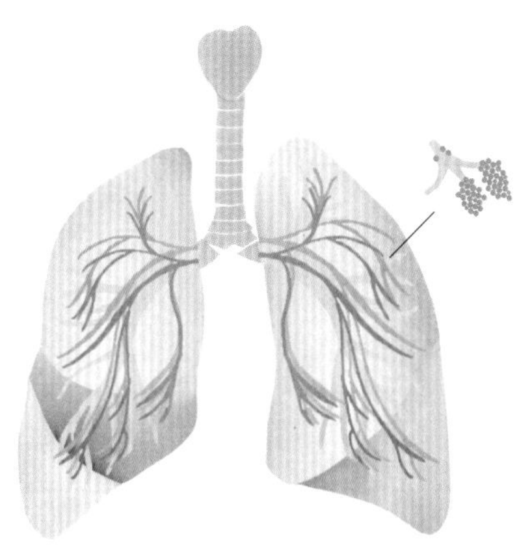

Les poumons
肺

肺の基本的な働きは、酸素を体内に取り入れ、二酸化炭素を外に排出することです。呼吸によって外界と接しているため、粉塵やアレルゲンなどの異物や、ウィルスなどの病原体に対する免疫系が発達しています。異物が入ってくると気管に分泌される粘液がキャッチし、粘膜を覆う細かい線毛が喉のほうへと運び出します。肺の浄化機能が低下すると、溜まった汚れを排出するために咳や痰が頻繁に出るようになります。また東洋医学における肺は呼吸機能だけでなく、皮膚の調節や防御作用なども担っているとされ、水分代謝、皮膚の状態、汗腺機能、免疫機能にも関係していると考えられています。

植物でメンテナンスすると…

- **アレルギー症状**
- **細菌やウィルスの感染防御**
- **水分代謝**

などへのアプローチにつながります。

1つだけ処方を覚えるとしたら、ぜひこのブレンドを。基本のトータルメンテナンスブレンドには、肝臓・腎臓・腸・肺・皮膚、それぞれに対応するハーブが入っていて、全体的な解毒・排出機能へのアプローチを叶えてくれます。定期的なメンテナンスに、少し体調に変化を感じたときに、すべての人にとって、いつでも立ち戻りたい基本の1杯です。

ティザンヌ　デコクション

トータルメンテナンスの基本ブレンド

【処方(比率)】

ダンデライオンルート	1
ヤロー	1
ネトル	1
バードック	1
ペパーミント	1

〔淹れ方・飲み方〕

- ◯ 水250mlにつき、ハーブはテーブルスプーン1杯程度が目安。鍋に水とハーブを入れ、火にかける。沸騰したら火を弱め、沸沸とした状態で2分間煮出す。火を止めたら蓋をし、5〜10分程置いてから濾す。
- ◯ 食事以外のときに／1日2〜3杯程
- ◯ 定期メンテナンスとしては、3週間飲み続ける

【処方のポイント】

ダンデライオンルート｜肝臓、腎臓、腸、皮膚
ヤロー｜肝臓
ネトル｜腎臓、皮膚
バードック｜腎臓、腸、皮膚
ペパーミント｜肝臓、肺

5つの臓器に同時にアプローチすることで、相乗的に解毒・排出をサポートしてくれる処方です。特にダンデライオンルート、ネトル、バードックは解毒・排出に欠かせないハーブ。ハーブの作用は多彩であるため、一種類のハーブが対応する場所(臓器)は複数に渡ることも多いです。それゆえに1つの処方で、5つの臓器へのアプローチも叶うのも、植物療法の特徴ともいえます。

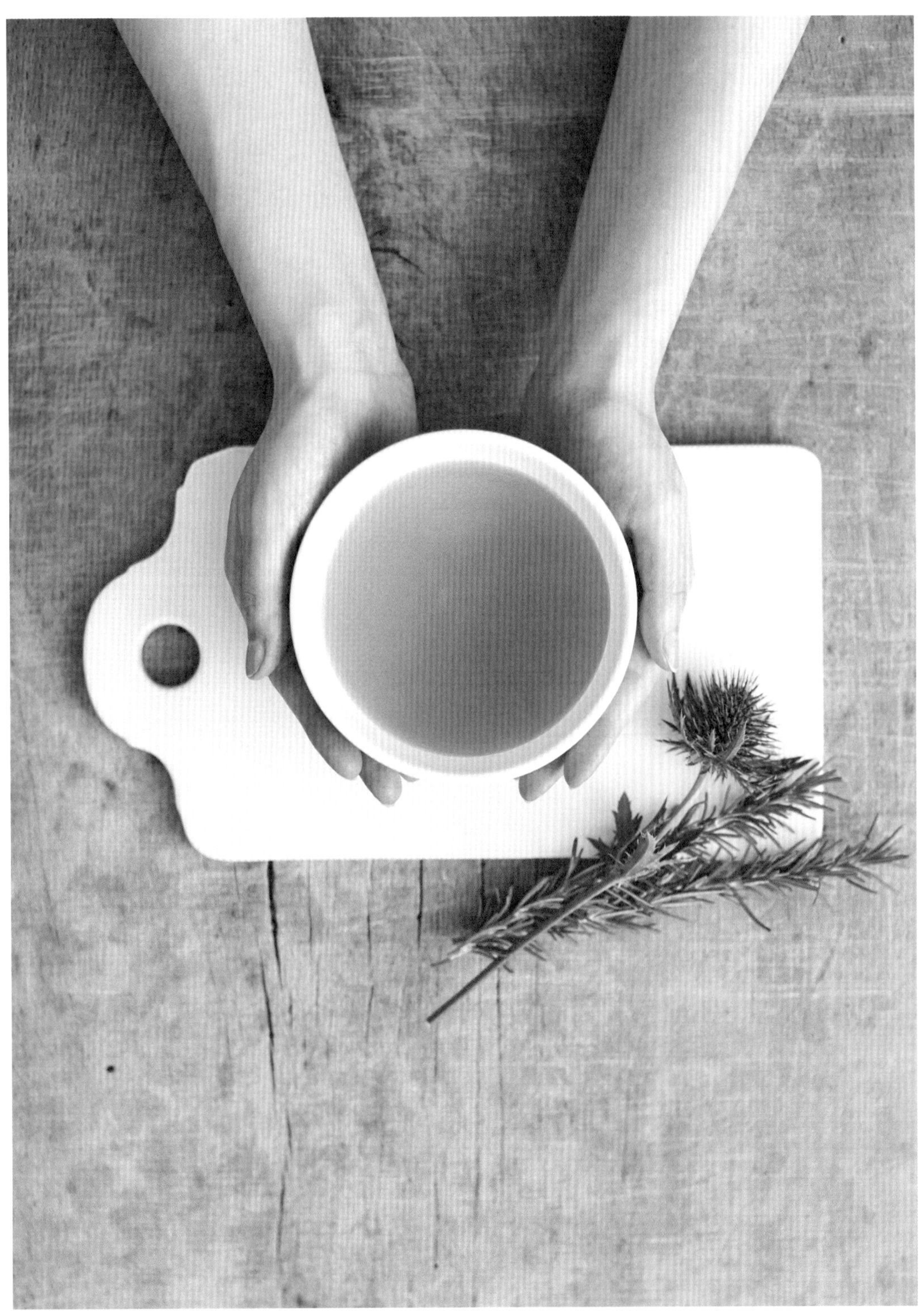

「トータルメンテナンスの基本ブレンド」にハーブをいくつか足すだけで、デイリーメンテナンスとして頼れるティザンヌになります。不調になる前の小さな変化や、昨日への後悔を、そっとケアしてくれるブレンドです。

ティザンヌ　デコクション

アレンジ① 負担続きの胃を軽くする

【処方(比率)】

トータルメンテナンスの
基本ブレンド ------------------------- 各1
ローズマリー、もしくはフェンネル ----- 1

【処方のポイント】

ローズマリー｜消化促進
フェンネル｜駆風

食べ過ぎや食生活の乱れが続くときに。消化液、胆汁の分泌を促進し、胃の不快感を解消してくれます。ローズマリーもフェンネルも香りに特徴があり、すっきりとさせてくれるでしょう。フェンネルは芳香性健胃薬として消化を促す働きもあります。

ハードワーク続きの胃に、さらにお酒という負荷がかかった夜や、その翌日のために、頼れる植物は常備しておきたいもの。胃だけでなく、アルコールの分解を頑張った肝臓にもサポートの手を差し伸べます。

ティザンヌ　デコクション

アレンジ② 飲み過ぎ、二日酔いの後悔に

【処方(比率)】

トータルメンテナンスの
基本ブレンド ------------------------- 各1
ターメリック ------------------------- 1

【処方のポイント】

ターメリック｜強肝

二日酔いや飲み過ぎたときには、アレンジ①にターメリックを加えると、より肝臓のサポートになります。ターメリックは肝臓や胆のうの機能を促進し、血中コレステロールの調整や、アルコール性肝炎の予防などにも使用されます。

昨日より少し肌の状態が違うと感じたら、早めに飲みたいブレンドです。「トータルメンテナンスの基本ブレンド」でもアプローチしている皮膚に、もう一歩寄り添った処方で、体の内側からメンテナンス。

ティザンヌ　**デコクション**

アレンジ③　ちょこっと肌荒れが気になったら

【処方（比率）】

トータルメンテナンスの
基本ブレンド------------------------各1
カレンデュラ----------------------------1

【処方のポイント】

カレンデュラ｜皮膚・粘膜の修復、消炎

カレンデュラによって、皮膚の炎症をやわらげる作用をプラス。肌荒れは臓器の疲れや、それに伴い老廃物が溜まっているサインともいえます。皮膚に行き着く毒素を、臓器から処理できるように、まめなメンテナンスを。

脚だけでなく、指先や顔など、体のどこかにむくみを感じるときのお助けブレンド。血流を促進し、滞りを解消に向かわせてくれます。体の疲れやダルさにもつながるむくみは、溜め込まずに、つらさを感じる前に対処するのが正解です。

ティザンヌ　**デコクション**

アレンジ④　むくみからくる脚の疲れに

【処方（比率）】

トータルメンテナンスの
基本ブレンド------------------------各1
レッドグレープリーフ-----------------1
ハマメリス-----------------------------1
クルミの葉-----------------------------1

【処方のポイント】

レッドグレープリーフ｜血流促進
ハマメリス｜血流促進
クルミの葉｜血流促進

基本ブレンドは水分の排出を促進するので、むくみに良いですが、さらにこれらを加えることで、脚の血流を促進してくれます。またどれも抗酸化物質が豊富。血管の働きも良くしてくれます。3種類すべてでなくても、手に入ったものを加えてみて。

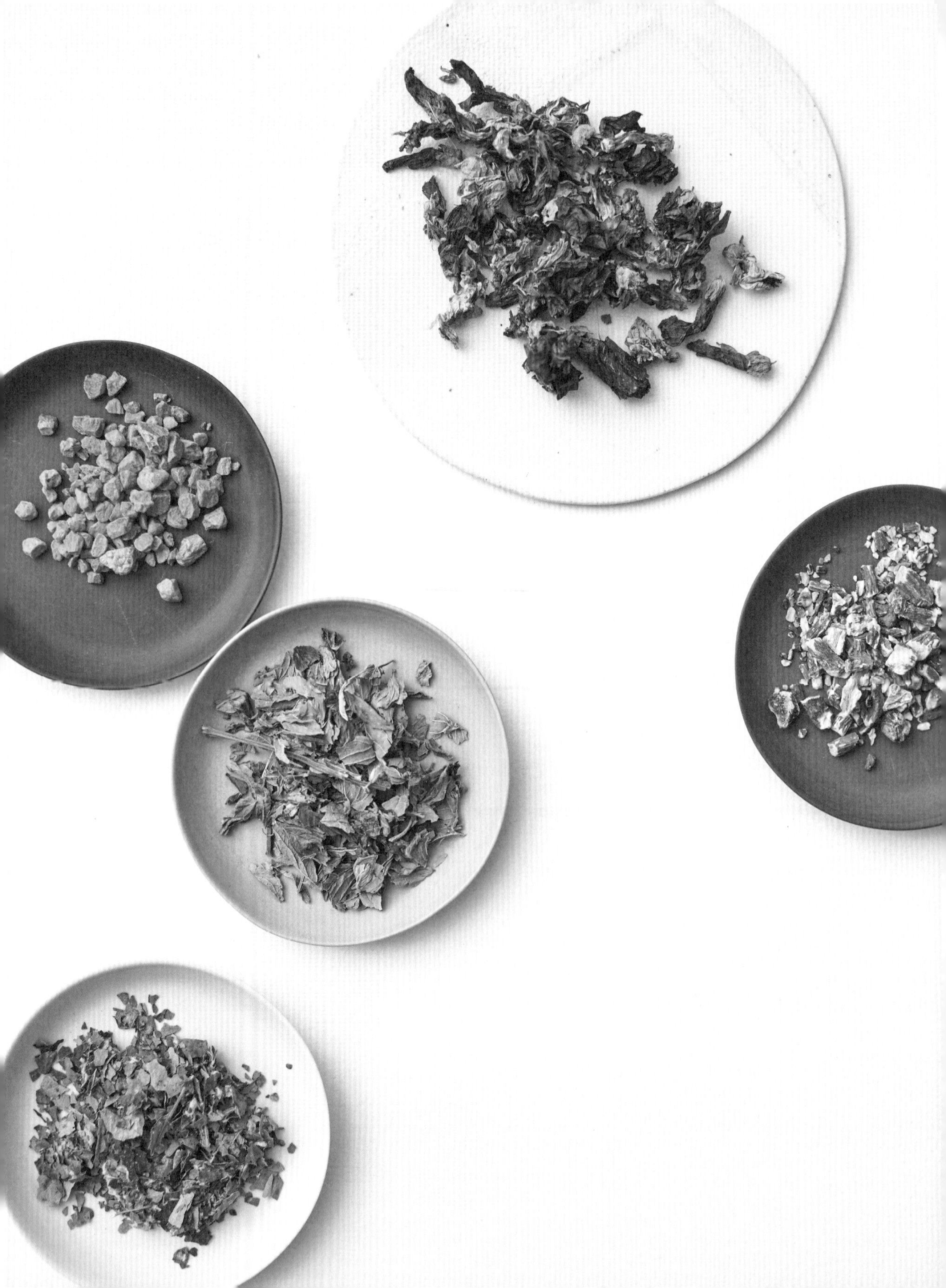

デトックスといえば、一番に思い至る人も多いであろう便秘のお悩み。ご自身の体質と相談しながら、自分に合った処方を見つけてください。ここでは温・燥の状態の方に向けたブレンドをお伝えします。

ティザンヌ　デコクション

アレンジ⑤ 便が硬く、便秘気味の方へ

【処方(比率)】

トータルメンテナンスの
基本ブレンド ------------------------- 各1
マーシュマロウ ------------------------- 1

【処方のポイント】

マーシュマロウ｜粘膜保護

粘液質を多く含むマーシュマロウは、冷・湿の性質を持つ植物。便が固くなりがちな方は温・燥の状態であることが多く、バランスを整えるのに最適です。粘液質が便を柔らかくし、腸の粘膜に潤いを与えて、便通を整えます。

処方が定められている「漢方」と、やや自由な「植物療法」

解毒と排出に関わる5つの臓器の説明のところで、東洋医学における捉え方についても紹介したので、よく質問される「漢方」と「植物療法」の違いについても少し書きますね。

漢方は中国から伝わった伝統医学が日本で独自に発展したもので、弁証論治といって、患者さんの「証」に合わせて「方剤」を選択します。長い年月をかけた経験則により、効果的な生薬の組み合わせである「方剤」が定められてきました。原則的にはその内容を大幅に変えた処方をすることはありません。

植物療法は「方剤」のように決まった処方があるわけでなく、植物それぞれの作用を割と自由に組み合わせて用いられます。現代植物療法では症状や病態に合わせて植物の薬理作用を当てはめるというように、少し現代医学寄りの性質もあります。なお漢方では動物性生薬もたくさん登場しますが、植物療法ではその名の通り、植物性のものが中心になります。

Column

フランスの植物療法アトリエ

私がまだパリに住んでいた2016年～2019年は、パリのキャビネ（相談室）で毎月数回、4～8名くらいの少人数で植物療法のアトリエ（体験会やセミナー）を開催していました。そして出産を経て新型コロナウィルスの世界的大流行でフランスもロックダウンが実施されていた2020年からは、地方に移住したこともあり、オンラインでアトリエ・セミナーを開催するようになりました。フランスには古くからエルボリストリと呼ばれる、薬草薬局や薬草専門店があります。不調を感じている人はこのエルボスリストリに通って、症状を話し、商品を購入していくことも多いですが、じっくり相談したいと、お店とは別に植物療法士のコンサルテーションを受ける方も珍しくありません。私もキャビネではそういったコンサルテーションを行っていました。

どうしてアトリエを始めたのかと言いますと、パリ在住の日本人に、このエルボリストリの存在を知ってもらいたかったからです。そしてこんなに身近にたくさんのハーブ、薬草や精油、芳香蒸留水など、あらゆるものが手に入る喜びをお伝えしたかったから。異国で暮らすということ。日本に生まれ育ったからには、体の「根」は日本にあります。植物も植え替える時に新しい土に注意を払いますよね。ヒトも同じです。日本の水で、日本の土で育った体は、いくらパリが素敵な街だからといっても急激な環境の変化に晒されることになり、心身は必ず影響を受けます。

私自身も、渡仏してから数年は体調が思わしくない日々が続きました。冬に到着したということもあり、初めは寒さに震えていました。到着した日は雨で、その冬はいつも冷たい雨が降っていました。風邪がずっと治らず、咳は止まらなくて眠れない。肌はガサガサになって、次第に真っ赤に炎症を起こしてかゆみがとまらなくなり、ますます眠れない日が続きました。幸い私はエルボリストリを頼る方法を知っていたので、拙いフランス語を駆使してエルボリストリを訪ねては、ティザンヌなどを取り入れて心身へのダメージを軽減しながら次第に体を順応させていきました。

のちにいろいろな方に出会うにつれて、パリを始めフランスにはたくさん日本人が住んでいること、症状は違っても皆何かしら、体の変化に悩んでいるということに気づかされました。そこでハーブや精油など植物療法を活用していただける機会をつくろう、と思ったのです。季節も意識した、症状別のテーマでアトリエを開催し、植物のことを知ってもらい、ティザンヌをブレンドして実際に日常の中で飲んでみていただくというもの。とても和気藹々として和やかな会でした。参加者の方々の間で交流も生まれ、私自身も楽しませていただいていました。日本から旅行などで来られて、滞在中に個人アトリエを申し込まれる方も多かったです。日本に帰ってきて、2022年からはまたこういったアトリエを復活させたいと考えています。今度は日本の皆様に、日本で手に入る植物も加えた上で、植物療法のある暮らしの喜びを共有していきたいと思います。

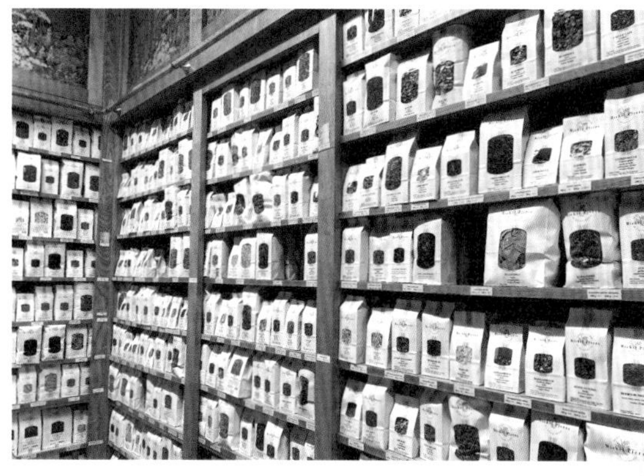

エルボリストリではハーブや植物成分のカプセル、チンキ剤なども販売しています。写真は働いていた老舗薬草店「エルボリストリデュパレロワイヤル」の薬草棚。薬物治療が中心の現代でも「自然な方法で体調を整えたい」と相談に来られる人で毎日いっぱいでした

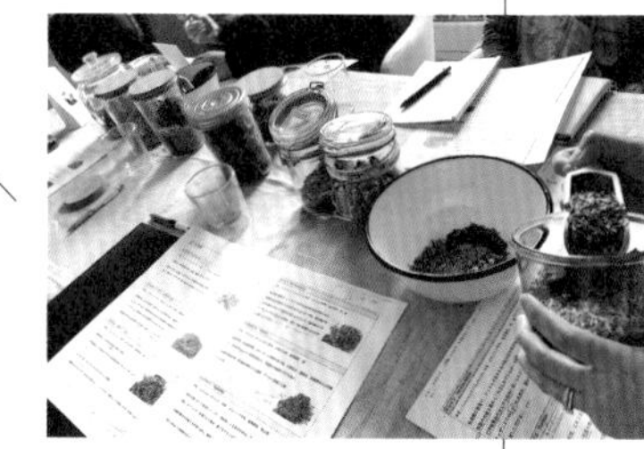

キャビネでのアトリエの様子。ハーブの説明を終えたら、ブレンドを一緒に行なっていきます

フランスでは自宅の周りで摘んだ植物も植物療法に用いていました。左はマロウの花。右はセントジョーンズワートのチンキをつくっているところ

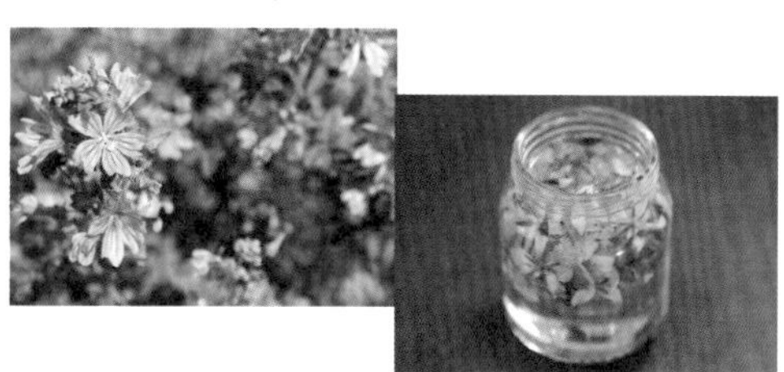

CHAPITRE

3

体調別の処方集

気になる小さな不調から、いつもの症状と
さよならしたいという願いまで。
また体を根底から良い状態にしたいときに
開いて欲しい処方集です。
必要最小限のブレンドなのでお好みでハーブを追加したり
同じグループのハーブに置き換えても構いません。

Les formules

処方の見方・用い方

○ハーブのブレンドの割合は比率で表記しています。
○主にデコクションでの浸出を推奨しています。時間がないときはアンフュージョンでも構いませんが、その場合は浸出時間を15分程度と長めにとってください。
○ハーブは利尿作用を持つものが多いので、原則19時までに飲むようにしましょう。寝る前に飲む処方は分量を少なめに表記しています。
○ティザンヌは食事以外のときに飲みましょう。
○温かい状態で飲むことを推奨しています。夏など気温が高い時期は常温や冷たい状態でも良いです。
○処方に登場する個々の植物の使用上の注意、禁忌は228ページからの「ハーブ事典」で確認してください。

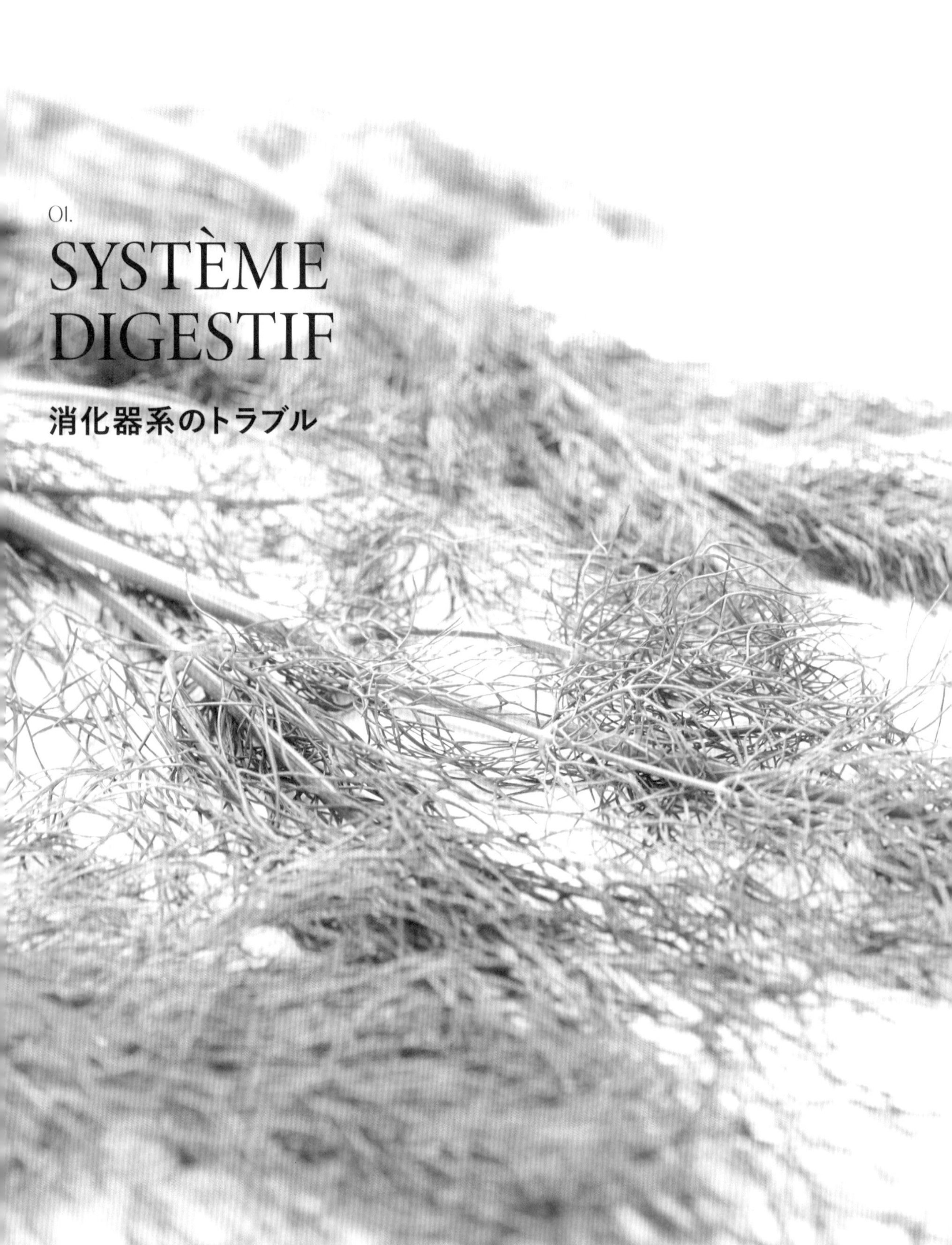

01.

SYSTÈME DIGESTIF

消化器系のトラブル

日頃の生活が反映されやすい胃腸にまつわる症状に

LES TROVRES DU SYSTÈME DIGESTIF

健康な体づくりの要は消化器官です。食物を消化し、そこから吸収した栄養素がやがて血や肉となり、元気の素となります。消化器系の働きは自律神経系に支配されているため、ストレスの影響が現れやすくなります。ここからはストレスや食生活の乱れが起因となっていると思われる、胃腸に関連する症状に対する処方を紹介していきます。

登場植物で特に多いのは胃腸を温めて、余分な水分を発散させる「温・燥」の性質を持つ植物です。体の余分な水分は消化機能を低下させる原因となるからです。精油を含む植物も多く、芳香性健胃薬に分類されているものもあります。総じて一般的にハーブティーとして良く知られている植物には、消化機能を改善してくれるものが多いので馴染みのあるハーブが多いと感じるかもしれません。リフレッシュ作用がある植物も多く、イライラやうつうつとした気分も晴れやかにしてくれるでしょう。

日頃のストレスが気になったり、お腹の状態がいまいちかなと思ったら、食生活の見直しも同時に行ってください。カフェインや過剰な塩分、脂っこいものは控え、ティザンヌでお腹を落ち着かせましょう。睡眠やストレスの問題を抱えている方は、ここの処方に自律神経系のケアができる植物を組み合わせるのも良いでしょう。冷えが気になる方も胃腸をケアすることでお腹を温め、全身の冷えの改善にもつながります。

主要な登場ハーブ

ジャーマンカモミール

抗炎症、鎮痙、健胃作用を持ち、胃腸の調子を整えて炎症や痛みの抑制に働きかける。心身ともリラックスさせるハーブとしても知られている。

▷ GROUPMENT 1, 5, 8

ローズマリー

優れた抗酸化作用を持つハーブ。肝機能、腸内環境の改善、胆汁の分泌促進作用があり、消化器系のメンテナンス、不調の改善の助けに。血行促進、抗菌作用なども。

▷ GROUPMENT 1, 9, 14

ペパーミント

消化器系の不調全般に作用し、食べ過ぎや飲み過ぎ、吐き気や痙攣性の痛みの軽減などに用いられる。肝臓への働きかけ、呼吸器系のトラブルの改善にもつながる。

▷ GROUPMENT 1

バジル

消化を促進し、胃の不調に働きかけるハーブ。抗菌、鎮痙、鎮痛作用を持ち、胃炎や胃酸過多、胃痙攣、また感染性の胃腸の諸症状の緩和に用いられる。

▷ GROUPMENT 1

レモンバーベナ

心身の不安や緊張を取り除いてくれ、リラックスの助けとなるハーブ。消化器系にも働きかけ、消化機能の改善の助けにもなってくれる。

▷ GROUPMENT 5

メリッサ

神経性の興奮を穏やかに鎮静させてくれるハーブ。ストレスからくる消化器系の不調、神経性胃炎や食欲不振、胃腸の機能障害の症状緩和と改善に働きかける。

▷ GROUPMENT 1, 5

フェンネル

芳香性健胃植物のひとつ。消化不良を改善して、腸内ガスの形成を制限する働きをする。鎮痙作用があるので腹痛の緩和に。

▷ GROUPMENT 1, 6

リコリス

粘膜を保護し、炎症を抑える作用を持つため、消化器系のトラブルにも活躍してくれるハーブ。胃や十二指腸などの潰瘍、胃炎や消化不良のケアに。

▷ GROUPMENT 9, 14

チコリの根

食物繊維が豊富で腸内環境の整えに働くハーブ。利尿作用、弱い緩下作用もあり、体内の浄化の助けにもなる。胃の不調や消化不良の改善、解毒作用の正常化に。

▷ GROUPMENT 1

ジンジャー

消化機能を促進させるとともに、胃のむかつきを抑え、吐き気の抑制などにも働く。体を温める作用にも優れている。強壮作用を持つ植物のひとつ。

▷ GROUPMENT 1, 9

お腹までぽかぽか温まる胃もたれブレンド。食べたものがいつまでも胃に残っているように重苦しい胃のもたれは、胃の運動機能が弱っていたり、胃液の分泌量が減っているサイン。消化を助けてくれる清涼感のあるハーブと、辛みのあるハーブとの組み合わせで、すっきり軽い胃を取り戻します。食べ過ぎはもちろん、ストレス性の胃もたれにも。

№ 001

ティザンヌ／デコクション

もやもや重い胃のもたれに

- ☑ 胃もたれ
- ☑ 胃の重苦しさ
- ☑ 吐き気

【処方（比率）】

ローズマリー	1.5
ペパーミント	0.5
レモンバーベナ	1
フェンネル	1.5
ジンジャー	0.5

【処方のポイント】

ローズマリー｜胆汁の分泌促進
ペパーミント｜全体的な消化改善
レモンバーベナ｜全体的な消化改善、鎮痙
フェンネル｜鎮痙
ジンジャー｜健胃

〔淹れ方・飲み方〕

- ◯ デコクション／水250mlにつき、ハーブはテーブルスプーン1杯程度が目安。鍋に水とハーブを入れて、沸々とした状態で2分間煮出す。火を止めたら蓋をし、5〜10分程置き、茶葉を最後までしっかり濾す。
- ◯ 食前／1日2〜3杯

消化機能を全体的に底上げしてくれる植物を中心に、胆汁の生成、分泌を促進するローズマリーを組み合わせた処方です。食後によく胃もたれする人は特に胆汁の生成、分泌作用を持つ植物のブレンドが効果的。胆汁は肝臓で生成され、脂肪の消化に欠かせないものです。ジンジャーは他のハーブよりも少なめにするとバランスが良くなります。

抑えて守る、に特化したつらい胃の症状のためのお守りブレンド。胃潰瘍は胃酸の出過ぎで胃の粘膜がただれ、潰瘍ができてしまっている状態です。胃酸の過剰な分泌を抑え、胃の粘膜を保護する植物の組み合わせが、治療の助けとなります。

№ 002

ティザンヌ／デコクション+アンフュージョン　カプセル　ジェモエキス

胃潰瘍のケアに

☑ 胃潰瘍

【処方（比率）】

ジャーマンカモミール	1
バジル	1
メリッサ	1
マーシュマロウの根	1
リコリス	1

【処方のポイント】

ジャーマンカモミール｜抗炎症、鎮痙、健胃
バジル｜抗炎症、鎮痙
メリッサ｜鎮痙、ストレスの鎮静
マーシュマロウの根｜粘膜保護
リコリス｜粘膜保護、抗炎症

〔淹れ方・飲み方〕

◯ デコクション+アンフュージョン／水250mlにつき、ハーブはテーブルスプーン1杯程度が目安。鍋に水とマーシュマロウ以外のハーブを入れて、沸々とした状態で2分間煮出す。火を止めたらマーシュマロウを入れて蓋をし、5〜10分程置き、茶葉を最後までしっかり濾す。

◯ 食前／1日2〜3杯

ジャーマンカモミールとバジル、メリッサはストレスにさらされた胃の状態を良くしてくれる定番ハーブ。この処方にはそれにプラスして、過剰に分泌された胃酸にダメージを受けている胃の粘膜を保護してくれるマーシュマロウとリコリスを加えています。ストレスの緩和にもアプローチできるブレンドです。

〔カプセル〕

リトタムのカプセル／天然の制酸剤ともいえる海洋産物の紅藻で、食前に飲むことで胃の粘膜を保護

〔ジェモエキス〕

イチジクのジェモエキス／粘膜を修復する作用を持ち、ストレス対策にもなります。製品の用法に従って。

CAUTION

高血圧の人はリコリスは禁忌。
またリコリスは甘草という生薬を含む漢方薬を併用する場合は注意が必要。

ストレスの影響にさらされやすい胃。自律神経系とのつながりも強く、過度なストレスによってしばしば胃が痛むという人も多いでしょう。胃炎には消化改善作用を持つ植物とともに、抗炎症作用があるものを。病気にまでいたっていない、きりきりと差し込むような胃痛のときは、頼りになるこの3つの植物のブレンドでまずは様子を見てください。

№ 003

ティザンヌ／デコクション

ストレスが胃にきて痛いときに

☐ 胃炎
☐ 胃痛

【処方(比率)】

胃炎

ジャーマンカモミール ---- 1
ヤロー ---- 1
メリッサ ---- 1
バジル ---- 1
レモンバーベナ ---- 1

胃痛

メリッサ ---- 1
フェンネル ---- 1
スターアニス ---- 1

〔淹れ方・飲み方〕

◯ デコクション／水250mlにつき、ハーブはテーブルスプーン1杯程度が目安。鍋に水とハーブを入れて、沸々とした状態で2分間煮出す。火を止めたら蓋をし、5〜10分程置き、茶葉を最後までしっかり濾す。
◯ 痛みを感じたときに／1日2〜3杯

【処方のポイント】

ジャーマンカモミール｜抗炎症作用、鎮痙、健胃
ヤロー｜鎮痙、抗炎症
メリッサ｜鎮痙、ストレスの鎮静
バジル｜抗炎症、鎮痙
レモンバーベナ｜鎮痙、鎮静
フェンネル｜鎮痙、鎮静
スターアニス｜鎮痙

ストレスの影響も大きいため、過度の緊張やストレス、イライラを鎮める働きのあるメリッサをブレンド。植物による働きかけとともに、刺激物やアルコール、過剰な塩分、カフェインの摂り過ぎも避けるようにしましょう。胃痛が頻繁に起きるときには医師の診断を受けるようにしてください。

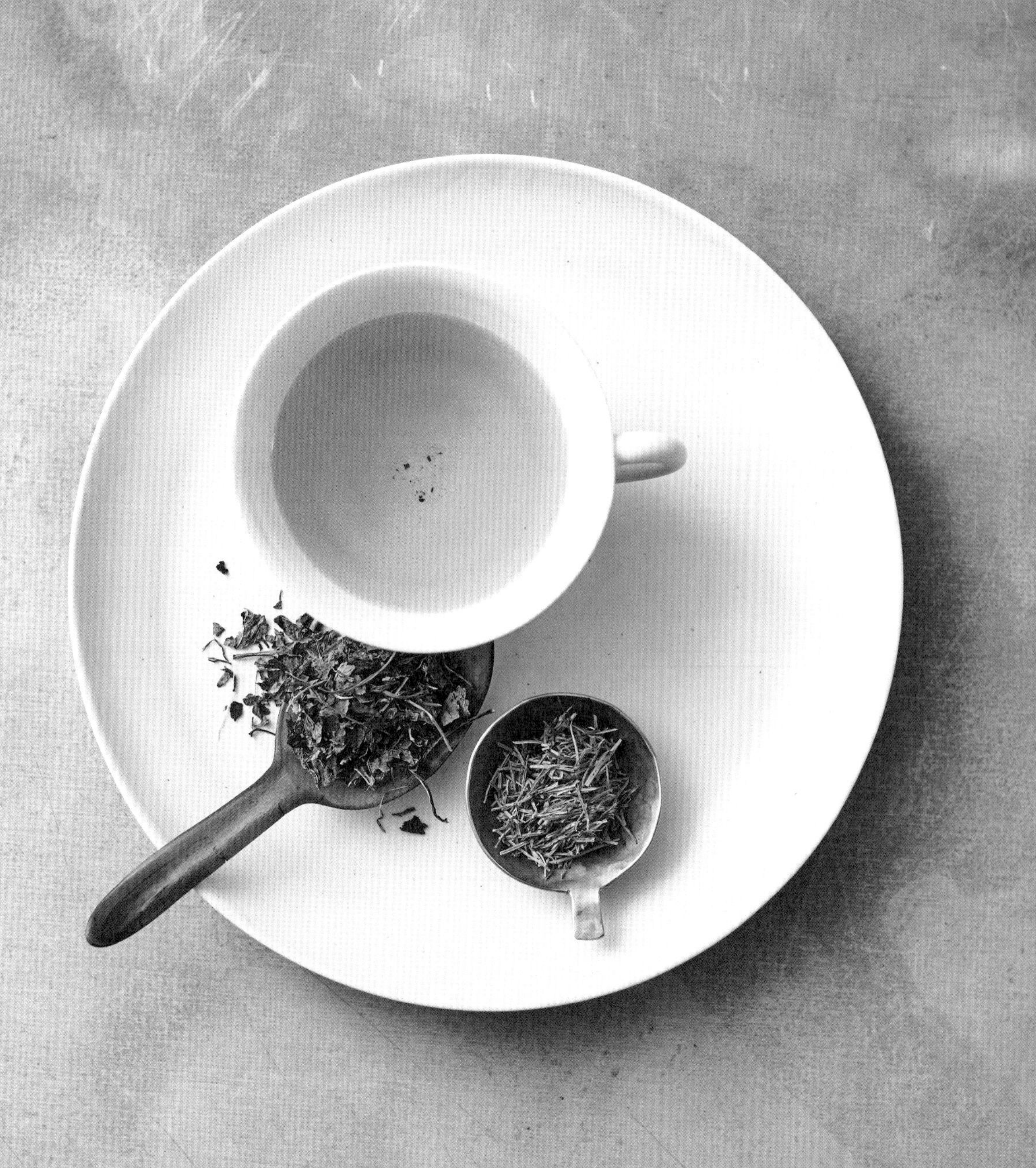

特に症状がなくても腸内環境は定期的に見直したいところ。腸内環境が乱れていると、便通の乱れやアレルギー症状、肌荒れ、うつ病など、さまざまなトラブルにつながってしまいます。悪玉菌の抑制してくれる植物と、善玉菌のエサになる植物のブレンドで、腸の中のバランスを整えることから始めましょう。

№ 004

ティザンヌ／デコクション

腸内環境を整えたいときに

☐ 腸内環境の乱れ

【処方（比率）】

フェンネル ---------- 1
コリアンダーの種子 ---------- 1
ダンデライオンルート ---------- 1
チコリの根 ---------- 1
ローズマリー ---------- 1

【処方のポイント】

フェンネル｜悪玉菌の抑制、腸内ガス除去
コリアンダーの種子｜有害物質の排出、整腸作用など
ダンデライオンルート｜腸内のデトックス、豊富な食物繊維
チコリの根｜豊富な食物繊維
ローズマリー｜腸内ガス除去、腸内環境改善

〔淹れ方・飲み方〕

◯ デコクション／水250mlにつき、ハーブはテーブルスプーン1杯程度が目安。鍋に水とハーブを入れて、沸々とした状態で2分間煮出す。火を止めたら蓋をし、5〜10分程置き、茶葉を最後までしっかり濾す。
◯ 食後／1日2〜3杯

腸のなかに悪玉菌のエサになるものを減らして、善玉菌のエサになるものを増やすのが、腸内環境を整える近道。ダンデライオンルートやチコリの根は食物繊維が豊富で、善玉菌のエサとなります。またコリアンダーの種子は上の作用のほかに、腸の蠕動運動活性化や腸内ガス除去の作用も。悪玉菌はストレスでも増えるので、生活習慣も見直して。

お腹が張ってゴロゴロと音が鳴ることもある鼓腸の症状。不快で周囲が気になってしまいますよね。この原因もストレスが関係しているとされています。腸管内の過剰なガスだまりを改善するとともに腸内環境も整えてくれる植物たちのブレンドで、再発しにくい状態にまで導きます。

№ 005

ティザンヌ／デコクション

お腹の張りの苦しさに

☐ 鼓腸

【処方（比率）】

ローズマリー	1
コリアンダーの種子	1
フェンネル	1
アニスの種子	1
アンジェリカの種子	1

【処方のポイント】

ローズマリー｜駆風、鎮痙、消化促進
コリアンダーの種子｜駆風、消化促進、腸内環境改善
フェンネル｜駆風、消化促進、鎮痛
アニスの種子｜駆風、消化促進
アンジェリカの種子｜駆風、消化促進

〔淹れ方・飲み方〕

◯ デコクション／水250mlにつき、ハーブはテーブルスプーン1杯程度が目安。鍋に水とハーブを入れて、沸々とした状態で2分間煮出す。火を止めたら蓋をし、5〜10分程置き、茶葉を最後までしっかり濾す。
◯ 食後／1日2〜3杯

ローズマリー以外はすべて種子のハーブ。種子のハーブは駆風や消化促進、健胃作用など消化改善の助けとなるものが多いです。たまったガスの排出を促しながら、消化の力も同時に高めていくブレンドです。お腹の張りに痛みを伴うときは鎮痛作用のあるフェンネルを入れるのを忘れずに。

正常な便通はデトックスの基本。便秘が続くと腸内環境が乱れるだけでなく、滞った不要な毒素が血液に乗って全身に行き渡ってしまうことにつながります。交感神経優位の状態が続いたり、水分の不足によって腸の動きが鈍ると便秘になりやすくなります。体質だと諦めずに、植物で働きかけて便を出しやすい体に整えましょう。

№ 006

ティザンヌ／デコクション

溜め込み気味な体質の人に

☐ 便秘

【処方（比率）】

アーティチョーク	1
チコリの根	1
バードックの根	2
リコリス	0.5
センナ	0.5

【処方のポイント】

アーティチョーク｜胆汁の分泌、促進
チコリの根｜豊富な食物繊維、腸内環境改善
バードックの根｜腸内環境改善
リコリス｜粘膜への刺激を緩和
センナ｜緩下剤

〔淹れ方・飲み方〕

- デコクション／水250mlにつき、ハーブはテーブルスプーン1杯程度が目安。鍋に水とハーブを入れて、沸々とした状態で2分間煮出す。火を止めたら蓋をし、5～10分程置き、茶葉を最後までしっかり濾す。
- 夕食前／1杯

アーティチョークは肝臓に働きかけて胆汁酸の分泌を促進し、腸管内の水分量と蠕動運動を助けてくれます。またチコリの根などの水溶性食物繊維が豊富な植物も、腸内環境の改善に役立ちます。リコリスはセンナの刺激を和らげる作用がありますが、高血圧の人は使用しないでください。

CAUTION

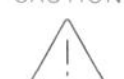

高血圧の人はリコリスは禁忌。
またリコリスは甘草という生薬を含む漢方薬を併用する場合は注意が必要。

軟便が続く場合は胃腸の消化機能が低下していることが考えられます。体自体も疲れがたまっていたり、体力が低下し虚弱な状態になっている可能性があります。消化機能を立て直すのはもちろん、強壮作用のあるハーブで体の機能全体を上向きにしてあげましょう。

№ 007

ティザンヌ／デコクション

大人の軟らかい便に

☐ 軟便

【処方(比率)】

セージ ---------- 1
ローズマリー ---------- 1
フェンネル ---------- 1
ジンジャー ---------- 1
レモンバーベナ ---------- 1

【処方のポイント】

セージ｜消化促進、収斂、殺菌、強壮
ローズマリー｜消化促進、強壮
フェンネル｜消化促進
ジンジャー｜消化促進
レモンバーベナ｜消化促進、鎮痙、鎮静

〔淹れ方・飲み方〕

◯ デコクション／水250mlにつき、ハーブはテーブルスプーン1杯程度が目安。鍋に水とハーブを入れて、沸々とした状態で2分間煮出す。火を止めたら蓋をし、5～10分程置き、茶葉を最後までしっかり濾す。
◯ 食前／1日2～3杯

軟便が続くときは体の消化機能を正常に働かせられないほど疲れている状態かもしれません。セージとローズマリーはどちらも消化を助けるだけでなく、全身への強壮作用を持つパワーハーブ。消化と吸収、どちらもしっかりできる体に導くブレンドです。軟便が長く続く場合は他の病気が隠れている場合もあるので、病院での受診をおすすめします。

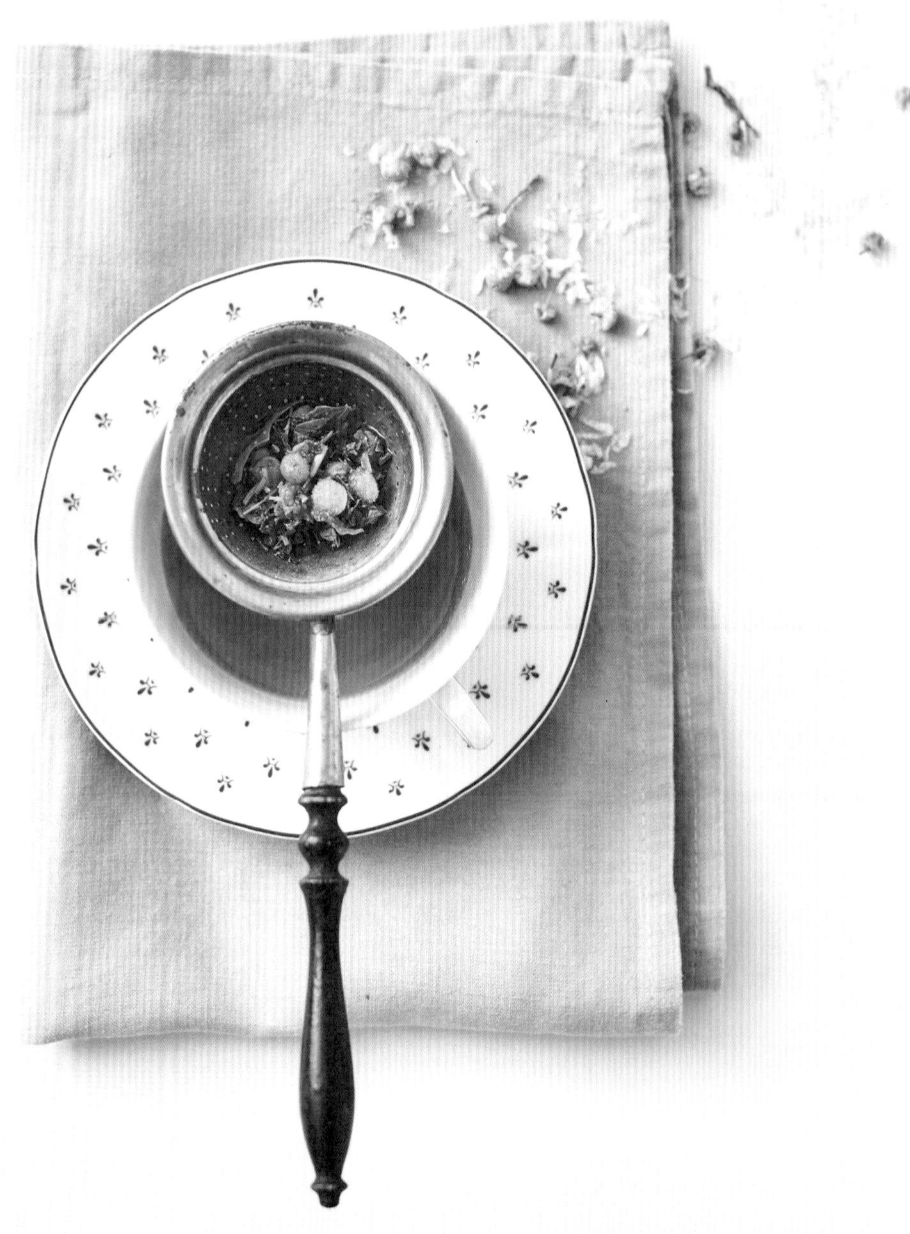

お出かけ中もいつもトイレの場所をチェック。そんな不安な生活はできるならばいち早く抜け出したいですよね。こちらの処方は一般的な下痢や、ストレスによる下痢、過敏性症候群の下痢の症状に用いていただけます。

№ 008

ティザンヌ／デコクション

お腹を下しやすい人に

☑ 下痢

【処方（比率）】

エゾミソハギ ---------- 1
アグリモニー ---------- 1
ジャーマンカモミール ---------- 1
ペパーミント ---------- 1
リコリス ---------- 1

【処方のポイント】

エゾミソハギ｜止瀉、収斂
アグリモニー｜収斂
ジャーマンカモミール｜抗炎症、鎮痙、鎮静
ペパーミント｜鎮痙
リコリス｜抗炎症、抗ストレス

〔淹れ方・飲み方〕

○ デコクション／水250mlにつき、ハーブはテーブルスプーン1杯程度が目安。鍋に水とハーブを入れて、沸々とした状態で2分間煮出す。火を止めたら蓋をし、5〜10分程置き、茶葉を最後までしっかり濾す。
○ 1日2杯

エゾミソハギは下痢止めとして民間療法でも長く使われてきた薬草です。アグリモニーが持つ収斂作用も下痢をやわらげてくれる作用のひとつ。下痢は原因を見極めることも大事です。細菌性の下痢の場合は、こちらにセージやオレガノ、タイムなどの殺菌作用のある植物もブレンドしてください。食事は控えめに、長く症状が続くようなら病院での受診を。

CAUTION

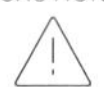

高血圧の人はリコリスは禁忌。
またリコリスは甘草という生薬を含む漢方薬を併用する場合は注意が必要。

社会生活にも大きな影響を及ぼす過敏性腸症候群。ストレスが原因で腸が過敏になり、下痢や便秘を繰り返したり、ガスがたまったり……。ストレスへの抵抗力を高めるとともに、過敏になってしまった腸を安定させてあげましょう。炎症を抑えたり、痙攣などの過剰な動きを抑えてくれる植物のブレンドです。

№ 009

ティザンヌ／デコクション　ジェモエキス

敏感で不安な腸に

☐ 過敏性腸症候群

【処方（比率）】

ジャーマンカモミール	1
メリッサ	1
フェンネル	1
レモンバーベナ	1
リコリス	1

【処方のポイント】

ジャーマンカモミール｜鎮痙、抗炎症、鎮静
メリッサ｜鎮痙、鎮静
フェンネル｜鎮痙、鎮痛
レモンバーベナ｜鎮痙、鎮静
リコリス｜抗炎症、抗ストレス

〔淹れ方・飲み方〕

○ デコクション／水250mlにつき、ハーブはテーブルスプーン1杯程度が目安。鍋に水とハーブを入れて、沸々とした状態で2分間煮出す。火を止めたら蓋をし、5～10分程置き、茶葉を最後までしっかり濾す。

○ 食間、または食前／1日2～3杯

〔ジェモエキス〕

イチジクのジェモエキス／粘膜を修復する作用を持ち、ストレス対策にもなります。製品の用法に従って。

副交感神経が過度に緊張している状態のための、鎮静作用を持つ植物を集めたブレンドです。ジャーマンカモミール、リコリスが腸内の炎症を抑え、メリッサ、フェンネル、レモンバーベナによって大腸の痙攣も抑えて下痢や便秘の予防に働きかけてくれます。またリコリスはストレスにうまく対処するためのホルモンの生成も助けてくれます。

CAUTION

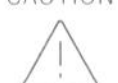

高血圧の人はリコリスを使用しない。
リコリスは甘草という生薬を含む漢方薬を併用する場合は注意が必要。

どちらもはっきりとした原因は不明ですが、免疫機能が過剰になり、自己組織を攻撃してしまう自己免疫が関係しているといわれています。そんな状態にとても頼りになるのがジャーマンカモミール。ほかのものをブレンドせずに、シンプルにそのチカラに委ねてみてください。

№ 010

ティザンヌ／デコクション

炎症が広がる腸の粘膜に

- ☑ 潰瘍性大腸炎
- ☑ クローン病

【処方（比率）】

ジャーマンカモミール

〔淹れ方・飲み方〕

- ○ デコクション／水250mlにつき、ハーブはテーブルスプーン1杯程度が目安。鍋に水とハーブを入れて、沸々とした状態で2分間煮出す。火を止めたら蓋をし、5〜10分程置き、茶葉を最後までしっかり濾す。
- ○ 必ずデコクションで飲むこと。
- ○ 食前／1日2〜3杯

【処方のポイント】

ジャーマンカモミール｜抗炎症、鎮静、鎮痙

潰瘍性大腸炎は大腸の粘膜にびらんや潰瘍ができている状態。クローン病は腸だけでなく消化管全体に病変が起きる状態です。消化・肝機能のグループにも入っているジャーマンカモミールは、腸の粘膜の炎症を抑えるのに効果的な植物。ストレスも関連しているといわれている症状ですが、ジャーマンカモミールはストレスによる疲れや緊張をほぐす作用もあります。病院での治療も平行して行ってくださいね。

02.

SYSTÈME ENDOCRINIEN

内分泌・代謝系のトラブル

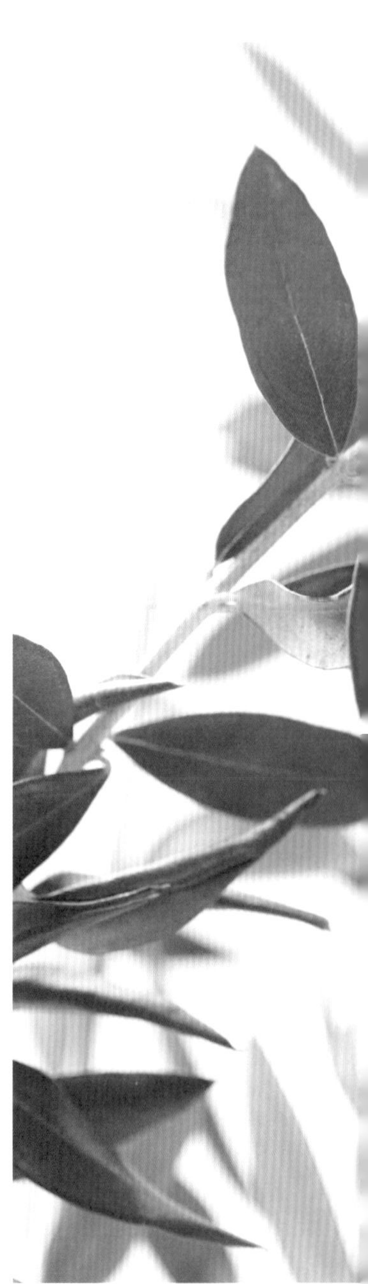

生活習慣病の予防や ホルモンに関連する症状に

ÉVITER LES TROBLES MÉTABOLIQUES

生活習慣病予防のためのセルフケアの大切さは、誰もが感じていることだと思います。ここでは生活習慣病との関係が深い、糖質や脂質の代謝、基礎代謝をコントロールしているホルモンに関連する処方を取り上げています。これらの血液検査の値は生活習慣病予防のための指標となりますので、まずは定期的に検査をすることが大切です。でもそれをコントロールするのは、日頃のケア。食生活に気をつけることが第一ですが、植物を組み合わせることによってより効果的なコントロールが可能となります。

ここで紹介する処方には体の代謝機能に負担をかけずに、毒素や老廃物がたまらないようにする植物も組み合わせています。なおここで取り上げている症状の人の中には、お薬を服用中の人も多いかと思います。その場合は必ず医師や薬剤師、植物療法の専門家に相談のうえ用いるようにしてください。

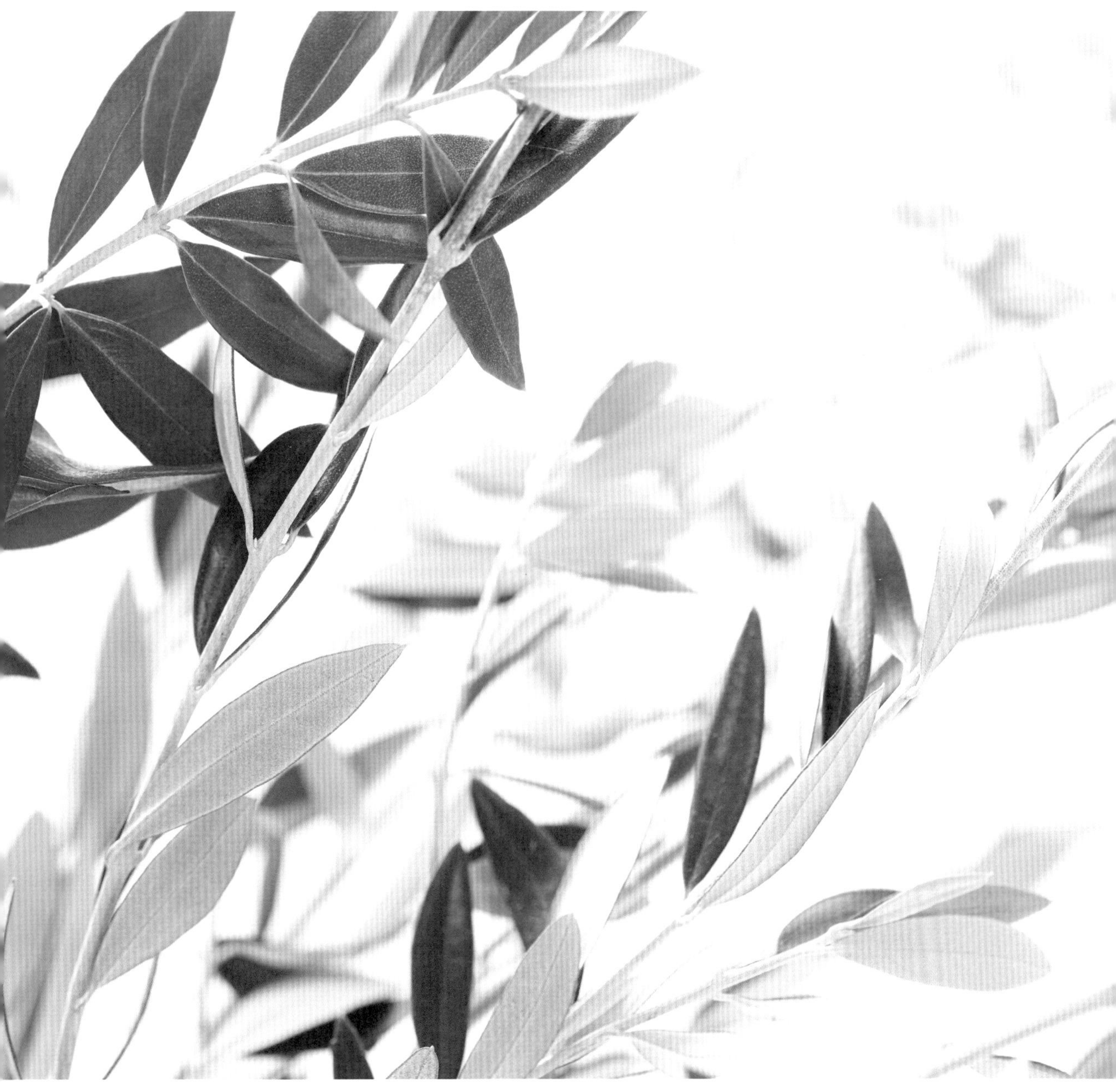

主要な登場ハーブ

オリーブリーフ

ティザンヌには若い葉を用い、血管弛緩と血圧を下げる作用がある。優れた抗菌・抗ウィルス作用も持つことから天然の抗生物質と呼ばれることも。

▷ GROUPMENT 3

クリサンテルム

微小循環を促す作用があり、末端まで血液を巡らせる助けとなるハーブ。胆汁の分泌を促し、肝臓の働きをサポート。血中内の脂質の正常化にも働きかける。

▷ GROUPMENT 2, 3, 4

マルベリー

食前に飲むと糖の吸収を抑え、食後の血糖値の上昇を抑えてくれるハーブ。糖尿病の予防をはじめ、生活習慣病の予防の助けとなってくれる。

▷ GROUPMENT 3

ピロセル

利尿作用があり、特に腎臓からの排出を促進させるハーブ。余分な水分や塩分、尿素の排出を助け、体内を浄化する。水分貯留、脚のむくみの解消などにも。

▷ GROUPMENT 2, 10

ネトルの葉

代謝機能に作用を発揮するハーブ。体内の老廃物や尿酸の排出を助けてくれる。また鉄分などのミネラルが豊富で浄血や造血にも優れている。

▷ GROUPMENT 2

ホーソンの葉

心臓を守るハーブとして知られ、心臓のポンプ機能を強化し、心臓に出入りする血流量を増やしたり、血管自体を健やかに保つ。血圧を正常に保つ作用も。

▷ GROUPMENT 3

マジョラム

心を穏やかにしてくれるハーブ。鎮静作用があり、体の緊張を緩めて不安をやわらげてくれ、動悸を抑える働きも。鎮痛や抗炎症作用も持ち、筋肉や関節の痛みや頭痛などの緩和にも働く。

▷ GROUPMENT 1, 8

アンジェリカの根

胃液や胆汁の働きを促し、消化不良や食欲不振の改善に用いる。健胃、利胆、駆風作用も持つ。

▷ GROUPMENT 9, 14

ナズナ

利尿や便秘の改善に働くハーブ。体内の余分な水分の排出を助け、むくみを改善に導く。殺菌作用も持ち、泌尿器系の感染症にも有効とされる。

▷ GROUPMENT 4

ロディオラ

やる気、意欲の亢進に働くアダプトゲン作用を持つ植物。ストレスへの耐性をつけ、心身ともにストレスに対抗できる状態へと導いてくれる。

▷ GROUPMENT 9

定期検診などで血中のコレステロール値や中性脂肪値が気になったら、病気の名前がつく状態になる前にケアをはじめましょう。脂質をつくる肝臓にアプローチすることによって、増えてしまった悪玉コレステロールを減らし、血中脂質のバランスを正常に近づけていくブレンドです。

№ 011

ティザンヌ／デコクション

脂質に怯える人のための生活習慣病予防ブレンド

- 血中脂質異常
- LDL(悪玉)コレステロール値が高い
- 中性脂肪値が高い

【処方(比率)】

オリーブリーフ	1
クリサンテルム	1
マリアアザミの地上部	1
ローズマリー	1
キンケリバ	1

【処方のポイント】

オリーブリーフ｜抗酸化作用、過剰なLDLの抑制
クリサンテルム｜中性脂肪値を正常化
マリアアザミの地上部｜肝機能改善、肝臓保護
ローズマリー｜肝機能改善
キンケリバ｜肝機能改善

〔淹れ方・飲み方〕

○ デコクション／水250mlにつき、ハーブはテーブルスプーン1杯程度が目安。鍋に水とハーブを入れて、沸々とした状態で2分間煮出す。火を止めたら蓋をし、5～10分程置き、茶葉を最後までしっかり濾す。

○ 食前／1日2～3杯

体内で脂質をうまく処理できなかったり、脂質の摂り過ぎにより、LDL(悪玉)コレステロールや中性脂肪が増え、HDL(善玉)コレステロールが少なくなっている状態です。肝機能を改善、保護する植物と、LDLコレステロールに働きかけるオリーブリーフ、中性脂肪に働きかけるクリサンテルムを組み合わせています。放置してしまうと動脈硬化を進行させ、心疾患や脳血管疾患のリスクも高めてしまいます。

血糖値が気になる人はもちろん、炭水化物や甘いものが好きな人にもおすすめの生活習慣病予防ブレンドです。血糖値の急激な上昇を抑えて、インスリンの急激な分泌を避けるのがねらい。これからも美味しい食事を楽しむために、そして糖尿病の予防のために、将来を見据えたケアを。

№ 012

ティザンヌ／デコクション

炭水化物好きのための生活習慣病予防ブレンド

- 高血糖
- 血糖値が気になる
- 食事の後、急激に眠くなる

【処方（比率）】

マルベリー ------ 1
オリーブリーフ ------ 1
クルミの葉 ------ 1
ダンデライオンルート ------ 1
シナモン ------ 1

【処方のポイント】

マルベリー｜血糖値の上昇を緩やかに
オリーブリーフ｜インスリンの抵抗性改善
クルミの葉｜血流改善
ダンデライオンルート｜糖質の吸収を穏やかに
シナモン｜血流改善、抗酸化作用、血糖値の上昇を緩やかに

〔淹れ方・飲み方〕

◯ デコクション／水250mlにつき、ハーブはテーブルスプーン1杯程度が目安。鍋に水とハーブを入れて、沸々とした状態で2分間煮出す。火を止めたら蓋をし、5〜10分程置き、茶葉を最後までしっかり濾す。

◯ 食前／1日2〜3杯

血糖値を下げる働きをするインスリンは、過剰な分泌が続くと効き目そのものが低下してしまいます。日頃からインスリンを分泌する膵臓を疲れさせないことが大切です。血糖値が高くなると血流が悪くなるため、補助的な役割としてクルミの葉をブレンド。マルベリーには血中のグルコース吸収を抑制する働きもあります。シナモンは甘いものや食べることが好きな人におすすめの植物です。

CAUTION

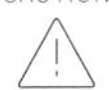

Ⅰ型糖尿病の方、Ⅱ型糖尿病でインスリン注射適応の方は禁忌。
服薬中の方は必ず医師に相談の上使用すること。

美味しいものは、どうして体に負担がかかるのでしょう。食べることが好きな人にとってとても切ないこの問題に手を差し伸べてくれるのがこのブレンド。主に腎臓に働きかけて、尿酸の排出を促進します。でもやっぱり食生活の見直しも大切。尿酸値が気になり始めたらカロリーの高い食べ物や動物性タンパク質は控え、野菜もたくさん食べてくださいね。

№ 013

ティザンヌ／デコクション

美食家のための生活習慣病予防ブレンド

- ☑ 高尿酸血症
- ☑ 尿酸値が気になる

【処方(比率)】

ピロセル	1
ネトルの葉	1
メドウスイート	1
カシスリーフ	1
ヒース	1

【処方のポイント】

ピロセル｜腎臓からの排出促進
ネトルの葉｜腎臓からの排出促進
メドウスイート｜腎臓からの排出促進、抗炎症
カシスリーフ｜腎臓からの排出促進、抗炎症
ヒース｜腎臓からの排出促進

〔淹れ方・飲み方〕

- ○ デコクション／水250mlにつき、ハーブはテーブルスプーン1杯程度が目安。鍋に水とハーブを入れて、沸々とした状態で2分間煮出す。火を止めたら蓋をし、5～10分程置き、茶葉を最後までしっかり濾す。
- ○ 1日3～4杯／19時以降は飲まないこと

尿酸値が高い状態が続くと血中に溶けきれなかった尿酸が結晶化し、関節などに蓄積して炎症を起こします。これが痛風発作です。そのほかの生活習慣病の原因にもなるので早めの対策がおすすめです。今回のブレンドはどの植物も主に腎臓に働きかけて尿酸の排出を助けてくれるもの。メドウスイートとカシスリーフは、尿酸による炎症を和らげてくれる作用もあります。

CAUTION

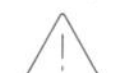

痛風の人は発作が起きているときは飲むのを控え、発作が起きていないときに飲むこと

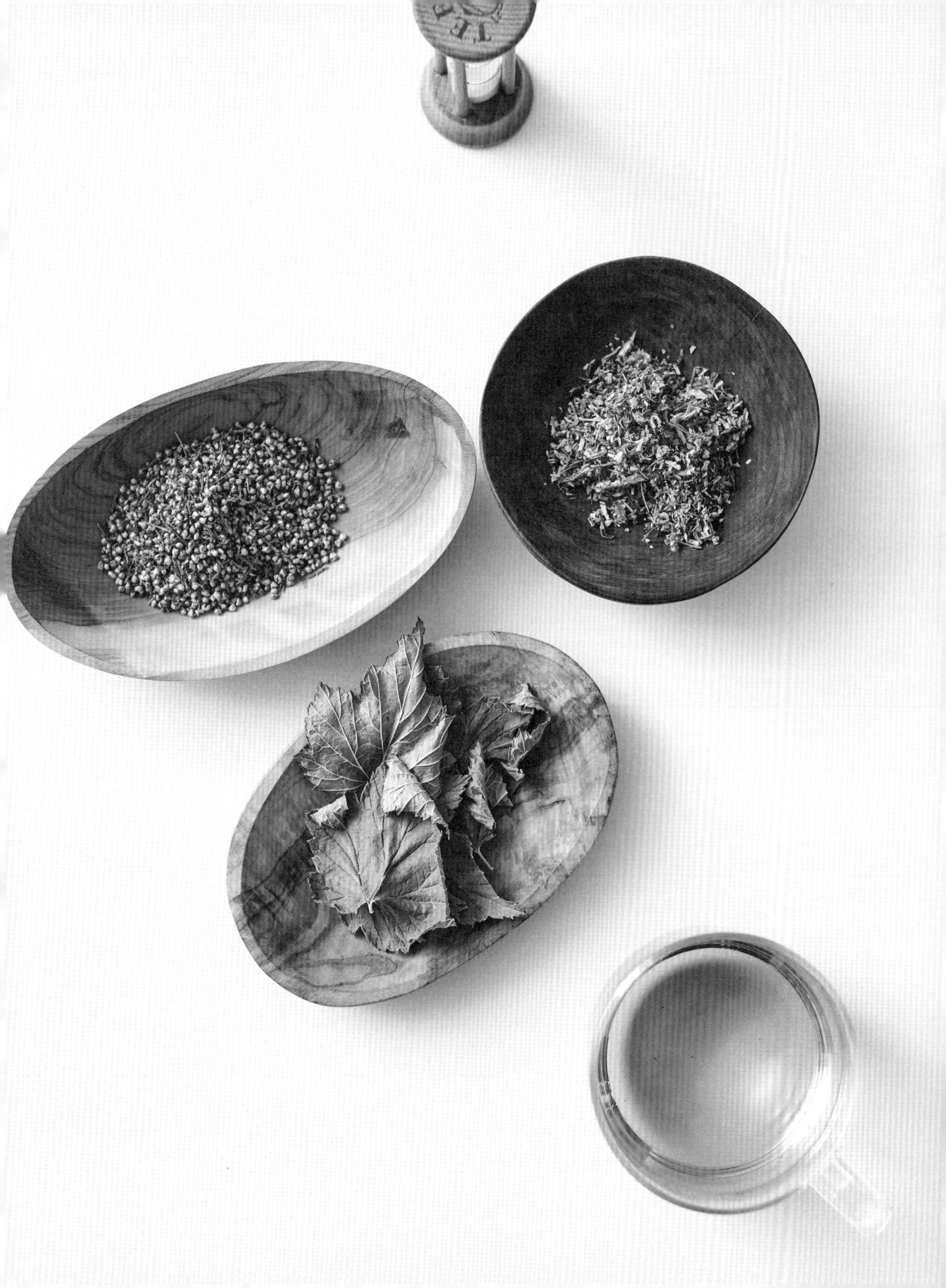

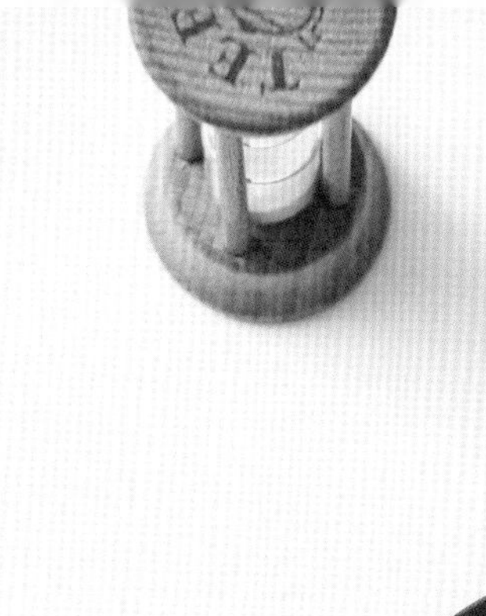

まるで1日中全力疾走しているかのように、新陳代謝が過剰になりすぎてしまう甲状腺機能亢進症。動悸や息切れ、心拍数の増加、神経過敏や不眠、不安など、さまざまなかたちで症状が現れます。今回の処方はそういった自覚症状を和らげるもの。治療中も少しでも不安なく過ごせるような思いを込めたブレンドです。

№ 014

ティザンヌ／デコクション

甲状腺ホルモンの乱れに 1

☐ 甲状腺機能亢進症（バセドウ病）

【処方（比率）】

ホーソンの葉	1
マジョラム	1
メリッサ	1
パッションフラワー	1

【処方のポイント】

ホーソンの葉｜動悸を抑える、不安・緊張の緩和
マジョラム｜動悸を抑える
メリッサ｜鎮静、抗不安、動悸を抑える
パッションフラワー｜鎮静、抗不安

〔淹れ方・飲み方〕

○ デコクション／水250mlにつき、ハーブはテーブルスプーン1杯程度が目安。鍋に水とハーブを入れて、沸々とした状態で2分間煮出す。火を止めたら蓋をし、5〜10分程置き、茶葉を最後までしっかり濾す。
○ 1日2〜3杯

甲状腺機能亢進症の自覚症状に心身ともに働きかけるブレンドです。なかでもホーソンの葉は「心臓を守るハーブ」とも呼ばれ、動悸や息切れ、心機能の低下などに用いられる植物です。メリッサやパッションフラワーは不安に苛まれているときに頼れるハーブ。なお甲状腺の病気は体調不良や更年期の症状にも似ていて、判別しにくい場合もあります。長引く自覚症状があるときは医師など専門家に相談を。

CAUTION

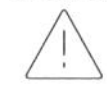

エキナセアなど免疫機能を促進する植物は避ける

動くのがつらい、やる気が出ない、気分がのらない……。甲状腺ホルモンが不足し、新陳代謝が低下してしまう甲状腺機能低下症。体の機能だけでなく気分も低下しがちな状態なので、どちらも活性化してくれるティザンヌを。いつもと同じようにとはいかなくても、やりたいことをできるようバックアップする処方です。

№ 015

ティザンヌ／デコクション

甲状腺ホルモンの乱れに 2

- 甲状腺機能低下症
- 橋本病

【処方（比率）】

アンジェリカの根	1
ナズナ	1
ネトルの葉	1
ジンジャー	1
レモンバーベナ	1

【処方のポイント】

アンジェリカの根｜体を温める、強壮作用
ナズナ｜余分な水分を取り除く
ネトルの葉｜鉄分などのミネラル補給、余分な水分を取り除く
ジンジャー｜強壮作用
レモンバーベナ｜強壮作用

〔淹れ方・飲み方〕

○ デコクション／水250mlにつき、ハーブはテーブルスプーン1杯程度が目安。鍋に水とハーブを入れて、沸々とした状態で2分間煮出す。火を止めたら蓋をし、5〜10分程置き、茶葉を最後までしっかり濾す。

○ 1日2〜3杯

強壮作用のあるハーブで低下している新陳代謝とともに体の機能、気分を向上させてくれる植物を中心としたブレンドです。むくみが出やすくなるので、体内にたまった余分な水分の排出を助けてくれるナズナ、ネトルもブレンド。炎症をやわらげてくれる働きもあります。甲状腺に水がたまる甲状腺嚢胞への対策や、甲状腺機能亢進症と同様に何かしら長引く自覚症状があるときは医師など専門家に相談を。

CAUTION

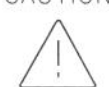

ヨードを摂り過ぎると甲状腺機能が低下してしまうため、魚介類などヨードを含む食品の摂取量に注意する

いつも疲れが抜けず、朝も起きられない……。もしかしたらそれは副腎の疲労が原因かもしれません。副腎が分泌するホルモンのひとつ、コルチゾールはストレスに対処するホルモン。普段からストレスが多くて副腎が疲れていると、いざというときにそのコルチゾールが十分に分泌できなくなってしまいます。副腎をケアするティザンヌで、もう一度ストレスに立ち向かえる元気を徐々に取り戻しましょう。

№ 016

ティザンヌ／デコクション

もう頑張れない、そんなとき

□ 副腎疲労
□ 慢性的な疲労

【処方（比率）】

ロディオラ	1
シベリアジンセン	1
カシスリーフ	1
パッションフラワー	1
スギナ	1

【処方のポイント】

ロディオラ｜アダプトゲン、抗うつ
シベリアジンセン｜アダプトゲン
カシスリーフ｜抗ストレス
パッションフラワー｜自律神経の調整
スギナ｜ミネラル補給

〔淹れ方・飲み方〕

- デコクション／お湯250mlにつき、ハーブはテーブルスプーン1杯程度が目安。鍋に水とハーブを入れて、沸々とした状態で2分間煮出す。火を止めたら蓋をし、5〜10分程置き、茶葉を最後までしっかり濾す。
- 朝1杯、昼1杯
- ロディオラに興奮作用があるため夜は飲まない

アダプトゲン作用を持つロディオラやシベリアニンジンは副腎を活性化させて、ホルモンを正常に分泌できる状態に。カシスリーフはコルチゾールの分泌にも働きかけてくれます。副腎の疲労は精神面にも現れるため、精神系の安定に作用するパッションフラワーもブレンド。また疲労状態の改善や自律神経系の働きにはミネラルも必要なため、ミネラル豊富なスギナも加えています。

CAUTION

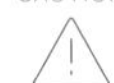

ロディオラは躁鬱病の人には禁忌

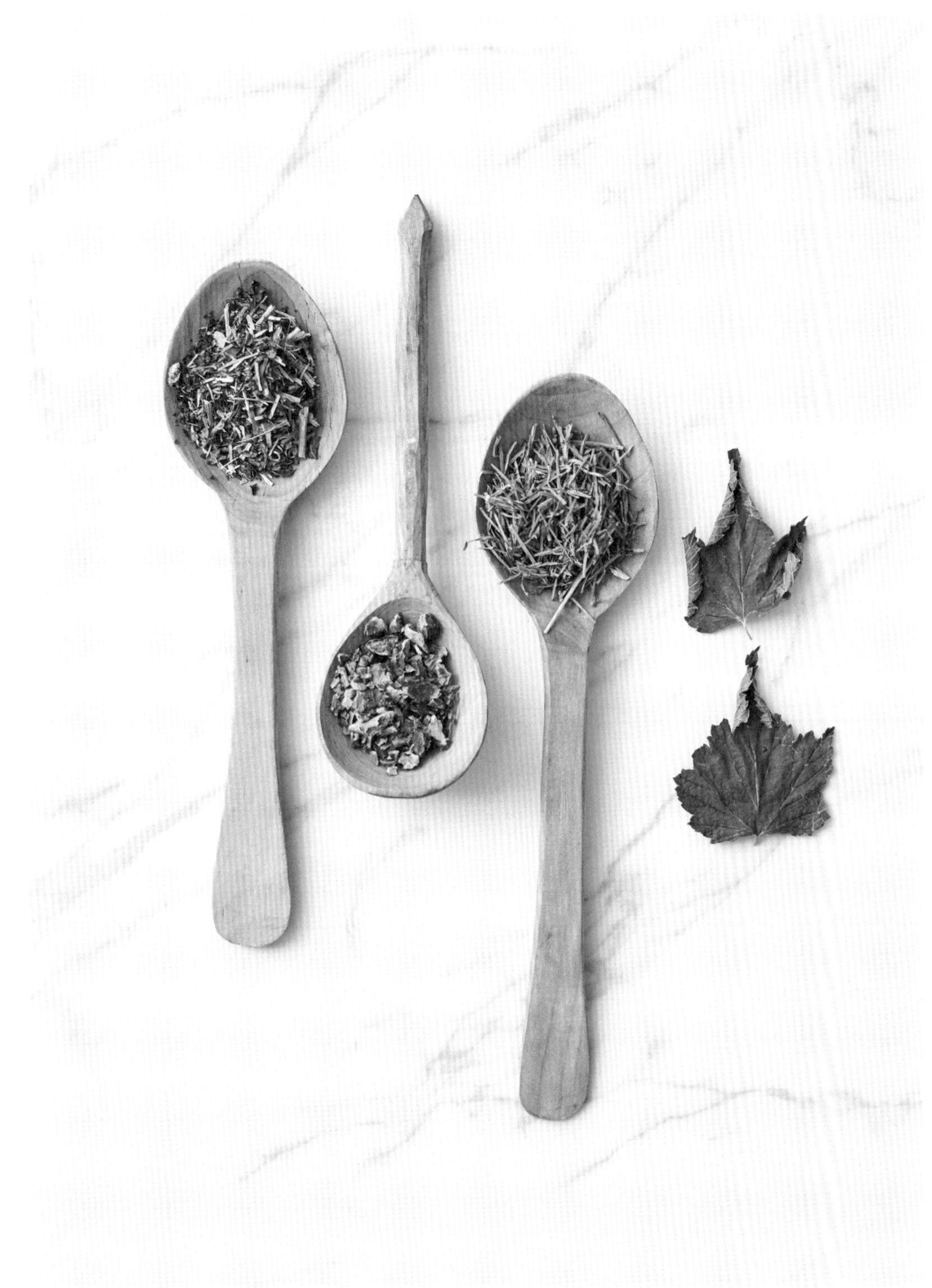

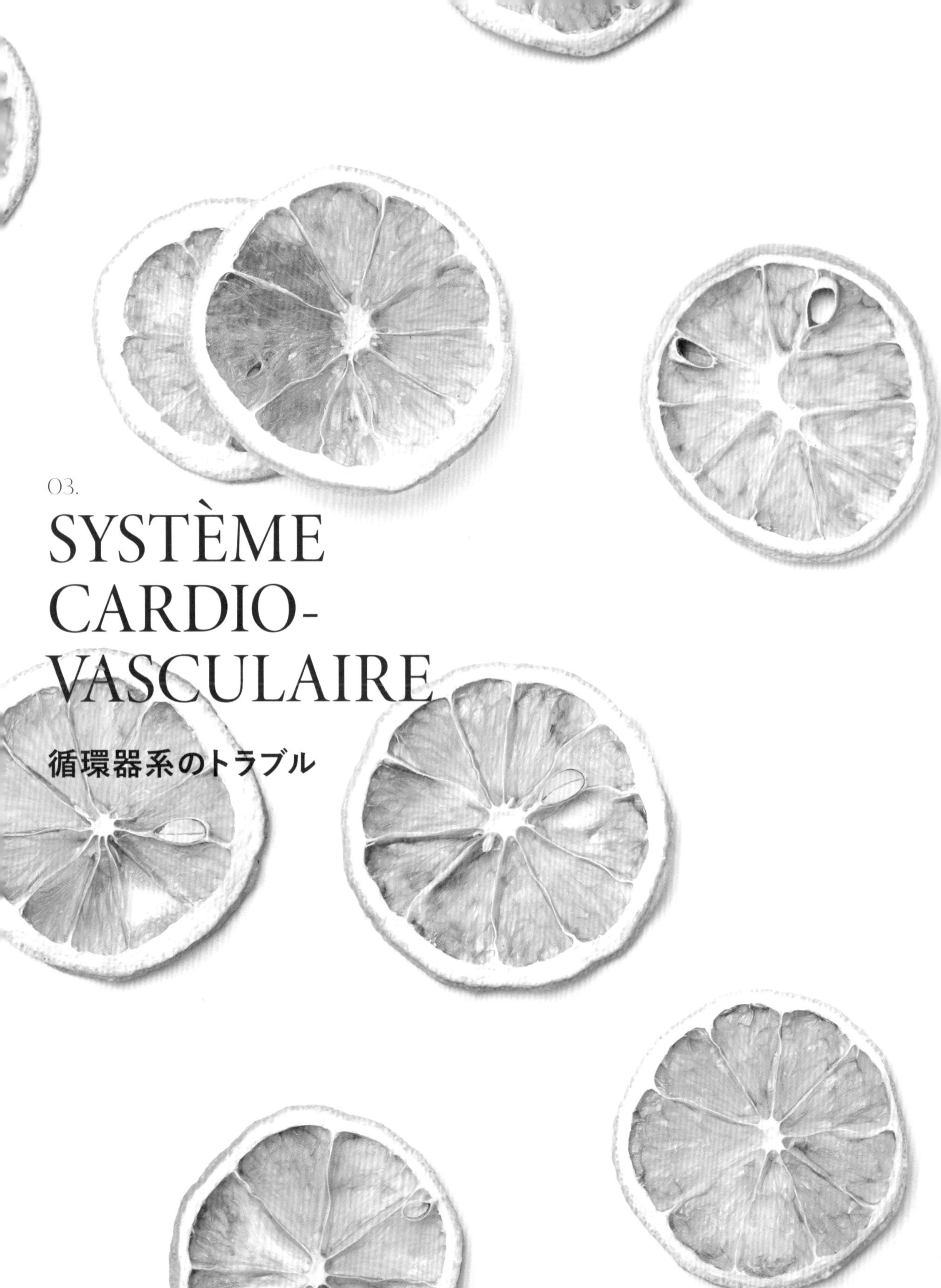

03.

SYSTÈME CARDIO-VASCULAIRE

循環器系のトラブル

血流の滞りがまねく症状に

FLUIDIFIER LA CIRCULATION

循環器は心臓、血管などのことで、血液を全身に巡らせるための大切な器官です。血液が全身をくまなく巡ることで、それぞれの器官を構成している細胞に必要な酸素や栄養素が運ばれます。さらに血液は不要になった代謝物を回収し、排出のための臓器に運ぶ役割も担っています。この働きがうまくいっていないと臓器の機能が低下し、老廃物も溜まりやすくなります。血液循環の滞りは、大きな不調、症状にもつながりかねません。循環器系のトラブルのケアでは血液の鬱滞を解消してくれて、さらに老廃物の処理もうながすような植物が登場します。

また心臓や血管自体にも負担をかけすぎず、守るためのケアも必要です。血圧のコントロールもさることながら、血管自体をしなやかに、健康に保っていきたいもの。「冷・燥」の性質に分類される植物には静脈を強壮するものが多くあります。一方、「温・燥」の性質を持つ植物には血液の流動性を良くする特徴があります。体質に合わせてこれらをバランスよく組み合わせると、より効果的な処方になります。循環器も自律神経系の働きによってコントロールされているので、ストレスや睡眠の状態も関連します。どの器官のトラブルにもいえることですが、質の良い睡眠は不可欠。ここで紹介する処方はそれらがうまくいっていない場合にも対応できるようにしています。

主要な登場ハーブ

ホーソンの葉

心臓を守るハーブとして知られ、心臓のポンプ機能を強化し、心臓に出入りする血流量を増やしたり、血管自体を健やかに保つ。血圧を正常に保つ作用も。

▷ GROUPMENT 3

マリアアザミ

肝機能の改善、肝臓の保護と再生を司る、まさに肝臓のためのハーブ。肝機能の低下が原因の頭痛や疲労などの諸症状にも作用。種子は古くから血圧の上昇の抑制に用いられてきた。

▷ GROUPMENT 2

アーティチョーク

強肝ハーブとして古くから知られ、消化機能亢進、肝機能の促進、胆汁の分泌を促す利胆作用を持つ。食欲不振にも有効。苦味がある。

▷ GROUPMENT 1, 2

レッドグレープリーフ

優れた抗酸化作用を持つ赤ブドウの葉のハーブ。静脈を強壮し、血流を促進させる。血液循環のトラブルやそれにともなう痛みの緩和に働いてくれる。

▷ GROUPMENT 4

加齢とともに増えがちな血圧の話題。血圧が高い状態が続くと動脈硬化が進行し、脳卒中や心不全にもつながるため、薬が必要になる前からケアを始めるのをおすすめします。植物療法では血圧を下げるというよりも、血圧を正常に保ち、血管を丈夫にするよう働きかけて心臓と血管を守ります。

№ 017

ティザンヌ／デコクション

高めの血圧をなだめるために

- ☑ 高血圧
- ☑ 血圧が高め

【処方（比率）】

ホーソンの葉	1
オリーブリーフ	1
リンデンの花	1
メリッサ	1
スギナ	1

【処方のポイント】

ホーソンの葉｜血圧を正常に保つ
オリーブリーフ｜血圧の上昇抑制、血管保護
リンデンの花｜鎮静、血圧の上昇抑制
メリッサ｜鎮静、血圧の上昇抑制
スギナ｜むくみや高血圧の改善

〔淹れ方・飲み方〕

○ デコクション／水250mlにつき、ハーブはテーブルスプーン1杯程度が目安。鍋に水とハーブを入れて、沸々とした状態で2分間煮出す。火を止めたら蓋をし、5～10分程置き、茶葉を最後までしっかり濾す。

○ 1日2～3杯／19時以降は避ける

ホーソンは心臓や血管の健康に欠かせないハーブのひとつ。オリーブリーフも血圧を降下させる作用があるとともに、高い抗酸化作用を持ち血管の保護に働いてくれます。血管は加齢とともに硬くなりがち。滞りのない血液循環のためにも、しなやかさを保ち続けられるようケアしておきましょう。むくみが生じやすくなるため、水分の排出も助けてくれるスギナもブレンドしています。

CAUTION

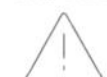

高血圧の人はリコリスは禁忌。

少し血圧が低くても、日常生活に問題がなければ気にしなくても良いですが、何かしら症状や悩みを抱えているようなら体質改善に挑戦してみてはどうでしょう。不足している血液を補い、心臓が元気良く血液を送り出せるようにする元気復活ブレンドです。食事も滋養があって、体を温めてくれるものを積極的に摂ってくださいね。

№ 018

ティザンヌ／デコクション　カプセル

体質改善からはじめる低血圧ケア

- ☑ 低血圧
- ☑ 立ちくらみ
- ☑ 朝起きるのがつらい

【処方（比率）】

シベリアジンセン	1
マリアアザミの種子	1
ローズマリー	1
セージ	1
リコリス	1

〔淹れ方・飲み方〕

- ◯ デコクション／水250mlにつき、ハーブはテーブルスプーン1杯程度が目安。鍋に水とハーブを入れて、沸々とした状態で2分間煮出す。火を止めたら蓋をし、5～10分程置き、茶葉を最後までしっかり濾す。
- ◯ 朝と日中／1日2～3杯

〔カプセル〕

ボリジオイルのカプセル、イブニングプリムローズのカプセル／どちらも温・湿の性質を持ち、血液の状態を良くする助けに。食後に服用。

【処方のポイント】

シベリアジンセン｜滋養強壮
マリアアザミの種子｜血圧上昇
ローズマリー｜血圧上昇、強壮
セージ｜血圧上昇
リコリス｜血圧上昇

血液は温・湿の性質を持っているので、血液を増やす温・湿の性質の植物と、強壮作用を持つ温・燥の性質を持つ植物を組み合わせたブレンドです。食事も温・湿の性質を持つものを積極的に摂るのがおすすめ。ボリジオイルやイブニングプリムローズなどの植物オイルや黒オリーブの実、デーツなども温・湿です。またクコの実も造血作用を持ち、血液の状態を良くしてくれます。

動脈は本来、心臓から全身に血液を送るために、とても柔軟で弾力があります。でもダメージが積み重なると弾力を失い、血流が悪くなる原因に。特にコレステロール値が高い状態が続くと血管に傷がつき、修復のたびに血管が厚く、硬く、狭くなって、詰まりやすくなってしまいます。動脈の硬化が進む前に植物で血管のしなやかさを保つケアを。

№ 019

ティザンヌ／デコクション

しなやかな血管は若々しさの秘訣

☑ 動脈硬化の予防

【処方（比率）】

アーティチョーク …… 0.5
サンシキスミレ …… 1
オリーブリーフ …… 1.5
クリサンテルム …… 1
スターアニス …… 1

【処方のポイント】

アーティチョーク｜コレステロール正常化
サンシキスミレ｜血液浄化、毒素排出促進
オリーブリーフ｜血管を柔軟に保つ
クリサンテルム｜血流改善、血中脂質正常化
スターアニス｜味の調整

〔淹れ方・飲み方〕

○ デコクション／水250mlにつき、ハーブはテーブルスプーン1杯程度が目安。鍋に水とハーブを入れて、沸々とした状態で2分間煮出す。火を止めたら蓋をし、5～10分程置き、茶葉を最後までしっかり濾す。
○ 朝と夕食前に1杯ずつ

血管を軟らかくすると同時に、血液の通り道が狭くならないようコレステロール値の正常化にも働きかけるブレンドです。サンシキスミレは肌のケアにも良く使われる、血液をきれいにする作用を持つ植物。血液にもアプローチし、血管内の通りをより良くしていきましょう。アーティチョークは苦味、渋みが強いので、飲みにくい場合は少量にしても大丈夫です。

気になってはいても放っておきがちな足のむくみ。でもそのむくみが慢性的なものだったら、血流の滞りや水分停滞のサインの可能性があります。老廃物を心臓に送り返す静脈の働きそのものが弱っているのかもしれません。下肢静脈瘤にまでいたってしまう前に、むくみのないすっきりと軽い足を取り戻しませんか？

№ 020

ティザンヌ／デコクション　精油

静脈瘤予防のための脚へのいたわり

- 静脈強壮
- 下肢静脈瘤の予防
- 足のむくみ

【処方（比率）】

ハーブ	比率
レッドグレープリーフ	1
ハマメリス	1
クミクスチン	1
スギナ	1
ジュニパーベリー	1

〔淹れ方・飲み方〕

- デコクション／水250mlにつき、ハーブはテーブルスプーン1杯程度が目安。鍋に水とハーブを入れて、沸々とした状態で2分間煮出す。火を止めたら蓋をし、5～10分程置き、茶葉を最後までしっかり濾す。
- 日中／1日3杯

〔精油〕

レモン、サイプレス、ジュニパー、パチュリなどの精油をベースオイルにブレンドしてむくんだ足に塗布。下から上に流すようにマッサージするとより良い。

【処方のポイント】

レッドグレープリーフ｜静脈強壮
ハマメリス｜静脈強壮
クミクスチン｜利尿作用
スギナ｜利尿作用
ジュニパーベリー｜利尿作用

足は心臓から一番遠いので静脈の働きが弱りがちだと、特に血液が滞りやすくなってしまいます。このブレンドはむくみの原因となる血流と水分、両方の滞りに同時にアプローチする処方。静脈を強壮するとともに、利尿作用によって余分な水分を排出する働きを高めます。

耳鳴りと一言でいっても金属音のような音から、低音やセミが鳴くような音まで、症状はさまざま。ほとんどが原因不明ですが、植物療法では耳の中の血流改善と自律神経系に働きかけるアプローチをしていきます。植物療法とあわせてストレスの見直しもすることで、改善が期待できると思います。

№ 021

ティザンヌ／デコクション

どうにかしたい耳の雑音

☐ 耳鳴り

【処方（比率）】

ギンコビロバ	1
ヒメツルニチニチソウ	1
ブラックコホシュ	1
オリーブリーフ	1
メリッサ	1

【処方のポイント】

ギンコビロバ｜末端の血流を改善
ヒメツルニチニチソウ｜末端の血流を改善
ブラックコホシュ｜鎮静
オリーブリーフ｜血流改善
メリッサ｜鎮静

〔淹れ方・飲み方〕

◯ デコクション／水250mlにつき、ハーブはテーブルスプーン1杯程度が目安。鍋に水とハーブを入れて、沸々とした状態で2分間煮出す。火を止めたら蓋をし、5〜10分程置き、茶葉を最後までしっかり濾す。

◯ 1日2〜3杯

ギンコビロバとヒメツルニチニチソウには耳の組織にまでしっかり血流を運び、組織の機能を改善してくれる作用があります。耳鳴りはストレスなどによって自律神経系が乱れ、それが原因となっている場合も多いため、鎮静作用のあるブラックコホシュとメリッサもブレンドしています。なお耳鳴りがある場合は必ず受診をしてください。ヒメツルニチニチソウの代替に、ゴツコラ。ブラックコホシュの代替には、パッションフラワーを。

CAUTION

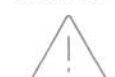

ギンコビロバとヒメツルニチニチソウは抗凝固剤との併用不可

3人に1人が一生のうちで1回はなるといわれている痔。静脈の鬱滞（血行不良）が原因なので、外的なケアだけでなく、体の内側からのケアも有効です。静脈強壮作用がある植物で静脈の流れを助ける、痔になってしまったときも、なりやすい人の予防にも使えるブレンド。脚のむくみがひどい方、出血があるときにも飲んでもらいたい処方です。

№ 022

ティザンヌ／デコクション

あなただけじゃないお尻の悩み

☐ 痔

【処方（比率）】

レッドグレープリーフ	1
ハマメリス	1
ナズナ	1
レディースマントル	1
スギナ	1

【処方のポイント】

レッドグレープリーフ｜静脈強壮
ハマメリス｜静脈強壮
ナズナ｜止血
レディースマントル｜止血
スギナ｜血液浄化、止血

〔淹れ方・飲み方〕

- ○ デコクション／水250mlにつき、ハーブはテーブルスプーン1杯程度が目安。鍋に水とハーブを入れて、沸々とした状態で2分間煮出す。火を止めたら蓋をし、5～10分程置き、茶葉を最後までしっかり濾す。
- ○ 日中に3杯／19時以降は飲まない

肛門には細い静脈が入り組んでいて、それが鬱滞することで静脈瘤ができてしまいます。まずは静脈を強壮し、滞りにくくすることが大切。また出血があるときにも良いように、止血作用のあるナズナ、レディースマントル、スギナもブレンドしています。なお便秘の人は特に痔になりやすいので、便秘の改善も行なってくださいね。デコクションしたものを桶などに入れて坐浴とするのも効果的。

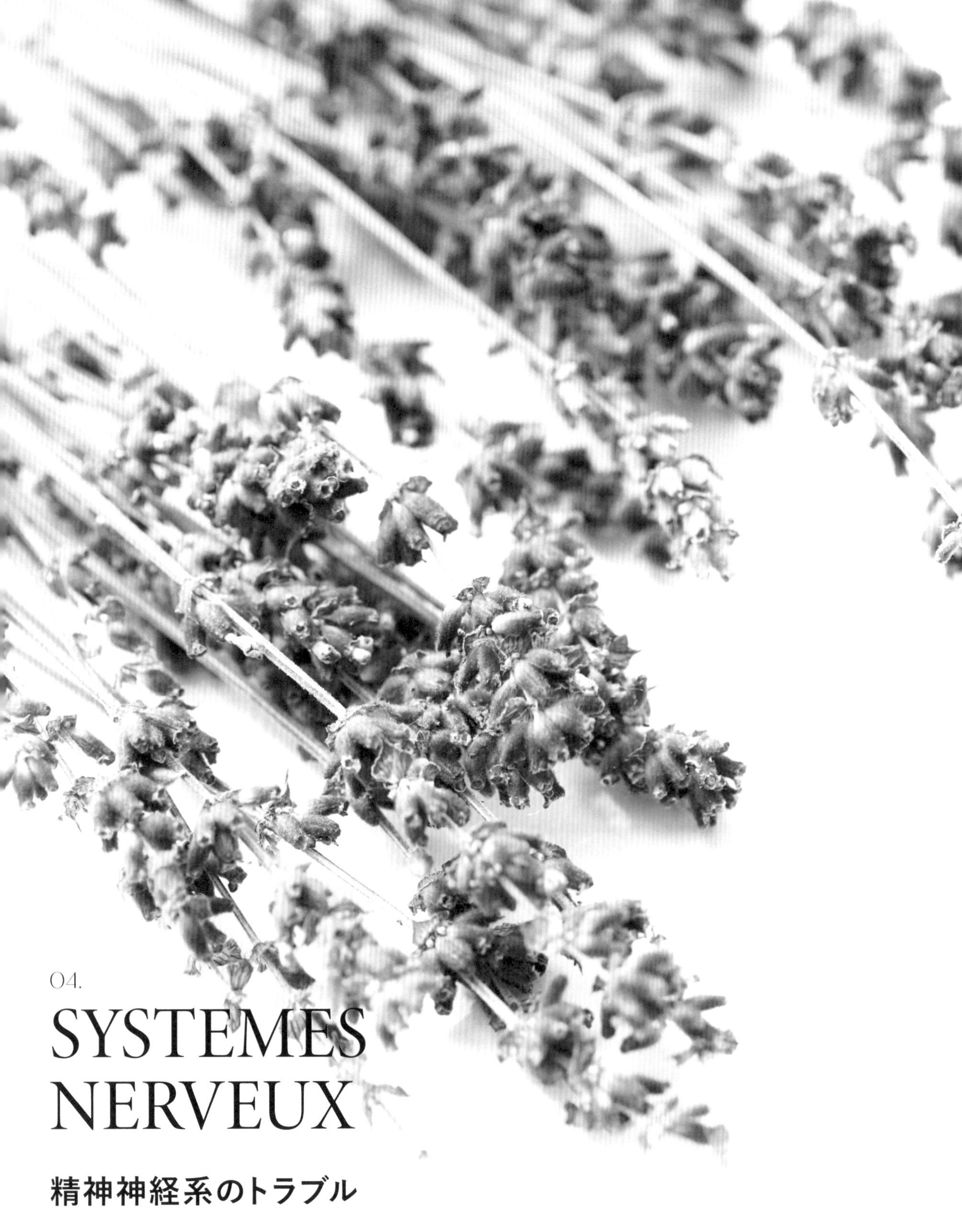

04.

SYSTEMES NERVEUX

精神神経系のトラブル

自律神経系の乱れによる心に不安をもたらす症状に

ÉQUILIBRER LES ÉMOTIONS

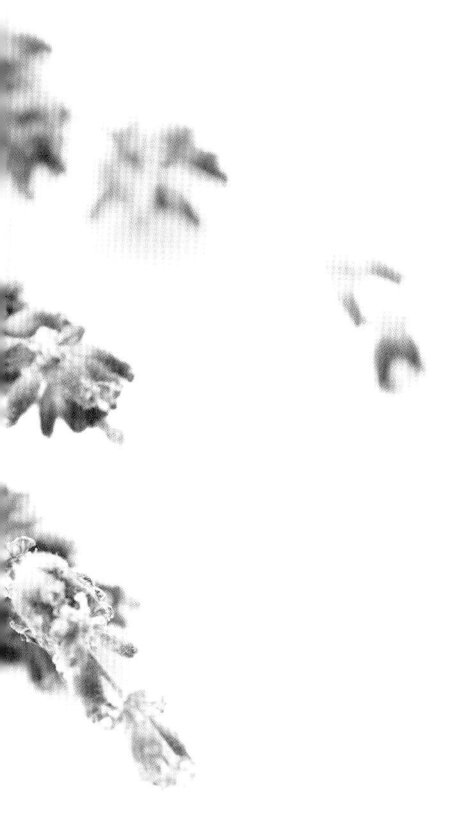

自律神経系のバランスは普段から意識している方も多いと思います。自律神経系とは体のありとあらゆる器官に張り巡らされた神経の総称です。内臓の働きや代謝、体温などの機能をコントロールし、私たちの生命活動の維持を保ってくれています。

ストレスが過剰にかかり過ぎると、この自律神経系の働きやバランスに影響し、さまざまな不定愁訴を招きます。たとえば痛みや血流の悪化、消化機能の低下、感情の変化、睡眠状態の悪化、免疫機能の異常やホルモンバランスの変化など。原因が見当たらないにも関わらず、体や精神に変調がある場合は自律神経系のバランスの乱れを整えることで、症状が緩和する場合も多いです。ここでは自律神経系のバランスの乱れによって起きるそのような症状のうち、代表的な症状を取り上げていきます。

自律神経系の乱れが体や精神の不調として現れ始めたときは、まず強壮作用を持つ植物や、リフレッシュまたはリラックスのための植物によって、体へのダメージの軽減してあげます。さらにアダプトゲン作用を持つ植物も取り入れると、体がストレスに対応するための力も補うことができます。日頃のストレスの状態や生活習慣の見直しと合わせて、ストレスに強い体を整えていく助けになるので、季節の変わり目や忙しい時期などに合わせて使用するのがおすすめです。

主要な登場ハーブ

シベリアジンセン

アダプトゲン作用を持つ植物で、肉体的および精神的なストレスに対する適応力を増強させる働きを持つ。全身的な機能を底上げし、活力の向上に。

▷ GROUPMENT 9

メリッサ

神経性の興奮を穏やかに鎮静させてくれるハーブ。過度なストレスや不安からくる動悸や不眠の改善に。またストレスからくる消化器系の不調にも有効。

▷ GROUPMENT 1, 5

フィーバーフュー

片頭痛の助けになるハーブ。片頭痛やそれにともなう光過敏症、吐き気を緩和してくれる。特に血流が減少して起きる頭痛や、温めると楽になる頭痛に。

▷ GROUPMENT 5

ローズマリー

血管神経系への強壮作用により血液循環を助け、代謝を活性して活力を高めてくれる。疲労回復や、記憶力・集中力を高めたいときにおすすめ。

▷ GROUPMENT 1, 9, 14

バレリアン

鎮静作用と精神安定作用に優れ、特に神経性の睡眠障害の助けとなるハーブ。筋肉の緊張をやわらげ、ストレスによる片頭痛や肩こりにも用いられる。

▷ GROUPMENT 5

ラベンダー

不安や緊張を緩め、心と体をリラックスさせる作用に優れたハーブ。不安の緩和や睡眠障害の改善に用いられるほか、神経性の胃腸の症状の緩和にも働きかける。

▷ GROUPMENT 5

ホップ

穏やかな鎮静作用があり緊張や不安感を和らげてくれる。自律神経系の不調や、中途覚醒などの睡眠のトラブル、胃腸の不調などの改善の助けに。

▷ GROUPMENT 5, 8

パッションフラワー

リラックスしたいときにおすすめのハーブ。自律神経系のバランスを整え、不安やストレスの緩和、またそれらによる不眠や痛みなどの症状の改善に用いられる。

▷ GROUPMENT 5

セントジョーンズワート

抗うつ作用で知られ、不安をやわらげ精神を安定に導いてくれる。季節性のうつにも有効。併用できない医薬品が多いため、必ず医師や薬剤師に相談を。

▷ GROUPMENT 5

ロティエ

伝統的に睡眠の改善やリラックス作用をもたらす植物として使用されてきたハーブ。自律神経系のバランスを調整して、精神状態の安定を導く。

▷ GROUPMENT 5

私たちは普通に暮らしているだけでもさまざまなストレスを受けています。忙しさや人間関係だけでなく、物理的なものや季節の変化などもストレスです。体は常に変化しながらそれらの外的要因に適応していますが、ストレスが積み重なると適応しきれなくなることも。この処方はがんばり続けたい人へ。ストレスがかかりやすい時期のために、体そのものを強くするブレンドです。

№ 023

ティザンヌ／デコクション

ストレスに負けない強さがほしい

☑ 疲労
☑ 気分の落ち込み
☑ イライラ
☑ 不眠

【処方（比率）】

シベリアジンセン ---------- 1
メリッサ ---------- 1
スギナ ---------- 1
ロティエ ---------- 1
カシスリーフ ---------- 1

【処方のポイント】

シベリアジンセン｜アダプトゲン作用
メリッサ｜鎮静
スギナ｜ミネラル補給
ロティエ｜鎮静、抗うつ、精神安定
カシスリーフ｜抗ストレス

〔淹れ方・飲み方〕

- ○ デコクション／水250mlにつき、ハーブはテーブルスプーン1杯程度が目安。鍋に水とハーブを入れて、沸々とした状態で2分間煮出す。火を止めたら蓋をし、5〜10分程置き、茶葉を最後までしっかり濾す。
- ○ 日中／1日2〜3杯
- ○ ストレスがかかりやすい時期に継続的に飲むと良い

過度なストレスは自律神経系が乱れる原因となり、さまざまな不調につながります。このブレンドは体の機能を底上げしてストレスに負けない強い体へと導くとともに、バランスが乱れた自律神経系にも働きかける処方。ロティエには昂った精神を安定させる作用があり、ストレスが原因で眠れない人の睡眠リズムを整えるのに良いハーブです。ストレスに疲れ果てたときにはもちろん、これからストレス過多な状況が続くというときの準備にも。

こめかみあたりがズキズキと痛む片頭痛。繰り返し現れることで日常生活に支障をきたし、悩まれている人も多いでしょう。気圧の変化やそのほかのストレスによる場合や、消化機能や肝臓に起因している場合がありますが、今回の処方はどちらにも対応できるブレンドです。痛いときにはもちろん、予防にも飲んでいただけます。

№ 024

ティザンヌ／アンフュージョン　デコクション　精油

ズキズキ痛い片頭痛とのお別れに

- 片頭痛
- 片頭痛にともなう吐き気

【処方（比率）】

フィーバーフュー	1
ローズマリー	1
リンデンの花	1
イヌハッカ	1
ジンジャー	1

【処方のポイント】

フィーバーフュー｜鎮静、片頭痛予防
ローズマリー｜消化改善、肝機能促進
リンデンの花｜鎮静
イヌハッカ｜鎮静、鎮痛
ジンジャー｜消化改善、吐き気防止

〔淹れ方・飲み方〕

- ◯ アンフュージョンまたは、デコクション／アンフュージョンは水250mlにつき、ハーブはテーブルスプーン1杯程度が目安。沸騰したばかりの湯を注いだポットにハーブを入れ、蓋をして5〜10分ほど浸出。デコクションは水250mlにつき、ハーブはテーブルスプーン1杯程度が目安。鍋に水とハーブを入れて、沸々とした状態で2分間煮出す。火を止めたら蓋をし、5〜10分程置き、茶葉を最後までしっかり濾す。
- ◯ 食前、または空腹時／1日2〜3杯

痛みを抑えるとともに、片頭痛と関係が深いとされる肝機能や消化機能にも働きかける処方です。フィーバーフューは痛みをやわらげる働きが知られ、片頭痛のほか頭痛や生理痛、関節炎などにも用いられる植物です。吐き気を伴う人は制吐作用のあるジンジャーを。なお食後に片頭痛が起きるなど消化に関する頭痛を持つ人は、痛みの前兆があったら食事を控えると良いでしょう。

〔精油〕

ペパーミント／血管を収縮して片頭痛の痛みを和らげる作用があります。1滴とり、こめかみにつける。目の周りにつけないように注意。

眠ろうとしても眠れない夜は、あれこれ考えが巡りはじめてさらに眠れない悪循環におちいりがち。そんな人に向けた体の緊張をほぐして眠りに入りやすくするブレンドです。日中の昂った気持ちも穏やかにして、すぅっと自然に夢の世界に入れるように。ベッドに入るのが怖くなくなる夜を手に入れてくださいね。

№ 025

ティザンヌ／アンフュージョン

眠れぬ長い夜を過ごす人に

- ☑ 入眠障害
- ☑ 寝つきが悪い

【処方（比率）】

バレリアン	1
ラベンダー	1
オレンジフラワー	1
ローマンカモミール	1
コクリコ	1

【処方のポイント】

バレリアン｜鎮静、鎮痙、入眠改善、筋肉の緊張を緩和
ラベンダー｜鎮静
オレンジフラワー｜鎮静
ローマンカモミール｜鎮静
コクリコ｜鎮静、鎮痙

〔淹れ方・飲み方〕

- ◯ アンフュージョン／水150〜180mlに、ハーブをテーブルスプーン1杯弱が目安。沸騰したばかりの湯を注いだポットにハーブを入れ、蓋をして5〜10分ほど浸出。茶葉を最後までしっかり濾す。
- ◯ 夕食後／1杯
- ◯ 夜に飲むので他の処方よりも量を少なめに

日中の緊張、昂りを心身ともに鎮め、眠りやすい状態に導くブレンドです。バレリアンはまさに眠りのためのハーブ。睡眠の質を高めるとともに、入眠を改善するのにとても役立ってくれます。香りに特徴がありますが、他の鎮静作用のあるハーブの香りがそれをやわらげて飲みやすくしてくれるはず。コクリコはフィールドポピーとも呼ばれ、ヒナゲシの仲間。鎮咳などにも用いられるとても優しいハーブで、こちらも入眠を助けてくれます。

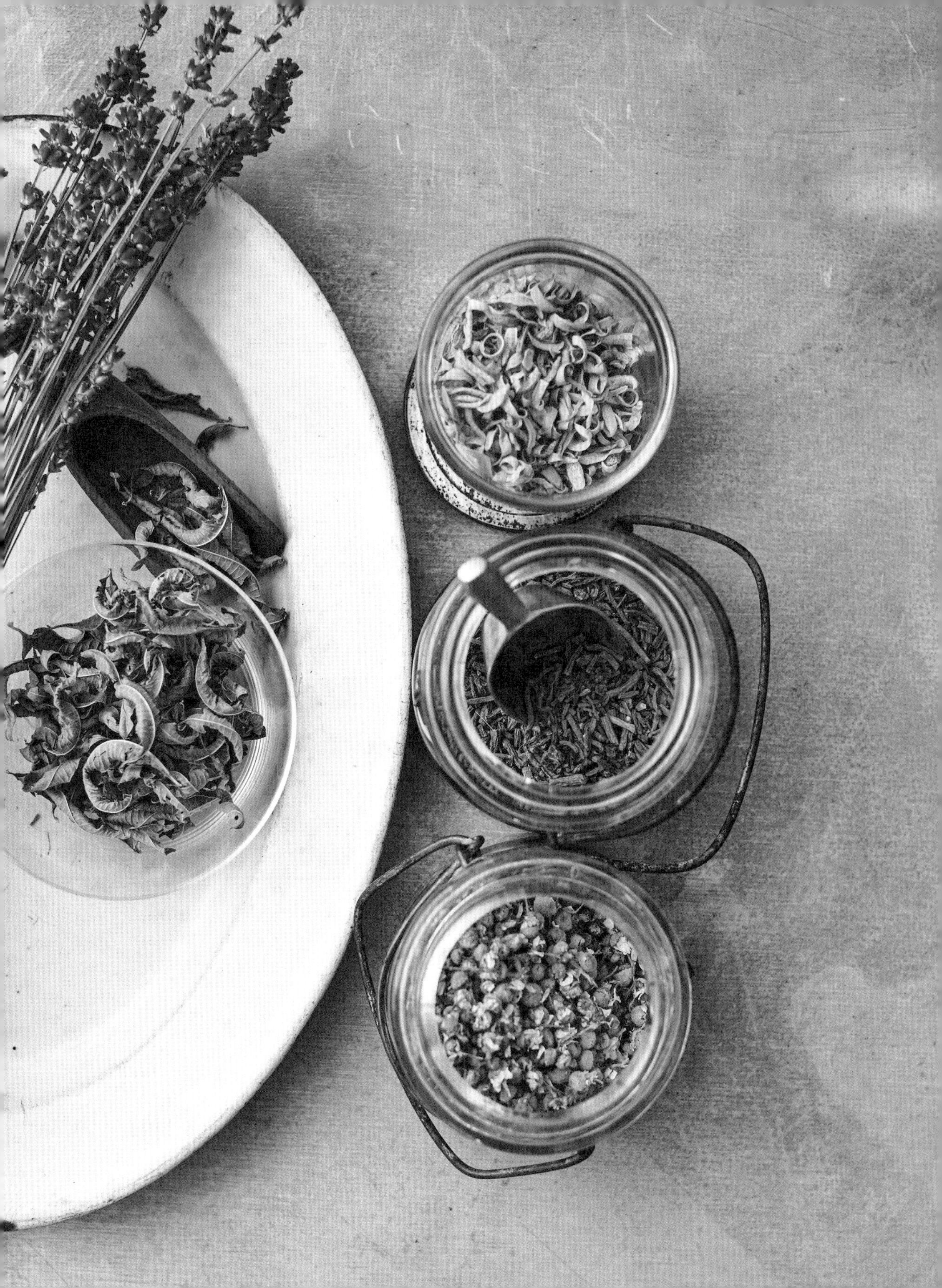

夜中に何度も目が覚めてしまって、眠った気がしない。疲れが取れない。眠りの質に問題を抱えている人は、入眠時に体の緊張が取れていないことが多いようです。夜、眠りに着く前にこのティザンヌを1杯飲んでリラックス。自律神経系のバランスも整えて、睡眠の質の改善を導くブレンドです。

№ 026

ティザンヌ／アンフュージョン

朝までぐっすり眠りたい

- ☐ 中途覚醒
- ☐ 夜中に何度も目が覚める
- ☐ 眠りが浅い
- ☐ 肩こりがつらくて眠れない

【処方（比率）】

バレリアン	1
ホップ	1
パッションフラワー	1
レモンバーベナ	1
オレンジフラワー	1

【処方のポイント】

バレリアン｜鎮静、鎮痙、入眠改善、筋肉の緊張を緩和
ホップ｜鎮静、催眠、消化改善
パッションフラワー｜鎮静、中途覚醒抑制
レモンバーベナ｜鎮静、鎮痙
オレンジフラワー｜鎮静

〔淹れ方・飲み方〕

- ○ アンフュージョン／水150〜180ml に、ハーブをテーブルスプーン1杯弱が目安。沸騰したばかりの湯を注いだポットにハーブを入れ、蓋をして5〜10分ほど浸出。茶葉を最後までしっかり濾す。
- ○ 寝る前に／1杯
- ○ 夜に飲むので他の処方よりも量を少なめに

バレリアンとホップの組み合わせは、睡眠の質を改善するのにとても良い組み合わせ。また植物の持つ鎮静作用は体、そして心のリラックスを導いてくれます。バレリアンには筋肉の緊張を緩和する作用もあるので、肩こりがひどくて眠れないという人にもおすすめのブレンドです。肩こりそのものにも良いですが、眠気をもたらす可能性もあるので、日中や運転前は注意してください。

大勢の人の前で話すときや大事な試験のときに緊張したり、不安になったり、心臓がドキドキするのはみんなに起こる自然な反応。でも大事な時だからこそ、できるだけ安定した状態で臨みたいですよね。大事なイベントの前日に飲んでおくことで、不安や緊張をやわらげてくれるブレンドです。普段から緊張感、不安感が強い人は、日常的に飲んでも良いですよ。

№ 027

ティザンヌ／デコクション　アンフュージョン

不安、緊張からのお守りに

☑ 不安
☑ 緊張

【処方（比率）】

パッションフラワー ---------- 1
ホーソンの葉 ---------- 1
メリッサ ---------- 1
マジョラム ---------- 1
オレンジフラワー ---------- 1

【処方のポイント】

パッションフラワー｜抗不安、鎮静
ホーソンの葉｜鎮静、抗不安、動悸を抑える
メリッサ｜抗不安
マジョラム｜鎮静
オレンジフラワー｜鎮静

〔淹れ方・飲み方〕

◯ デコクションまたは、アンフュージョン／デコクションは水250mlにつき、ハーブはテーブルスプーン1杯程度が目安。鍋に水とハーブを入れて、沸々とした状態で2分間煮出す。火を止めたら蓋をし、5～10分程置き、茶葉を最後までしっかり濾す。アンフュージョンは水250mlにつき、ハーブはテーブルスプーン1杯程度が目安。沸騰したばかりの湯を注いだポットにハーブを入れ、蓋をして5～10分ほど浸出し、しっかり濾す。
◯ 1日1～3杯

体と脳はつながっているため、体がこわばると脳も緊張するし、脳が緊張すると体もこわばります。植物の持つ鎮静作用が体の緊張をやわらげることで、脳もリラックスさせて緊張や不安までやわらげてくれるブレンドです。緊張や不安は自律神経系が乱れているとより強く現れがちなので、自律神経系のケアもおすすめです。

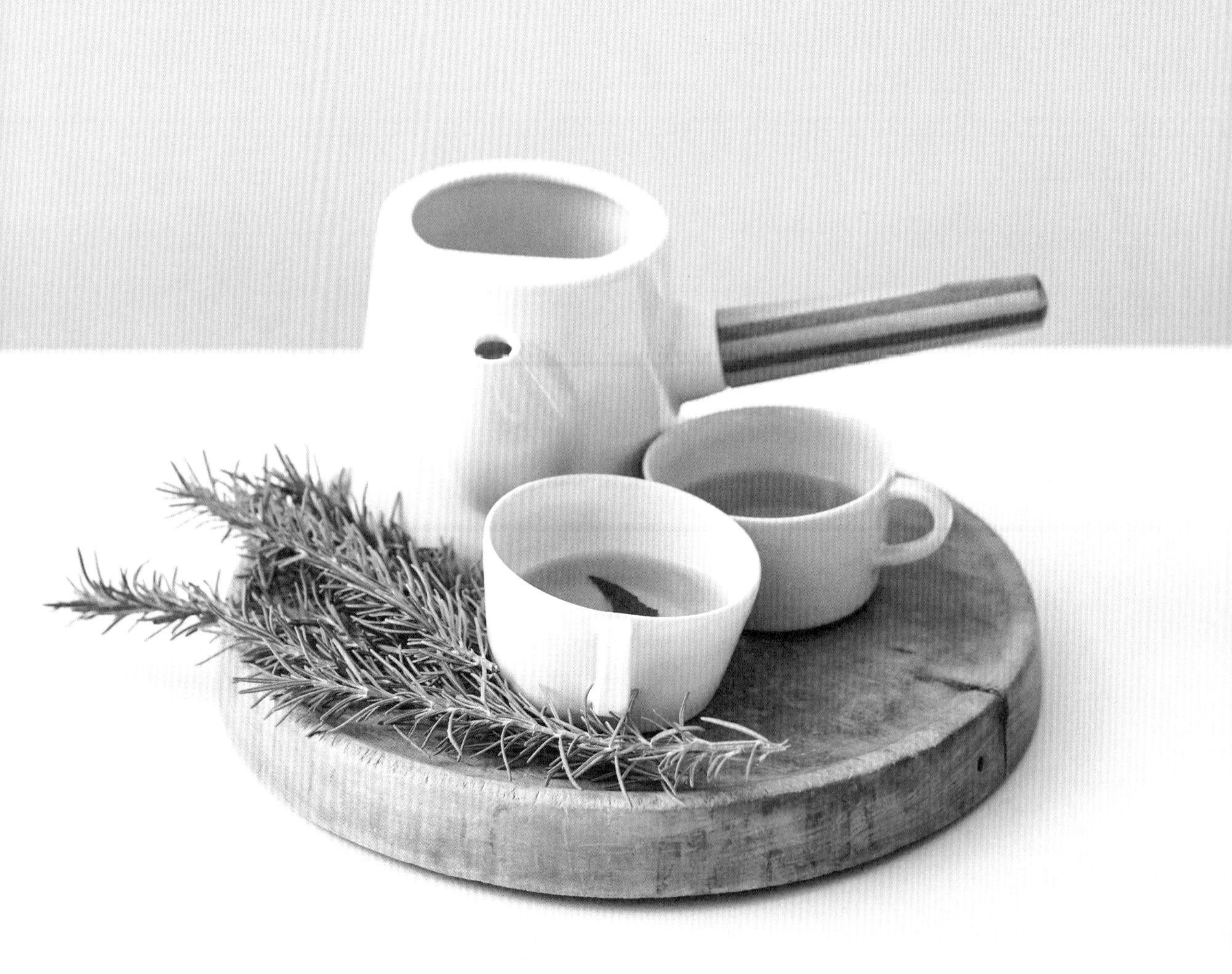

最近やる気が出ない、落ち込みやすい、気分が不安定だと感じたときに。薬を飲む前の手段として、ぜひ覚えておいてほしいブレンドです。脳の神経伝達物質のバランスを整えることで、気分の落ち込みをやわらげる処方。環境の変化、季節の変わり目の気分の落ち込みにも適しています。見た目にも可愛らしく、明るい気持ちに導いてくれます。

№ 028

ティザンヌ／デコクション

うつうつした気分を悪化させない

- ☑ 気分の落ち込み
- ☑ 抑うつ状態
- ☑ 季節性のうつ

【処方（比率）】

セントジョーンズワート	1
ロティエ	1
ローズの蕾	1
オレンジフラワー	1
メリッサ	1

【処方のポイント】

セントジョーンズワート｜抗うつ、精神安定
ロティエ｜鎮静、抗うつ、精神安定
ローズの蕾｜精神安定
オレンジフラワー｜鎮静
メリッサ｜鎮静、精神安定

〔淹れ方・飲み方〕

○ デコクション／水250mlにつき、ハーブはテーブルスプーン1杯程度が目安。鍋に水とハーブを入れて、沸々とした状態で2分間煮出す。火を止めたら蓋をし、5〜10分程置き、茶葉を最後までしっかり濾す。
○ 朝、夕／1杯ずつ
○ 朝は必ず飲むこと、夕方は寝付きが悪い人に

セントジョーンズワートとロティエは特にうつうつと不安定になっている精神を安定させ、不安を抑えてくれるハーブとして有名です。両方が手に入らないときは、どちらかだけでも大丈夫。寝付きを良くする効果もあるブレンドなので、不安からくる不眠の症状にもおすすめです。なおセントジョーンズワートは併用できない医薬品が多いので、何かしらの薬を服用している場合は、医師や薬剤師に相談を。

CAUTION

何かしら薬を服用している場合は、セントジョーンズワートは注意。医師や薬剤師に相談を。

不安をやわらげ、精神を安定させることによって、いつ起きるかわからないパニック発作への恐れを取り除く助けとなるブレンドです。自律神経系の働きを安定させる作用もあるため、発作を出にくくするような働きかけも。治療と併用して飲める処方なので、安心材料のひとつにこのティザンヌも加えてみてください。

№ 029

ティザンヌ／デコクション　アンフュージョン

パニックの恐れを手放すきっかけ

☑ パニック障害

【処方（比率）】

ロティエ	1
パッションフラワー	1
ホーソンの葉	1
メリッサ	1
レモンバーベナ	1

【処方のポイント】

ロティエ｜鎮静、精神安定
パッションフラワー｜抗不安、鎮静
ホーソン｜鎮静、抗不安、動悸を抑える
メリッサ｜抗不安
レモンバーベナ｜鎮静、抗不安

〔淹れ方・飲み方〕

○ デコクションまたは、アンフュージョン／デコクションは水250mlにつき、ハーブはテーブルスプーン1杯程度が目安。鍋に水とハーブを入れて、沸々とした状態で2分間煮出す。火を止めたら蓋をし、5～10分程置き、茶葉を最後までしっかり濾す。アンフュージョンは水250mlにつき、ハーブはテーブルスプーン1杯程度が目安。沸騰したばかりの湯を注いだポットにハーブを入れ、蓋をして5～10分ほど浸出し、しっかり濾す。
○ 朝、夕／1杯ずつ

鎮静や抗不安、精神安定作用などを持つ、不安感をやわらげて、気持ちを安定させてくれる植物を集めた処方です。ホーソンの葉にはパニック時に起きる動悸を抑えてくれる働きもあります。レモンバーベナには不安を取り除くとともに、気持ちを上げてくれる効能もあるので、発作への恐れから気持ちが落ち込んでいる人に特におすすめです。

今まで熱心に仕事などに邁進していた人が、ぷっつり糸が切れたように熱意や意欲を失ってしまったら、それは燃え尽き症候群(バーンアウト)かもしれません。そうなってしまったらしっかり休息をとるとともに、植物で体を刺激し、持ち前のバイタリティを取り戻せるよう働きかけてあげましょう。疲れてしまった副腎の機能が元気になれば、また頑張れるようになりますよ。

№ 030

ティザンヌ/デコクション

燃え尽きてしまいそうな頑張り屋さんへ

☐ 燃え尽き症候群
☐ バーンアウト

【処方(比率)】

ロディオラ ---------- 1
シベリアジンセン ---------- 1
カシスリーフ ---------- 1
ペパーミント ---------- 1
リコリス ---------- 1

【処方のポイント】

ロディオラ|アダプトゲン、強壮・刺激、疲労回復
シベリアジンセン|アダプトゲン、強壮、疲労回復、副腎活性化
カシスリーフ|副腎活性化
ペパーミント|刺激、リフレッシュ
リコリス|抗ストレス、副腎活性化

〔淹れ方・飲み方〕

○ デコクション/デコクションは水250mlにつき、ハーブはテーブルスプーン1杯程度が目安。鍋に水とハーブを入れて、沸々とした状態で2分間煮出す。火を止めたら蓋をし、5〜10分程置き、茶葉を最後までしっかり濾す。

○ 朝、夕/1杯ずつ

ストレスに対抗するホルモン、コルチゾールをつくる副腎に働きかけるとともに、ロディオラやシベリアジンセンといったアダプトゲン植物で全身の機能の底上げを図ります。特にロディオラはドーパミン神経系に働きかけるので、やる気や意欲の亢進に作用してくれます。リコリスは抗うつ作用も持ち、気持ちも持ち上げてくれるブレンドです。

CAUTION

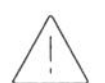

ロディオラは躁鬱病の人には禁忌。高血圧の人はリコリスは禁忌。またリコリスは甘草という生薬を含む漢方薬を併用する場合は注意が必要。

05.

LES INFÉCTIONS

感染症によるトラブル

細菌、ウィルスに負けない抵抗力をつくるケア

AUGMENTER LES DÉFENSES NATURELLES

ここからは日常的にかかりやすい感染症の際の処方を紹介していきます。たしえば、風邪。風邪はひき始めの対策が肝心です。家に植物を備えておけば、病院に行くよりも初期の段階からケアを始められ、悪化を防ぐことができます。発熱や咳、痰、また鼻水のような気道粘膜分泌物は、ウィルスや細菌と戦い、それらを体外へ排出するために免疫機能が働いた結果もたらされるものです。このように感染症の際の症状は、免疫機能が戦っている証拠でもあります。

治りを早くするために植物療法では免疫機能を活性化し、ウィルスや細菌に対抗する力を高めるアプローチを行います。同時に抗菌作用や抗ウィルス作用を持つ植物によって、ウィルスや細菌の体内への侵入も防いでいきます。分泌物は抑え込むのではなく、むしろ滞りを緩和して流れやすく。それによって異物を体外に排出するのを助けていきます。また痛みや炎症をやわらげて、症状そのものの軽減もはかります。ひとつの処方でこのように多角的にアプローチができるのも植物療法の強みといえるでしょう。植物が持つ複数の作用を借りて自己治癒力を邪魔することなく、不快な症状をやわらげながら体調を回復へと導いていきましょう。精油も準備しておくと、対策はさらに万全。予防から回復までケアできます。ただし症状が長く続く場合は、重症化の恐れもあるため必ず受診をしてください。

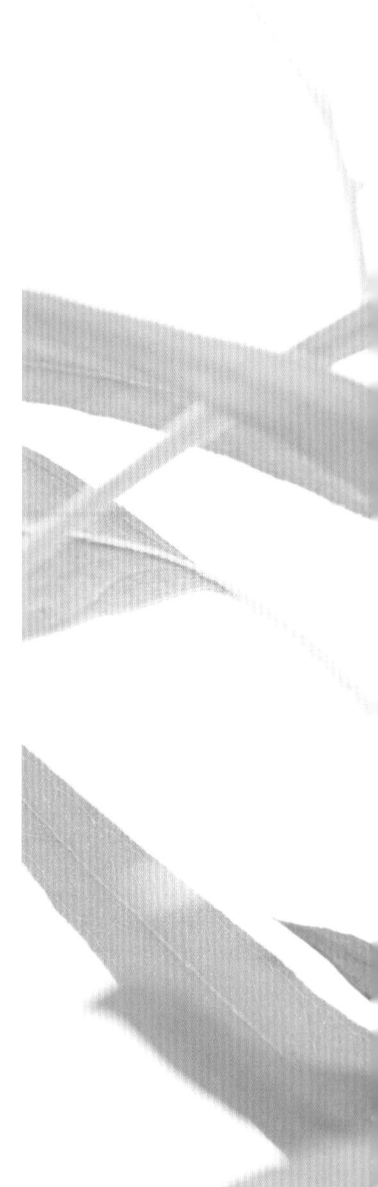

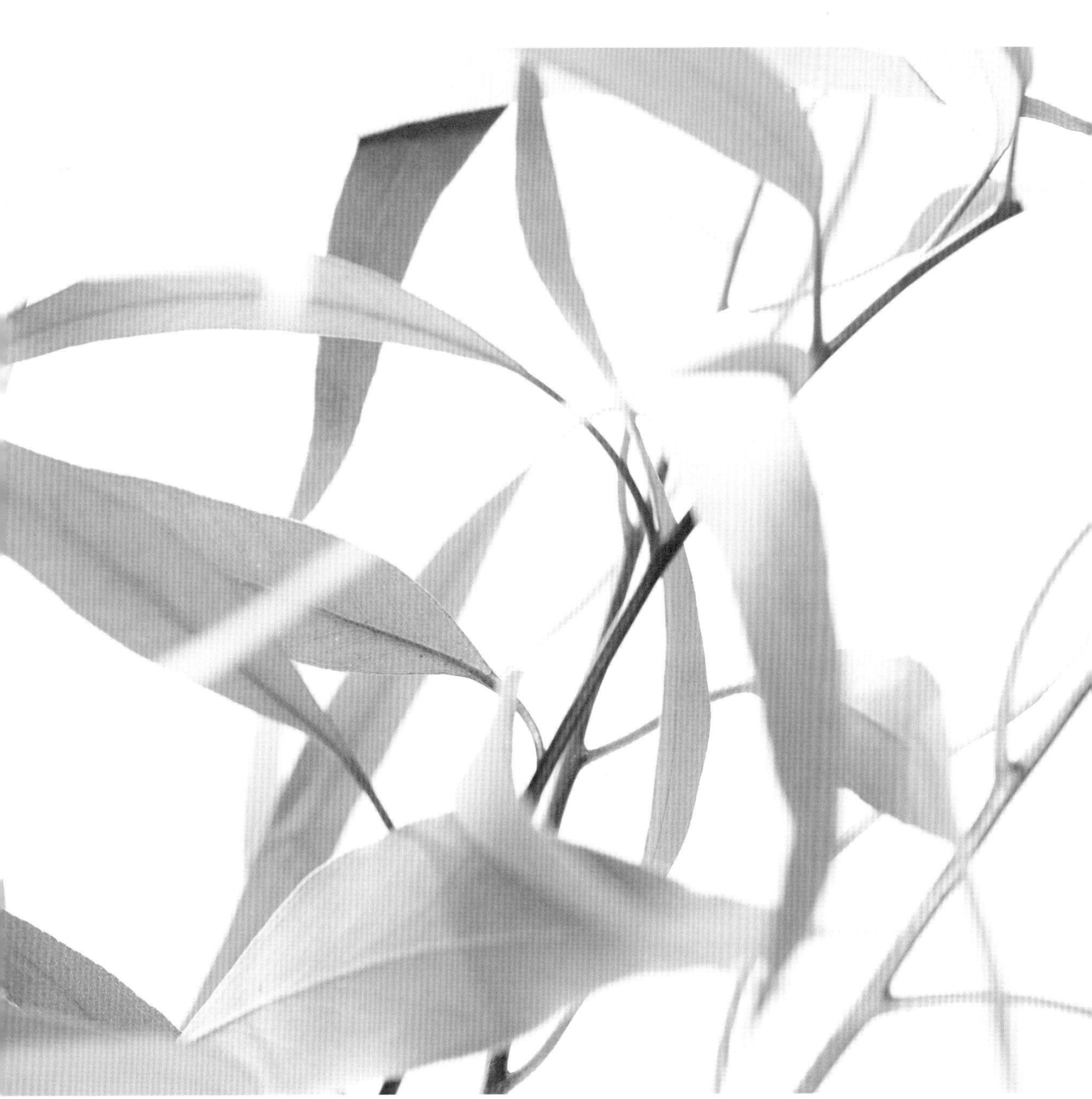

主要な登場ハーブ

セージ

抗菌、抗炎症作用から消化促進作用、強壮作用などさまざまな薬効がある植物。発汗の調節や喉の炎症の緩和、解熱作用など、感染症による諸症状にも有効。

▷ GROUPMENT 8

エキナセア

抗菌、抗ウィルス作用を持ち、風邪やインフルエンザ、ヘルペスなどの感染症の予防や初期症状に。免疫力を強化するので体力が落ちていると感じるときにも。

▷ GROUPMENT 6

タイム

抗菌、抗ウィルス作用に優れたハーブ。広く呼吸器系の症状の緩和に働き、特に鎮痙、去痰作用を持ち、咳を落ち着かせて、痰を取り除いてくれる。

▷ GROUPMENT 6

ヘラオオバコ

鎮咳、去痰、抗炎症作用があり、咳や痰をともなう喉の不調や呼吸器系の症状に。毒素の排出の健全さにも働きかけ、血糖降下作用も持つ。

▷ GROUPMENT 2

ユーカリ

優れた抗菌、去痰作用があり、風邪による喉の炎症や気管支炎、鼻づまりなどの緩和に。インフルエンザの予防、回復の助けにも用いられる。

▷ GROUPMENT 6

ペパーミント

賦活後、鎮静をもたらす珍しいハーブ。消化器系の不調全般にも作用し、肝臓に働きかけることから、呼吸器系のトラブルの改善にもつながる。

▷ GROUPMENT 1

ウワウルシ

古くから尿路の消毒に利用されていたハーブ。抗菌、抗炎症作用があるため、膀胱や尿路、腎臓の炎症など感染症の予防や症状の緩和に用いる。

▷ GROUPMENT 10

ヒース

抗菌、抗炎症、利尿、尿路消毒作用があり、尿道炎や膀胱炎などの泌尿器系の感染症の症状を緩和してくれる。結石の予防にも。

▷ GROUPMENT 10

オレガノ

清涼感のある香りでストレスからくる呼吸のしにくさ、呼吸が浅いなどの呼吸器系の不調改善に働きかける。筋肉の痙攣や頭痛にも。消化促進にも効果的。

▷ GROUPMENT 1, 9

バジル

消化を促進し、胃の不調に働きかけるハーブ。抗菌、鎮痙、鎮痛作用を持つので感染症による胃腸の諸症状の緩和に。すっきりとした香りによって呼吸器の通りを良くしてくれる作用も。

▷ GROUPMENT 1

悪寒がしたり、熱が上がり始めたばかりの風邪のひき始めに飲むことで、風邪の症状の悪化を防ぐティザンヌです。発汗作用によって熱を下げる働きをしてくれる植物をブレンドした処方。風邪を引きやすい時期には常備しておくと安心できる植物たちです。

№ 031

ティザンヌ／アンフュージョン

風邪のひき始めの発熱に

☑ 風邪
☑ 発熱

【処方（比率）】

タイム	1
メドウスイート	1
リンデンの花	1
エルダーフラワー	1
フェンネル	1

【処方のポイント】

タイム｜抗菌、抗ウィルス、抗炎症
メドウスイート｜解熱、抗炎症
リンデンの花｜発汗、解熱
エルダーフラワー｜抗ウィルス、発汗、解熱
フェンネル｜鎮咳、去痰

〔淹れ方・飲み方〕

○ アンフュージョン／水250mlにつき、ハーブはテーブルスプーン1杯程度が目安。沸騰させたばかりの湯を注いだポットにハーブを入れ、蓋をして5～10分ほど浸出。茶葉をしっかり濾す。
○ 食前、食間／1日2～3杯

タイム、リンデンの花、エルダーフラワー、フェンネルは温・湿の性質を持つハーブ。発汗を促す作用を持ち、熱を下げる働きをしてくれます。メドウスイートは冷・燥の性質を持ち、体の熱を冷ましてくれる働きを持っています。なおラベンダーも熱・燥の性質を持ち、発汗、解熱作用を持つハーブ。処方の植物の代替にしたり、こちらの処方に加えたりしても良いです。

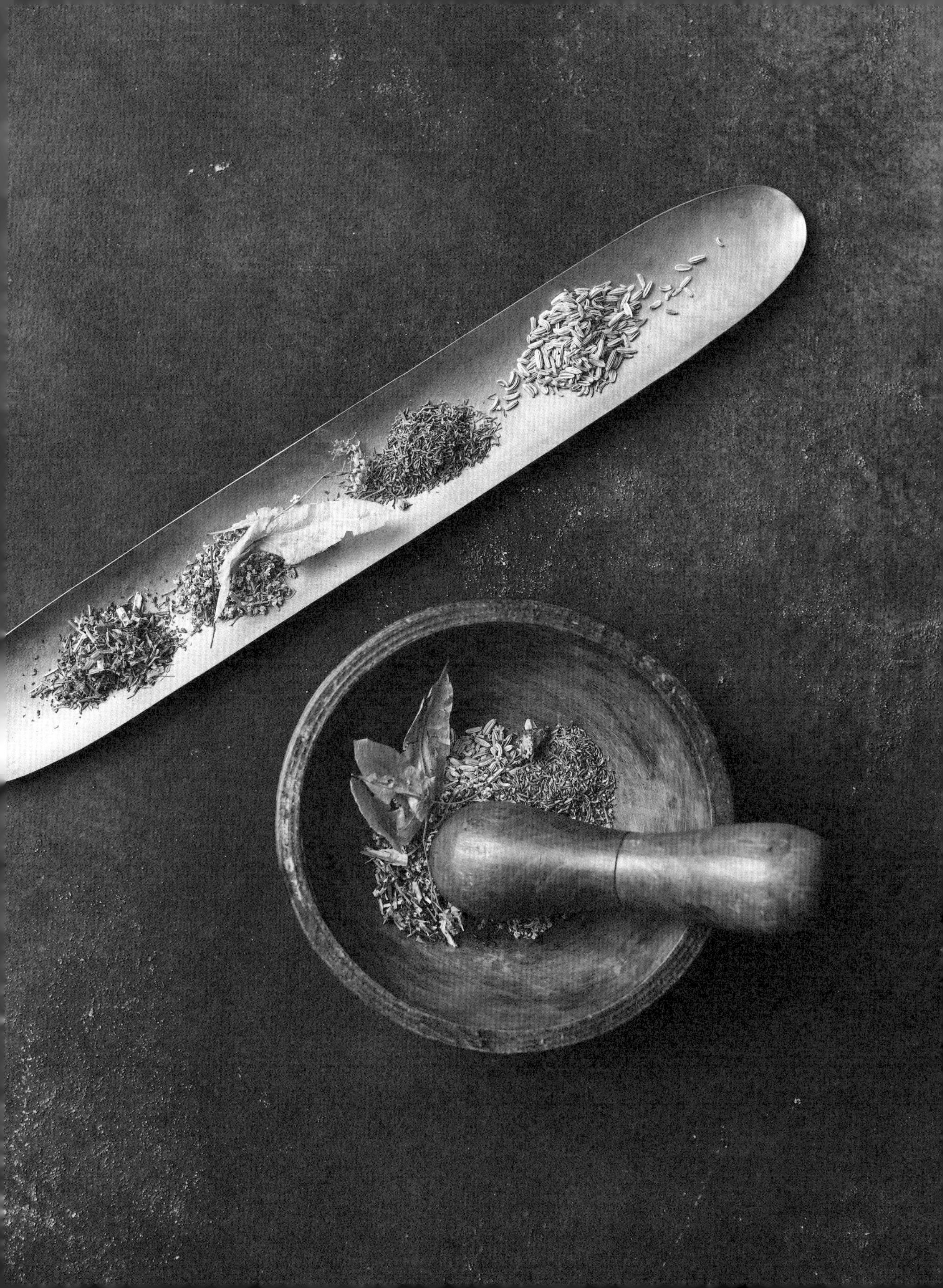

喉の痛みを感じたらすぐに飲みたい風邪予防ブレンドです。喉をはじめとする呼吸器は外界のウィルスと出会いやすい器官。ウィルスが侵入すると粘膜で免疫機能が発動し、炎症を起こすなど、喉の痛みへとつながります。抗菌、抗炎症作用のある植物で、本格的な風邪になる前に対処してしまいましょう。

№ 032

ティザンヌ／アンフュージョン　チンキ

喉から攻めてきた風邪に

☐ 風邪
☐ 喉の痛み

【処方(比率)】

セージ	1
エキナセア	1
ブラックベリーリーフ	1
マーシュマロウの根	1
リコリス	1

【処方のポイント】

セージ｜抗菌、抗ウィルス、抗炎症
エキナセア｜免疫賦活
ブラックベリーリーフ｜収斂、抗炎症
マーシュマロウの根｜粘膜保護作用
リコリス｜抗炎症、粘膜保護

〔淹れ方・飲み方〕

○ アンフュージョン／水250mlにつき、ハーブはテーブルスプーン1杯程度が目安。沸騰したばかりの湯を注いだポットにハーブを入れ、蓋をして5〜10分ほど浸出。茶葉をしっかり濾す。

○ 喉の痛み、違和感を感じたときに／1日2〜3杯

〔チンキ〕

プロポリスのチンキ／抗菌、抗酸化作用、細胞活性化作用があり、回復を助けてくれます。液体やスプレーなど喉に直接つけられるタイプが使いやすいです。飴もおすすめ。

喉の痛みのほかに、違和感、イガイガなどを感じたときにおすすめのブレンドです。風邪のウィルスに対抗するための植物と、喉の粘膜を潤わせる植物の組み合わせ。喉をケアしながら風邪による体調悪化を防ぐ助けとなります。エキナセアの免疫賦活作用は体の防御力を増強させてくれるもの。また喉の粘膜を潤わせる植物は、湿の性質を持つものが多いです。ティザンヌを冷ましてうがいに用いるのも良いでしょう。

咳は体内に入ってしまった異物を排出する自然な体のメカニズム。薬で無理に抑えるよりも、発散させたほうが本質的な体の回復につながります。でも痰がからんでいるということは、異物の排出がスムーズにできていない状態。痰をサラサラにして排出しやすい状態にし、咳症状を緩和していきましょう。

№ 033

ティザンヌ／デコクション

風邪による痰がからむ咳に

☐ 風邪による咳

【処方（比率）】

タイム ---------- 1
ヘラオオバコ ---------- 1
マレインの花 ---------- 1
アカマツの芽 ---------- 1
ユーカリ ---------- 1

【処方のポイント】

タイム｜抗菌、抗ウィルス、鎮咳、去痰
ヘラオオバコ｜鎮咳、去痰
マレインの花｜去痰、抗炎症
アカマツの芽｜鎮咳、去痰
ユーカリ｜鎮咳、去痰

〔淹れ方・飲み方〕

◯ デコクション／水250mlにつき、ハーブはテーブルスプーン1杯程度が目安。鍋に水とハーブを入れて、沸々とした状態で2分間煮出す。火を止めたら蓋をし、5～10分程置き、茶葉を最後までしっかり濾す。

◯ 1日2～3杯

過剰に出て、粘度が高くなってしまっている分泌物（痰のもととなる粘液）の流動化を促し、異物を排出しやすい状態に導くブレンドです。マレインの花とともに、アカマツの芽にも高い抗炎症作用があり、痰がからんで負担がかかっている喉もケア。風邪が原因で乾いた咳が続くときには、粘液質を増やす作用のあるマロウの花やマーシュマロウの根、リコリスなどを加えると良いです。

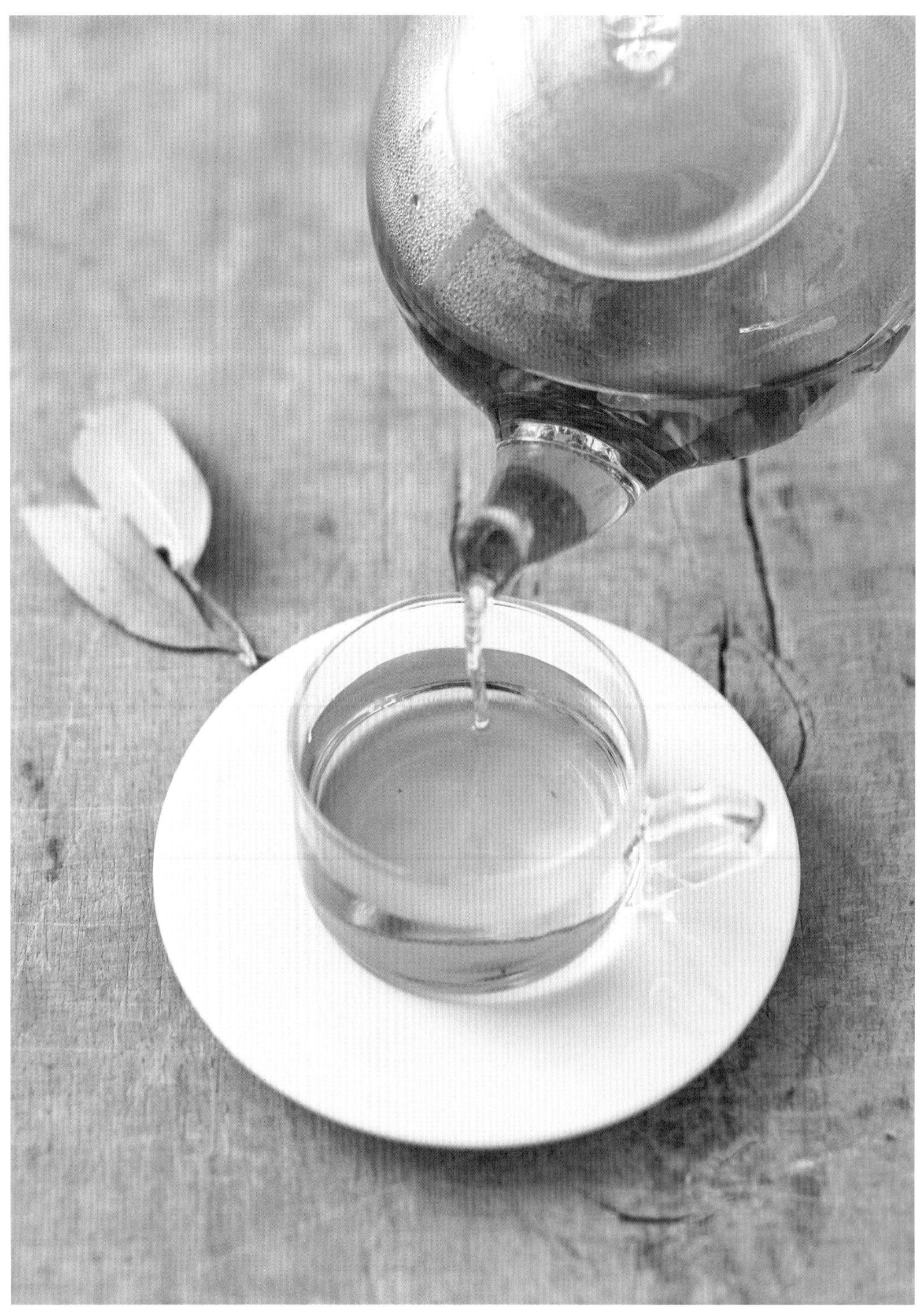

すっきり鼻のとおりを良くするブレンドです。鼻水も鼻づまりも長く続くと頭が重く感じたり、集中力の欠如を招いたりするため、放置せずに解消を目指したほうが生活の質も高まります。鼻の中の粘膜のむくみや炎症を抑えるとともに、抗アレルギー作用を持つ植物によって鼻水の出過ぎにも対策をしましょう。

№ 034

ティザンヌ／アンフュージョン

すっきりしない鼻の悩みに

- 風邪による鼻水
- アレルギー性の鼻炎・鼻水
- 鼻づまり

【処方（比率）】

ユーカリ	1.5
ペパーミント	1
タイム	1.5
マロウの花	0.5
アカマツの芽	1

【処方のポイント】

ユーカリ｜抗アレルギー、鼻粘膜の鬱血除去
ペパーミント｜抗アレルギー、鼻粘膜の鬱血除去
タイム｜抗菌、抗ウィルス、抗炎症
マロウの花｜粘膜炎症緩和
アカマツの芽｜抗炎症、呼吸器の鬱滞除去

〔淹れ方・飲み方〕

◯ アンフュージョン／水250mlにつき、ハーブはテーブルスプーン1杯程度が目安。沸騰したばかりの湯を注いだポットにハーブを入れ、蓋をして5〜10分ほど浸出。茶葉をしっかり濾す。

◯ 鼻水が気になるときに／1日2〜3杯

鼻詰まりは粘膜がむくんでいる状態。風邪による鼻水はウィルスによって鼻粘膜が炎症を起こし、その反応で出ているもの。アレルギー性鼻炎はアレルギーの原因を排除するために鼻水が出ます。この処方はそれらすべてに対応できるブレンドです。ペパーミントをはじめ清涼な香りのハーブが多いので、香りからもすっきりさせてくれるティザンヌになります。

膀胱に菌が入って炎症を起こす症状が膀胱炎。腸内細菌叢や膣内細菌叢の乱れが原因となることも多いです。繰り返しやすく、悪化をすると腎臓にまで細菌が入り込み腎盂腎炎にいたってしまうこともあるので、違和感を感じたらすぐにケアすることを心がけましょう。繰り返しやすい人は予防に、また治療後にまだ何か残っているような感じがするときにも飲んでいただけます。

№ 035

ティザンヌ／デコクション

繰り返しやすい膀胱炎

- ☐ 膀胱炎
- ☐ 膀胱炎の治療後
- ☐ 膀胱炎の予防

【処方（比率）】

ウワウルシ	1
ヒース	1
ジュニパーベリー	1
ネトルの葉	1
ヤロー	1

【処方のポイント】

ウワウルシ｜殺菌、利尿
ヒース｜殺菌、利尿
ジュニパーベリー｜殺菌、利尿、抗炎症
ネトルの葉｜利尿
ヤロー｜抗炎症、殺菌、利尿

〔淹れ方・飲み方〕

- ◯ デコクション／水250mlにつき、ハーブはテーブルスプーン1杯程度が目安。鍋に水とハーブを入れて、沸々とした状態で2分間煮出す。火を止めたら蓋をし、5〜10分程置き、茶葉を最後までしっかり濾す。
- ◯ 症状が出始めたら：日中／1日1L（水の代わりに飲んでください）
- ◯ 予防、治療後：日中／1日2杯

利尿作用によって排出を促す働きと、抗菌作用によって菌を抑制する働きを持つ植物のブレンドです。特にウワウルシは天然の尿路消毒薬とも呼ばれ、膀胱炎の改善に欠かせないハーブ。ただ長期連用は避けたほうが良いため、予防に飲む場合も「3週間飲んで、1週間休む」サイクルを守ってください。繰り返しやすいので、基本的な体質改善も試みて。冷えやストレスで免疫力が低下しても膀胱炎になりやすいので気をつけましょう。

吐き気や下痢、腹痛をともなう胃腸炎はまず受診を。そのうえで水分は経口補水液を少量ずつこまめに摂ることを優先します。ティザンヌは飲めるようになってから、無理なくはじめましょう。症状が続いている場合は胃腸炎のさまざまな症状をやわらげ、回復を助けてくれるシンプルなブレンドです。

№ 036

ティザンヌ／アンフュージョン

ウィルス性のお腹の風邪に

感染性胃腸炎

【処方（比率）】

オレガノ ---------- 1
バジル ---------- 1
フェンネル ---------- 1

【処方のポイント】

オレガノ｜抗菌、鎮痙、鎮痛
バジル｜抗菌、鎮痙、鎮痛
フェンネル｜鎮痙、鎮痛、抗菌

〔淹れ方・飲み方〕

○ アンフュージョン／水250mlにつき、ハーブはテーブルスプーン1杯程度が目安。沸騰したばかりの湯を注いだポットにハーブを入れ、蓋をして5〜10分ほど浸出。茶葉をしっかり濾す。
○ 飲める範囲で少量ずつ

胃腸炎の吐き気、下痢、腹痛を穏やかにしてくれる3つのハーブ。オレガノもバジルもフェンネルも抗菌作用に優れ、胃腸炎の各種症状をやわらげてくれる働きがあります。一気に飲むと吐き気をもよおしてしまうおそれがあるので、少量ずつこまめに飲むように。また細菌による食中毒だった場合、重篤になる危険性もあるので、症状が出たら自己判断せずに必ず受診をしてください。

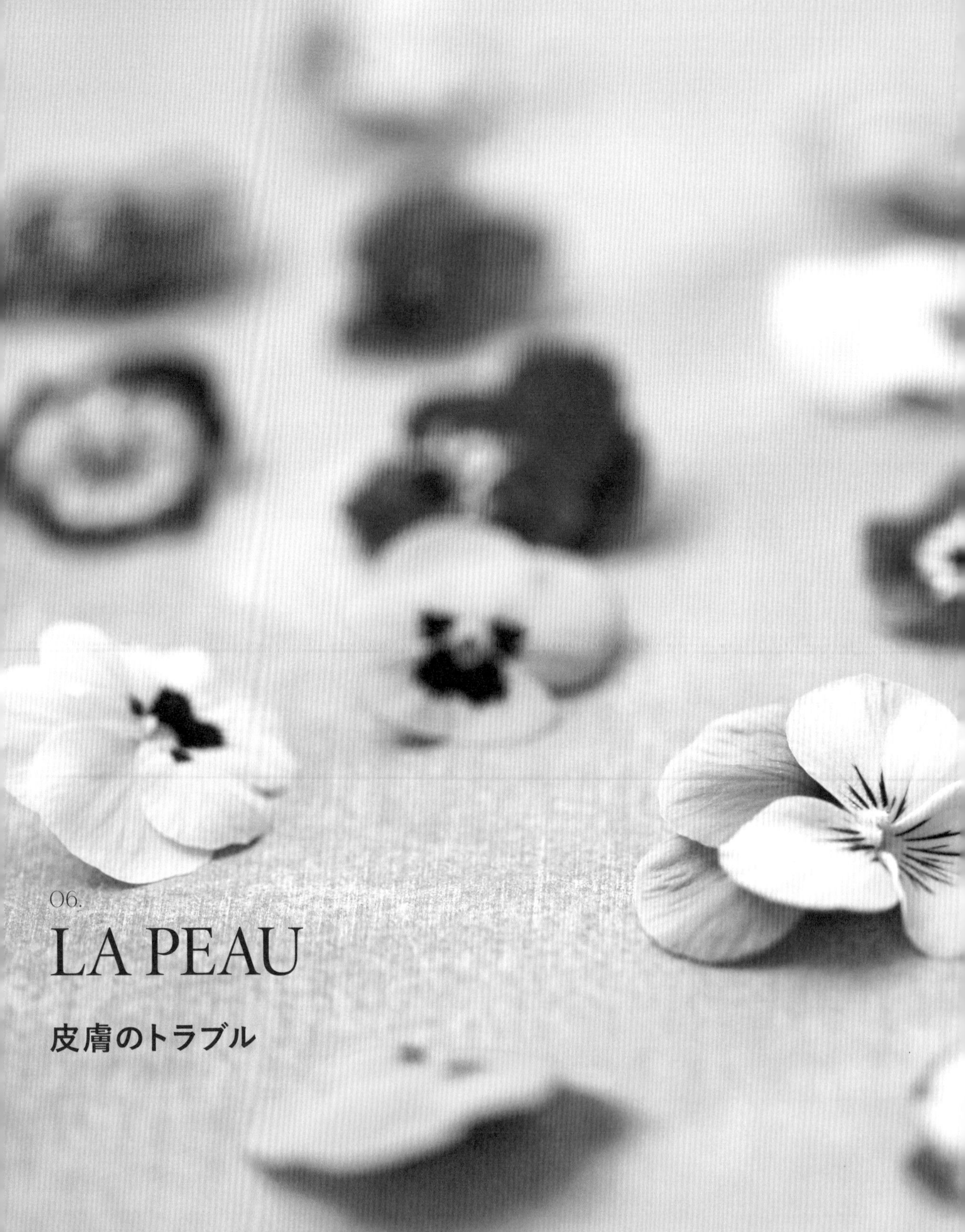

06.

LA PEAU

皮膚のトラブル

体の内側に働きかけて
トラブルのない肌に

PURIFIER LA PEAU

皮膚も排出器官のひとつ、とCHAPITRE 2でお話をしました。体内の解毒排出機能がスムーズに働いていたら、皮膚は本来、汗などからわずかに老廃物を排出する程度。皮膚がトラブルを起こすことはありません。でも肝臓、腎臓、腸などの、解毒・排出のメインとなる機能が低下していたり、過剰に負担がかかっていたりすると、老廃物が皮膚という組織にまで巡ってきて滞ってしまい、新陳代謝の邪魔となったり、炎症のもとになったりしてしまうと考えられています。つまり皮膚に何かしらの症状が出ている場合は、体内のどこかでも機能の低下やトラブル、滞りが起きていると捉えて良いでしょう。

ここでの処方は肌にまで毒素の影響が及ばないように、解毒・排出をサポートする植物が中心になっています。それらの植物のなかには同時に皮膚で起きている炎症を抑制してくれるものもあります。処方を見ていくと美肌に良いといわれているハーブの多くが、実は肝臓や腎臓など解毒・排出を司る臓器をケアする作用を持っていることにも気づくと思います。それらを組み合わせ、体の内側から肌のケアをしていきましょう。

また症状の解消や繰り返しの予防には食事やストレスに気をつけることも大切です。オメガ3-6-9系の必須脂肪酸も炎症の抑制や、皮膚の状態を整えるのに必要です。それらも植物でのケアと合わせて摂ることを心がけてみてください。

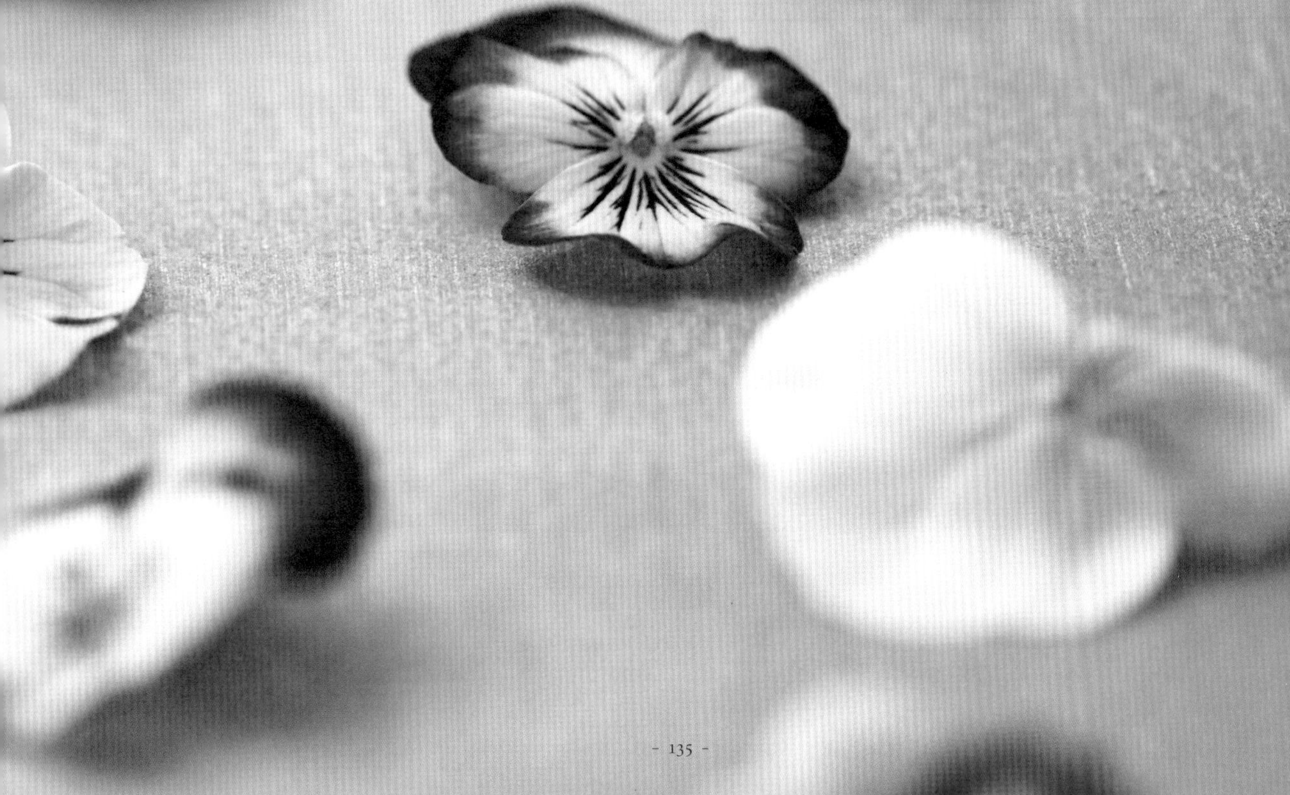

主要な登場ハーブ

ダンデライオンルート

優れた解毒作用を持ち、体内の浄化を促進してくれるハーブ。善玉菌のエサとなる食物繊維も多く、腸内環境を整えに働くことから、皮膚の状態の整えにも役立つ。

▷ GROUPMENT 2

カレンデュラ

優れた抗炎症作用や抗菌作用を持ち、皮膚や粘膜の修復を助けてくれるハーブ。胆汁の分泌を促進して肝臓の働きを助ける作用もある。

▷ GROUPMENT 2, 8, 13

サンシキスミレ

ワイルドパンジーとも呼ばれるパンジーの原種。血液の浄化を促進してくれて、健康な肌の維持を助けてくれるハーブ。炎症のある肌の症状緩和にも働いてくれる。

▷ GROUPMENT 2

マロウの花

粘液が多く含まれ、粘膜や皮膚を保護してくれるハーブ。鎮静、軟化、抗炎症作用を持ち、肌の炎症を抑え、肌を柔らかくして保湿する作用がある。

▷ GROUPMENT 12

ヘラオオバコ

毒素の排出の健全化や呼吸器系の不調に用いられるハーブ。肌の炎症を抑えたり、組織ドレナージュ作用によって肌に毒素が滞るのを防ぎ、肌の浄化を叶える。

▷ GROUPMENT 2

バードックの根

ゴボウの根のこと。肝臓と腎臓の毒素の排出機能に働きかける解毒作用に優れたハーブ。そのデトックス効果から皮膚の症状の緩和にもよく用いられる。

▷ GROUPMENT 2

クルミの葉

血流を改善することで皮膚からの毒素排出を助けてくれる皮膚の浄化ハーブ。抗炎症作用を持つため、炎症のある肌にも。消化器系の機能をサポートする働きも。

▷ GROUPMENT 4

ソリダゴ

収斂、抗酸化、抗炎症作用を持ち、皮膚のアレルギー性の症状の緩和に働きかける。ほかに腎臓や膀胱、尿道の炎症の緩和に用いられるハーブ。

▷ GROUPMENT 2

クリサンテルム

肝臓プロテクターとも呼ばれるハーブ。血液循環、特に微小循環といわれる末端の血液循環に働きかけ手足の末端にまで滞りなく血が巡る体へと導いてくれる。

▷ GROUPMENT 2, 3, 4

ギンコビロバ

イチョウの葉のハーブ。血液循環を促す作用があり、微小循環といわれる末端の血液にまで働きかける。耳鳴りやめまい、抑うつの症状に用いられる。

▷ GROUPMENT 3, 4

ニキビは肌質、肌の状態によって対処が変わりますが、どんな肌でもまずは体の中から整え直すことが大切です。このブレンドは皮膚だけでなく、腸の毒素排出機能にもアプローチ。滞りのない解毒・排出ができるよう働きかける処方です。過剰な皮脂の分泌を抑制する植物も入っているので、皮脂浮きやテカリが気になる肌質そのもののケアにもつながります。

No 037

ティザンヌ／デコクション　クレイ

ニキビが気になる脂性肌の浄化

- 脂性肌のニキビ、吹き出物
- 皮脂浮きが気になる肌

【処方(比率)】

ダンデライオンルート	1
カレンデュラ	1
ジュニパーベリー	1
ネトルの根、もしくは葉	1
タイム	1

【処方のポイント】

ダンデライオンルート｜毒素排出機能の正常化、皮脂分泌調整
カレンデュラ｜抗炎症
ジュニパーベリー｜毒素排出機能の正常化、皮脂分泌調整
ネトルの根、もしくは葉｜過剰な男性ホルモンの影響を抑える
タイム｜抗菌、抗炎症

〔淹れ方・飲み方〕

- デコクション／水250mlにつき、ハーブはテーブルスプーン1杯程度が目安。鍋に水とハーブを入れて、沸々とした状態で2分間煮出す。火を止めたら蓋をし、5〜10分程置き、茶葉を最後までしっかり濾す。
- 日中／1日2〜3杯

〔クレイ〕

グリーンクレイのパック／クレイパウダーを水で溶いてペースト状にし、顔全体もしくはニキビに厚めに塗布。クレイが乾かないようにして15分ほど放置し、洗い流す。クレイの吸着作用が余分な皮脂を取り除き、炎症を抑える助けとなります。

デトックスのなかでも皮膚と腸に特化したブレンドです。脂性肌は皮脂が過剰に分泌されている状態。ダンデライオンルートとジュニパーベリーには、その過剰分泌を抑制してくれる作用もあります。毛穴に詰まった皮脂がもとで炎症を起こしているニキビにはカレンデュラの抗炎症作用が働きかけます。皮脂の分泌には男性ホルモンの分泌量も関係しているため、ホルモンの分泌調整作用があるネトルの根も補助的にブレンド。

乾燥肌のための美肌ブレンド。肌が乾燥しているのにニキビができる場合は、乾燥によって肌が敏感になっていたり、ターンオーバーが乱れて毛穴が詰まりやすくなっている状態です。ターンオーバーの乱れは、結局は体内の代謝の乱れ。体の中から肌を潤わせ、溜まりやすい毒素の排出をスムーズにしていきます。

№ 038

ティザンヌ／デコクション　カプセル　クレイ

ニキビが気になる乾燥肌の浄化

☑ 乾燥肌のニキビ、吹き出物

☑ 乾燥肌

【処方（比率）】

サンシキスミレ	1
マロウの花	1
ネトルの葉	1
ローズヒップ	1
ヤロー	1

【処方のポイント】

サンシキスミレ｜肌の毒素の排出促進
マロウの花｜保湿、抗炎症
ネトルの葉｜毒素排出促進機能の正常化、ミネラル補給
ローズヒップ｜ビタミンC、有機酸が豊富
ヤロー｜毒素排出促進機能の正常化、肝機能改善

〔淹れ方・飲み方〕

○ デコクション／水250mlにつき、ハーブはテーブルスプーン1杯程度が目安。鍋に水とハーブを入れて、沸々とした状態で2分間煮出す。火を止めたら蓋をし、5～10分程置き、茶葉を最後までしっかり濾す。

○ 日中／1日2～3杯

毒素の排出を促すとともに、ミネラルを補い肌のターンオーバーの促進も叶えるブレンドです。冷・湿の性質を持つハーブが中心の処方なので、肌を乾かしすぎないのもポイント。ミネラル豊富なネトルの葉とビタミンCが豊富なローズヒップとの組み合わせが、鉄分の吸収力も高めてくれるので、肌の血色が悪さが気になる人にもおすすめです。

〔カプセル〕

イブニングプリムローズのオイル／保湿作用に優れ、体内で皮膚組織の修復と保持に働いてくれます。食後すぐに服用。

〔クレイ〕

ピンククレイかホワイトクレイのパック／クレイパウダーを水で溶いてペースト状にし、顔全体もしくはニキビに厚めに塗布。クレイが乾かないようにして15分ほど放置し、洗い流す。汚れを吸着して炎症を抑えながら、組織にミネラルを補って肌を活性化します。

体の内側から皮膚を浄化するブレンドです。皮膚は体の排出器官のひとつ。本来ならば皮膚からもスムーズに毒素が排出されています。でもそれが滞ったり、肝臓や腎臓、腸で排出されるべき毒素があふれ、肌に到達してしまっていると、湿疹や炎症など皮膚のトラブルとなって現れます。肌そのものを労るだけでなく、体の中で働く臓器の毒素排出機能を整え直して根本的な解決へと向かいましょう。

№ 039

ティザンヌ／デコクション

皮膚の炎症トラブルに

- 皮膚の湿疹
- 炎症による赤ら顔

【処方（比率）】

ヘラオオバコ	1
バードックの根	1
ダンデライオンルート	1
ヤロー	1
カレンデュラ	1

【処方のポイント】

ヘラオオバコ｜抗炎症、組織ドレナージュ作用
バードックの根｜毒素排出機能の正常化、腸内環境改善
ダンデライオンルート｜毒素排出機能の正常化、腸内環境改善
ヤロー｜毒素排出機能の正常化、腸内環境改善
カレンデュラ｜抗炎症、肝機能改善

〔淹れ方・飲み方〕

○ デコクション／水250mlにつき、ハーブはテーブルスプーン1杯程度が目安。鍋に水とハーブを入れて、沸々とした状態で2分間煮出す。火を止めたら蓋をし、5～10分程置き、茶葉を最後までしっかり濾す。
○ 食前／1日2～3杯

CHAPITRE 2で紹介した解毒・排出を司る機能全体にアプローチするブレンドです。ヘラオオバコは肌の炎症を抑制するとともに、体内の組織に蓄積された毒素や老廃物の排出を促す作用も持っています。毒素の排出が促進されることもあり、一時的に症状が悪化する場合もありますが、様子を見ながら3週間飲み続けてみてください。

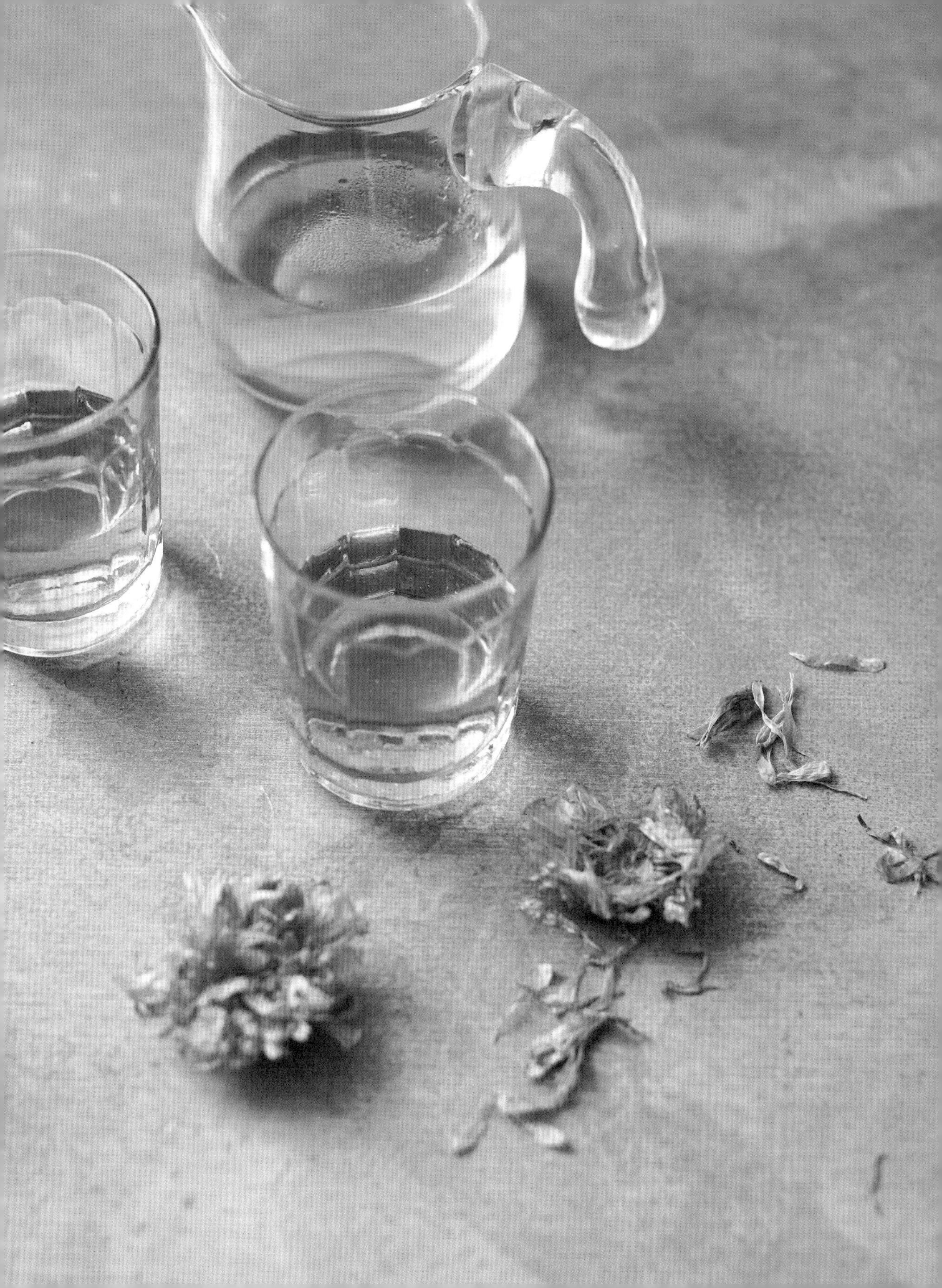

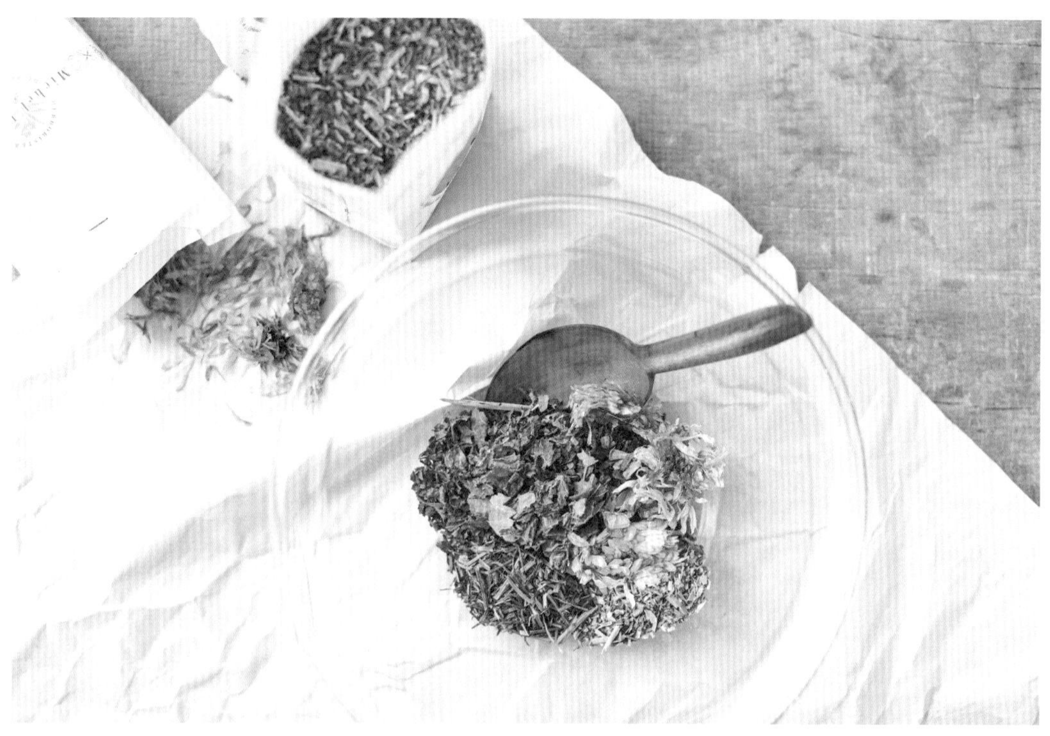

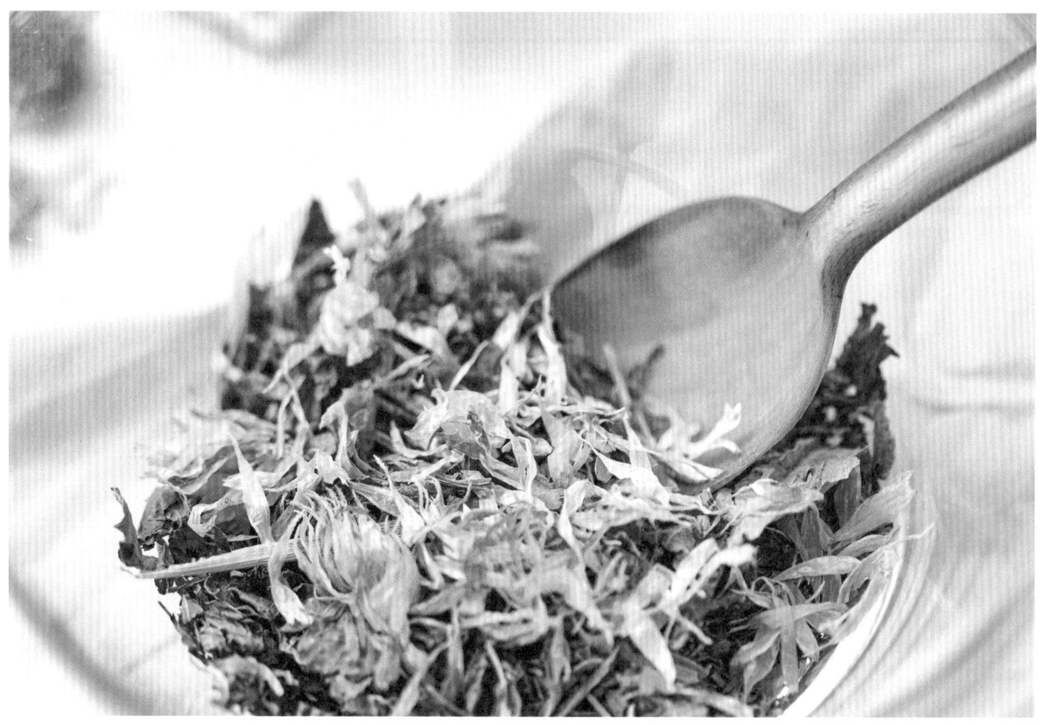

皮膚が赤く盛り上がり、肥厚して表面がポロポロと剥がれ落ちてしまう乾癬。皮膚の新陳代謝が活発になりすぎ、皮膚が厚くなっていってしまいます。実はこれには免疫機能の異常が関係しています。植物療法ではこの免疫機能の過剰になりやすい体質の改善を試みるとともに、組織の排出機能を促進し、症状の軽減に働きかけます。

№ 040

ティザンヌ／デコクション

乾癬のための体質改善

☐ 乾癬(尋常性乾癬)

【処方(比率)】

ダンデライオンルート	1
バードックの根	1
サンシキスミレ	1
ネトルの葉	1
カレンデュラ	1

【処方のポイント】

ダンデライオンルート｜毒素排出機能の正常化、腸内環境改善
バードックの根｜毒素排出機能の正常化、腸内環境改善
サンシキスミレ｜毒素排出機能の正常化、抗炎症
ネトルの葉｜毒素排出機能の正常化
カレンデュラ｜抗炎症、肝機能改善

〔淹れ方・飲み方〕

◯ デコクション／水250mlにつき、ハーブはテーブルスプーン1杯程度が目安。鍋に水とハーブを入れて、沸々とした状態で2分間煮出す。火を止めたら蓋をし、5〜10分程置き、茶葉を最後までしっかり濾す。

◯ 食間／1日2〜3杯

免疫系の疾患は粘液質の体質の人がかかりやすい傾向にあり、粘液質に偏った体質を改善していくブレンドです。主に組織のドレナージュ(毒素排出)を促進することで炎症の悪化を防ぐとともに、腸内環境のバランスにも働きかけて免疫機能の正常化をはかります。必ず受診してご自分に合った治療とともに体質改善に取り組んでくださいね。

CAUTION

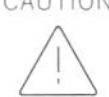

乾癬の人はエキナセアなど免疫機能を活性化する作用のある植物は禁忌

大人にも悩んでいる人が多いアトピー性皮膚炎。強い痒みをともなうことが多く、睡眠の質が低下したり、イライラしやすくなることも。またストレスによって症状が悪化しやすい傾向もあります。皮膚の炎症へのアプローチだけでなく、ストレスへの抵抗力を高めてくれる植物もブレンドした処方です。がまんできない痒みと精神的な苦痛を軽減する助けに。

№ 041

ティザンヌ／デコクション

大人のためのアトピー肌ケア

☐ アトピー性皮膚炎

【処方（比率）】

シベリアジンセン	1
クルミの葉	1
ソリダゴ	1
サンシキスミレ	1
パウダルコ	1

【処方のポイント】

シベリアジンセン｜アダプトゲン
クルミの葉｜抗炎症、汗の出過ぎを抑制
ソリダゴ｜抗炎症
サンシキスミレ｜抗炎症
パウダルコ｜抗炎症

〔淹れ方・飲み方〕

- ◯ デコクション／水250mlにつき、ハーブはテーブルスプーン1杯程度が目安。鍋に水とハーブを入れて、沸々とした状態で2分間煮出す。火を止めたら蓋をし、5〜10分程置き、茶葉を最後までしっかり濾す。
- ◯ 食前または、食間／1日2〜3杯

皮膚の炎症を抑制して痒みの軽減に働きかける植物を中心に、アダプトゲン作用のあるシベリアジンセンをプラス。ストレスによる悪化と、痒みによるストレス、どちらにも負けにくい体へと導きます。ソリダゴとサンシキスミレには利尿作用も。穏やかなデトックス効果で、体内の毒素の肌への影響を極力抑えていきましょう。なおアトピー性皮膚炎は腸内環境を整えることでも改善傾向が見られます。

CAUTION

この処方は大人用です。小児のアトピー性皮膚炎には用いないでください

寒い季節が近づいてきたなと思ったら準備しておきたいブレンドです。霜焼けは寒さによる血行障害。末端の血液循環が悪くなっている現れなので、霜焼けは血液と血管の状態をケアするサインだと思いましょう。手足、足先を温めてくれる植物もブレンドした処方。今年こそ霜焼けに悩まされない快適な冬を。

№ 042

ティザンヌ／デコクション　精油

冬になると必ず霜焼けになる人に

☑ 霜焼け
☑ 末端冷え性

【処方（比率）】

クリサンテルム ---------- 1
ギンコビロバ ---------- 1
シナモン ---------- 1
ローズヒップ ---------- 1
レモンピール ---------- 1

【処方のポイント】

クリサンテルム｜微小循環改善
ギンコビロバ｜微小循環改善
シナモン｜血流促進、抗酸化、抗炎症
ローズヒップ｜ビタミンC豊富
レモンピール｜血流改善

〔淹れ方・飲み方〕

○ デコクション／水250mlにつき、ハーブはテーブルスプーン1杯程度が目安。鍋に水とハーブを入れて、沸々とした状態で2分間煮出す。火を止めたら蓋をし、5～10分程置き、茶葉を最後までしっかり濾す。
○ 1日2～3杯

〔精油〕

レモン、ジンジャー、シナモンなど／血流に働きかけたり、体を温める作用を持つ精油です。ベースオイルにブレンドして手先、足先に塗布。ベースオイルはカレンデュラオイルやタマヌオイルがおすすめ。

血液をサラサラにして流れやすくし、末端の血液循環を改善するとともに、血管そのものを強くするブレンドです。クリサンテルムとギンコビロバの微小循環改善とは、毛細血管やその前後にある細動脈、細静脈など体の隅々に張り巡らされている細い血管の巡りを良くすること。またビタミンCは血管を強くするためにも欠かせない栄養素。そのためローズヒップもブレンドしています。

07.

ARTICULATIONS ET OS

関節と骨のトラブル

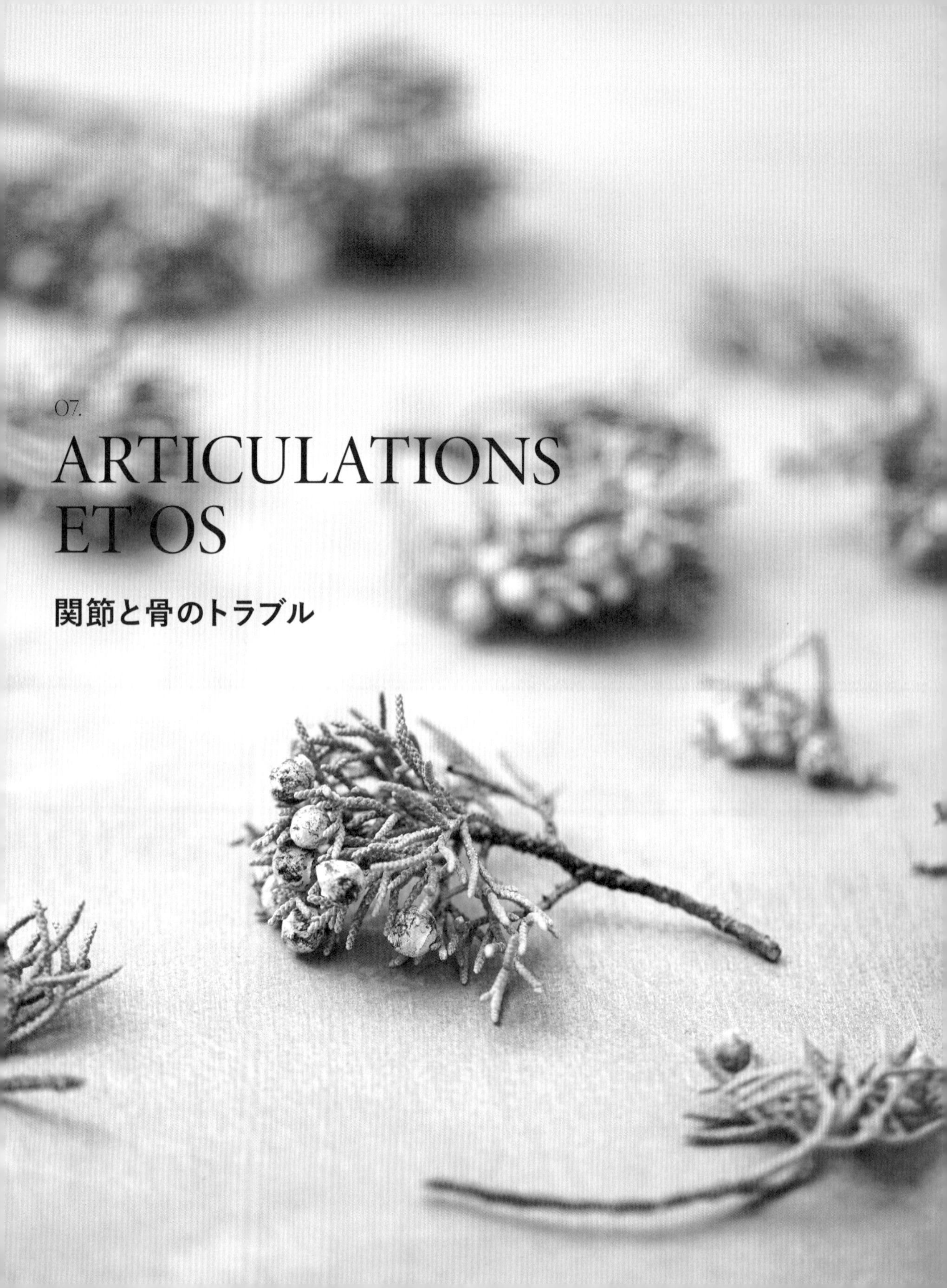

生活の質まで下げる節々の痛みのために

APAISER LES DOULEURS

痛みというものは不快でつらい症状です。多少なりとも体のどこかに痛みがあると、生活の質を低下させてしまいます。動くのが億劫にもなるし、ストレスもたまることでしょう。また反対にストレスも痛みを悪化させる原因になります。植物には抗炎症作用を持つものも多く、症状が軽ければ鎮痛剤を飲まなくてすむようにケアしていくことも可能です。

そもそも痛みの原因とはなんでしょうか。腎臓からの毒素や老廃物の排出がうまくいかなかったり、毒素のもととなる炎症性の物質(チクチク毒と呼んでいます)が溜まりすぎていると、体に痛みや炎症が起きやすくなります。腎臓の働きをサポートする植物で、体内の炎症のもととなる物質を溜め込まない体に導いていくことが大切です。そして冷え、つまり血流の悪化も痛みを引き起こす原因となります。血流を促進し、体を温める作用のある植物もブレンドに加えると、より効果的になります。

主要な登場ハーブ

デビルズクロー

強い消炎、鎮痛作用を持ち、関節リウマチや関節の痛みの緩和に役立つ。南アフリカ原産の植物の根茎。

▷ GROUPMENT 7

メドウスイート

アスピリンの原料となったサリチル酸が含まれ、鎮痛作用に優れたハーブ。抗炎症作用もあり、関節炎や胃炎、そのほか体のさまざまな痛みの緩和に。

▷ GROUPMENT 7

ネトルの葉

代謝機能に作用を発揮し、体内の老廃物や尿酸の排出の助けとなるハーブ。鉄分などのミネラルが豊富で浄血や造血にも優れてる。体内の浄化を目指すときに。

▷ GROUPMENT 2

スギナ

ミネラルが豊富なハーブで、体内へのミネラル補給に用いられる。また利尿作用など代謝を促進し、腎臓の働きをサポートするため、むくみや関節痛などの改善に。

▷ GROUPMENT 7

加齢によるいたしかたない症状のひとつと思われがちな、ひざや肩、股関節などの関節の痛み。これは血行不良や体に余分な水分が溜まりやすくなることによって起きやすい症状です。また年齢とともに軟骨がすり減るのも原因となります。軟骨の形成を助けるとともに、痛みを鎮める作用のある植物を合わせた処方を。いつまでも思いたったら好きな場所に行ける体でいるために。

№ 043

ティザンヌ／デコクション

動きたい気持ちの邪魔をする関節の痛み

☑ 関節痛

【処方(比率)】

デビルズクロー	1
メドウスイート	1
スギナ	1
セイヨウシロヤナギ	1
レッドグレープリーフ	1

【処方のポイント】

デビルズクロー｜鎮痛、抗炎症
メドウスイート｜余分な水分の排出を促進、鎮痛、抗炎症
スギナ｜余分な水分の排出を促進、抗炎症、ミネラル補給
セイヨウシロヤナギ｜鎮痛、抗炎症
レッドグレープリーフ｜血流促進

〔淹れ方・飲み方〕

◯ デコクション／水250mlにつき、ハーブはテーブルスプーン1杯程度が目安。鍋に水とハーブを入れて、沸々とした状態で2分間煮出す。火を止めたら蓋をし、5〜10分程置き、茶葉を最後までしっかり濾す。
◯ 1日2〜3杯

痛みのもととなる炎症を抑制し、炎症部分にたまりがちな余分な水分の適切な排出を促す処方です。スギナはミネラルが豊富なので、軟骨の形成の助けにも。デビルズクローは炎症を抑制する植物として民間療法でも関節炎やリウマチなどに用いられてきました。ほかの鎮痛作用を持つ植物とともに痛みの軽減も期待できます。痛みが続いたり、腫れが出てきたら受診を。

CAUTION
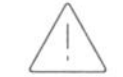
消炎鎮痛剤との併用は避ける。アスピリンにアレルギーがある人、低用量アスピリンを服用中の人も使用は避ける。デビルズクロウは胃・十二指腸などの潰瘍、胃炎、妊娠、授乳中、胆石の人は注意

関節の痛みのなかでも関節リウマチは免疫の異常による組織の炎症が原因の疾患です。関節が変形したり、激しい痛みが生じ、女性に多いのも特徴といえます。早期症状としては朝の手のこわばりや、体の熱っぽさやだるさなどがあります。気になる症状があれば早めの受診を。植物療法では痛みの緩和と軟骨へのケア、また体内の排出機能の正常化に働きかけます。関節以外の組織の炎症にもアプローチできます。

№ 044

ティザンヌ／デコクション

関節リウマチの進行緩和に

☑ 関節リウマチ
☑ 膠原病

【処方(比率)】

ネトルの葉	1
スギナ	1
セイヨウトネリコ	1
バーチの葉	1
カシスリーフ	1

【処方のポイント】

ネトルの葉｜ミネラル補給、抗炎症、腎臓からの排出促進
スギナ｜ミネラル補給、抗炎症
セイヨウトネリコ｜ミネラル補給、抗炎症、腎臓からの排出促進
バーチの葉｜ミネラル補給、抗炎症、腎臓からの排出促進
カシスリーフ｜抗炎症作用

〔淹れ方・飲み方〕

○ デコクション／水250mlにつき、ハーブはテーブルスプーン1杯程度が目安。鍋に水とハーブを入れて、沸々とした状態で2分間煮出す。火を止めたら蓋をし、5～10分程置き、茶葉を最後までしっかり濾す。

○ 1日3～4杯

炎症を抑えるとともに、ネトルやスギナ、セイヨウトネリコ、バーチといったミネラルが豊富な植物で、負担がかかっている関節の軟骨の形成を助ける処方です。また関節リウマチは腎機能低下など腎疾患との関係性もわかってきました。腎臓からの排出促進を促す作用を持つ植物で、腎臓の働きもサポートしています。鎮痛、抗炎症作用のあるメドウスイートを加えるのもおすすめです。

骨は常に新陳代謝を繰り返していて、折れた箇所もその再生能力によって時間とともに治っていきます。こちらの処方はそんな骨の回復を手助けするブレンドです。炎症を和らげる植物も組み合わせ、骨折後の痛みや腫れの悪化を防ぐ作用もあります。骨粗鬆症など骨の強度の低下が心配になったときのためのアレンジも。

№ 045

ティザンヌ／デコクション

骨折した！ 前より元気な骨をつくる

- 骨折
- 骨粗鬆症予防

【処方（比率）】

デビルズクロウ ---------- 1
スギナ ---------- 1
ネトルの葉 ---------- 1

【処方のポイント】

デビルズクロウ｜抗炎症、鎮痛
スギナ｜ミネラル補給
ネトルの葉｜ミネラル補給

〔淹れ方・飲み方〕

- ◯ デコクション／水250mlにつき、ハーブはテーブルスプーン1杯程度が目安。鍋に水とハーブを入れて、沸々とした状態で2分間煮出す。火を止めたら蓋をし、5〜10分程置き、茶葉を最後までしっかり濾す。
- ◯ 1日2〜3杯

骨折の後はミネラルを補い、骨の再生の促進を。骨折直後からしばらくは炎症症状が現れ、痛みが出ます。デビルズクロウはそんな痛みと炎症に強く働いてくれるハーブです。痛みや腫れがひいたら、デビルズクロウを抜いてスギナとネトルだけのティザンヌを。骨折はしておらず骨粗鬆症の予防などで骨の密度を上げることがねらいの場合も、スギナとネトルの2つを組み合わせて飲んでください。

CAUTION
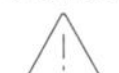
非ステロイド性鎮痛剤を服用している場合はデビルズクロウを抜いた処方を。
またデビルズクロウは胃・十二指腸などの潰瘍、胃炎、妊娠、授乳中、胆石の人は注意

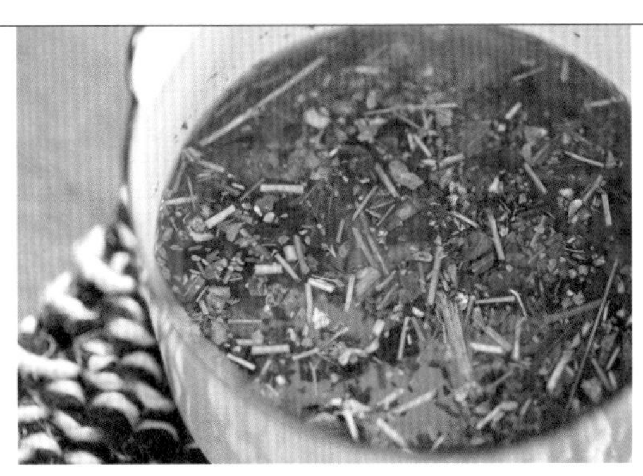

年配の方のケアと植物療法

年齢を重ねるにつれ、体のさまざまな箇所に変化や衰えが現れてくるのは仕方のないことですが、その時期を遅くできれば嬉しいですよね。ティザンヌを飲む習慣は年配の方にはもちろん、年齢による変化を迎える準備としてもおすすめです。年齢を重ねることで出やすい症状としては、関節の痛み、睡眠が浅くなって夜間や明け方に目が覚める、耳や目の不調、トイレが近くなる、便秘がちになるなどがあります。体の冷えも起きやすいです。一方で歳を重ねても元気な方は、食欲があって、お通じも快調。そしてとても寛大で心に余裕を持っていらっしゃる方も多いように思います。そんな風に、いつまでも心も体も調和が取れた状態でいられるのはとても理想的だと思います。

パリのエルボリストリにも長く通ってくださるお年を召したお客さまがたくさんいらっしゃいました。みなさんとても生き生きとしていて、人生を謳歌していらっしゃる方ばかり。植物療法は心身のためのひとつの安心材料にもなっているように思いました。体調を崩さないように日頃から頼れる植物を備えておくことが、自分らしく人生を愉しむ事に繋がっているのだと思います。年配の方になると疾患の治療中で、服用している薬がたくさんある、という方もいらっしゃるでしょう。お薬を服用中の方が植物を取り入れる場合の注意としては、植物によっては薬の効果を増強したり、反対に減弱してしまうことがあります。必ず主治医や薬剤師に確認してくださいね。

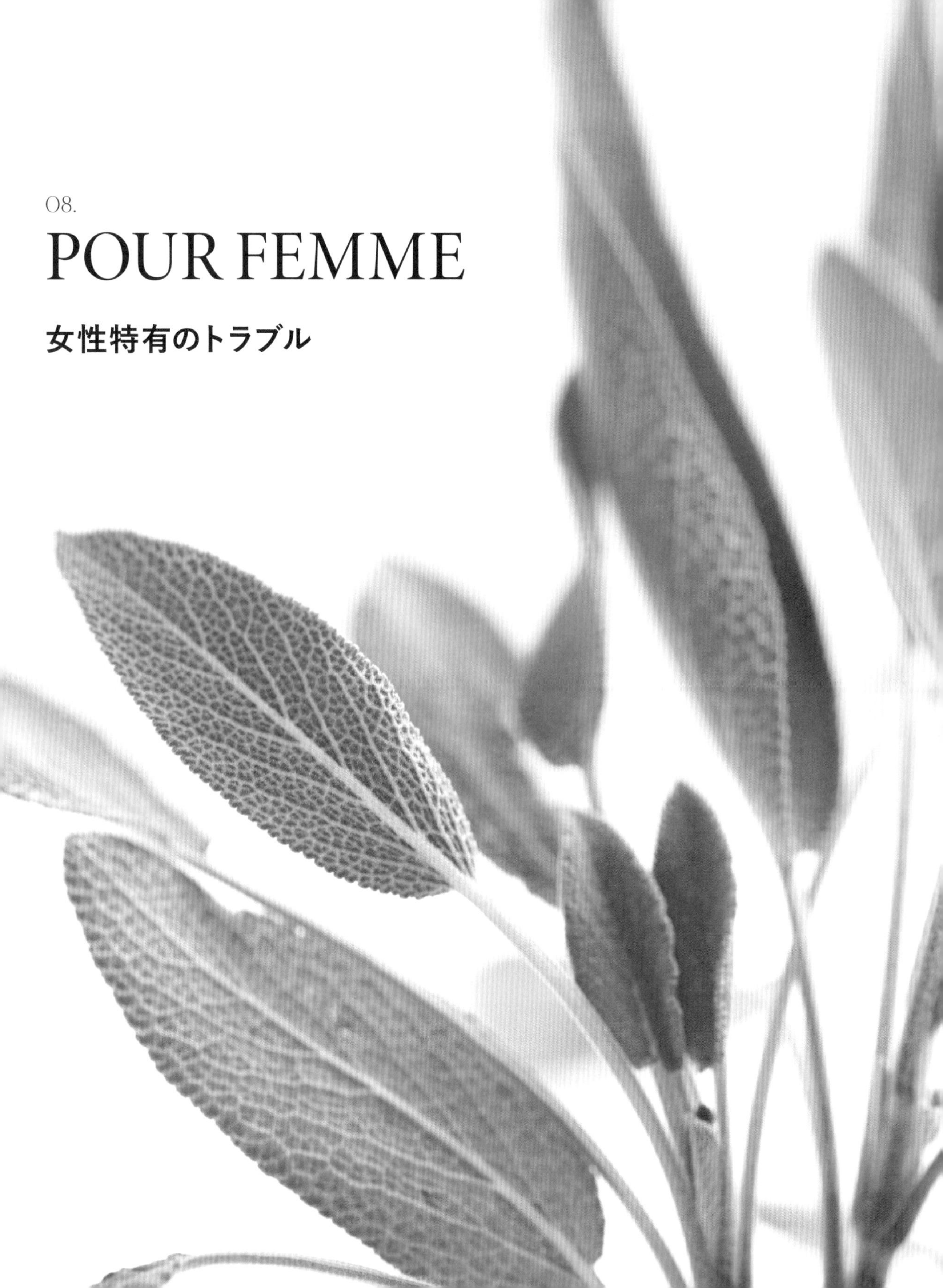

08.

POUR FEMME

女性特有のトラブル

変化する女性の体
今の自分にあったケアを

EQUILIBRE HORMONAL DE LA FEMME

ここからは生理のトラブルや子宮の疾患、妊娠、更年期など女性特有のお悩みに関する処方を紹介します。植物には女性ホルモンに似た働きをする性質を持っているものがあります。女性ホルモンのバランスが乱れているときなどに、その働きをサポートしてくれる植物です。ここではそういった植物が何度も登場します。またここでも常に血流が滞らないようにすること、そして毒素や老廃物の排出機能を高めることが重要になってきます。特に肝臓の働きと、女性ホルモンのバランスは関連があるとされています。そういった子宮以外の場所に働いてくれる植物も組み合わせて、各お悩みに合わせた処方をつくっています。

生理が始まったら若いうちから自然に生理を安定させ、憂鬱な時期を労る方法を知っておくことは、後々にも役立ちます。また妊娠を考え始めたら、更年期が近づいてきたら、というように、女性の一生の中には体に大きな変化がある時期がいくつかあります。その時々に必要なケアを知っておくことで、どんな時期も快適に過ごす助けになるでしょう。

普段から生理の状態の変化に気を配っておくことも大切です。状態の変化は何かのトラブルを知らせてくれている可能性もあります。特に生理痛がある人は、必ずケアを。自覚症状や気になることがなくても、年に1、2回は定期的に婦人科を受診することをおすすめします。

主要な登場ハーブ

ラズベリーリーフ

出産準備のためのハーブ。プロゲステロン様作用を持ち、ホルモンバランスの調整に働きかける。鎮静、鎮痙、収斂、抗炎症作用を持つため、痛みの緩和に。

▷ GROUPMENT 8

ヤロー

プロゲステロン様作用、鎮痙、抗炎症、止血作用などがあり、子宮の血流を刺激する働きも。生理不順や月経過多、子宮関係のトラブルの症状の緩和の助けに。

▷ GROUPMENT 1, 8

チェストベリー

女性ホルモンの分泌を調整する働きがあるとともに、プロゲステロン様作用を持つ。生理痛や生理周期の整え、PMSなどの改善や、閉経前後の症状の緩和に。

▷ GROUPMENT 8

アンジェリカの根

女性の元気を応援してくれるハーブのひとつ。血行促進作用を持ち、体を温め、ホルモンバランスの調整も助けてくれる。更年期の気力、体力の衰えにも。

▷ GROUPMENT 1, 8

ホップ

穏やかな鎮静作用と、エストロゲン様作用を持つハーブ。ホルモンバランスを整えて、不妊の悩みや更年期による諸症状の緩和に働きかける。緊張や不安感のやわらげにも。

▷ GROUPMENT 5, 8

カレンデュラ

抗炎症作用を持ち、生理痛などの痛みの緩和の助けになるハーブ。通経作用や体を温める働きもあり、女性の生理のトラブル解消にも働きかけてくれる。

▷ GROUPMENT 2, 8, 13

レッドグレープリーフ

静脈を強壮し、血流を促進させてくれるハーブ。妊娠中の脚のむくみや痔といったマイナートラブルの緩和、回復の助けに。抗酸化作用が豊富。

▷ GROUPMENT 4

ダンデライオンルート

過剰なエストロゲンの働きを抑制する作用を持ち、ホルモンバランスを整える助けとなる。解毒作用にも優れ、また腸内環境を整える働きも。

▷ GROUPMENT 2

レディースマントル

女性ホルモンのバランスを整える助けになるハーブ。ほかに収斂、止血、抗炎症、消炎、通経作用などがあり、さまざまなトラブルに用いられる。

▷ GROUPMENT 8

ブラックコホシュ

ホルモンの分泌調整やエストロゲン様作用があるハーブ。特に更年期の自律神経系の乱れによる症状の緩和の助けに。気分の鎮静にも働きかける。

▷ GROUPMENT 8

正常な生理周期は25〜38日ほど。いつも周期が安定しているのに、ここしばらく遅れがちだったり、普段から周期が不安定な場合は、ホルモンバランスが乱れている可能性があります。生理不順は冷えやストレスが原因となることもあります。植物療法ではホルモンバランスを調整する植物や、骨盤内から体全体の巡りを改善して周期の安定に働きかけます。

№ 046

ティザンヌ／デコクション

生理が遅れがち

- 生理不順
- 生理周期が正常とされる25〜38日にあてはまらない

【処方(比率)】

ラズベリーリーフ ………… 1
ヤロー ………… 1
チェストベリー ………… 1
ヨモギ ………… 1
カレンデュラ ………… 1

【処方のポイント】

ラズベリーリーフ｜ホルモンバランス調整、ミネラル補給
ヤロー｜プロゲステロン様作用
チェストベリー｜ホルモンバランス調整、プロゲステロン様作用
ヨモギ｜通経、浄血、造血、体を温める
カレンデュラ｜通経、抗炎症、体を温める

〔淹れ方・飲み方〕

○ デコクション／水250mlにつき、ハーブはテーブルスプーン1杯程度が目安。鍋に水とハーブを入れて、沸々とした状態で2分間煮出す。火を止めたら蓋をし、5〜10分程置き、茶葉を最後までしっかり濾す。
○ 1日2〜3杯

ホルモンバランスの調整をしながら、巡りを良くするブレンドです。ヤローとチェストベリーは女性ホルモンのプロゲステロンに似た作用を持ち、ホルモンの働きをサポートしてくれます。体が冷えていたり、ストレスにより巡りが滞っている場合があるので、ヨモギとカレンデュラもブレンド。この2つは遅れている月経を促す作用もあります。なお3ヵ月以上生理が止まっている場合は婦人科を受診してください。

CAUTION

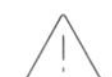

ピルとの併用は不可。またピルを中止した後の生理周期の乱れには、3ヵ月程度はチェストベリーを入れずに様子を見ること

生理前はまるで人が変わったようになってしまう……。PMSの症状には個人差があり、イライラや憂鬱などの精神症状や食欲が旺盛になったり、肌荒れ、むくみ、乳房の張り、のぼせ、頭痛、吐き気が起きたりとさまざまです。生理が来ると気にならなくなる、これら自分自身でもコントロールできない生理前の不調には、まずこのティザンヌに頼ってみてください。

№ 047

ティザンヌ／デコクション

生理前を快適に過ごしたい

☑ PMS（月経前症候群）

【処方（比率）】

アンジェリカの根 ---------- 1
ヤロー ---------- 1
レディースマントル ---------- 1
チェストベリー ---------- 1
メリッサ ---------- 1

【処方のポイント】

アンジェリカの根｜強壮、鎮静、血行促進、ホルモンバランス調整
ヤロー｜プロゲステロン様作用、鎮痙、抗炎症、肌荒れの改善
レディースマントル｜プロゲステロン様作用
チェストベリー｜ホルモン分泌調整、プロゲステロン様作用
メリッサ｜鎮静、鎮痙

〔淹れ方・飲み方〕

○ デコクション／水250mlにつき、ハーブはテーブルスプーン1杯程度が目安。鍋に水とハーブを入れて、沸々とした状態で2分間煮出す。火を止めたら蓋をし、5～10分程置き、茶葉を最後までしっかり濾す。
○ 1日2～3杯

女性ホルモンのバランスは月経周期によって変化します。特に排卵から月経までの期間（黄体期）の急激なバランスの変化がPMSの症状の出現に関わっていると考えられています。そのためもともとの体質にアプローチする必要があります。この処方はホルモンバランスの分泌を調整し、体質も改善する芳香に働きます。PMSの症状全般のやわらげに働いてくれます。お腹が張る場合はフェンネルを、むくみがひどくなる人はレッドグレープリーフを加えて。

そろそろ子どもを、と考えたときに、あなたの体の準備は整っていますか？ 体の機能が疲れていると、どうしても新しい命を受け入れにくくなってしまいます。妊娠を考えている人は62ページのトータルメンテナンスブレンドなどで、定期的に体のメンテナンスを。そのうえで妊娠がしにくいと感じた場合は、このティザンヌが力になります。ホルモンバランスを整えて、妊娠しやすい状態に導く処方です。

№ 048

ティザンヌ／デコクション

妊娠しやすい体になりたい

☑ 不妊

【処方（比率）】

ホップ	1
チェストベリー	1
メリッサ	1
ラズベリーリーフ	1
ネトルの葉	1

【処方のポイント】

ホップ｜エストロゲン様作用、鎮静
チェストベリー｜ホルモン分泌調整、排卵の正常化
メリッサ｜鎮静、ストレス緩和
ラズベリーリーフ｜ミネラルを補給し内膜を着床しやすく整える
ネトルの葉｜鉄分などのミネラル補給

〔淹れ方・飲み方〕

◯ デコクション／水250mlにつき、ハーブはテーブルスプーン1杯程度が目安。鍋に水とハーブを入れて、沸々とした状態で2分間煮出す。火を止めたら蓋をし、5〜10分程置き、茶葉を最後までしっかり濾す。
◯ 朝・夕食前／1日2杯

不妊に関わる原因疾患のない人に向けた、妊娠準備のブレンドです。ホルモンバランスの分泌を調整するとともに、子宮内の状態も整えて妊娠しやすい体づくりを助けます。妊娠しにくいと感じている人は、ストレスや睡眠の状態も見直してくださいね。ホップやメリッサにはイライラや不安感を抑制し、眠りやすくしてくれる作用もあります。なお不妊の原因が明らかな場合は、そのための処方を参考に対処してみてください。

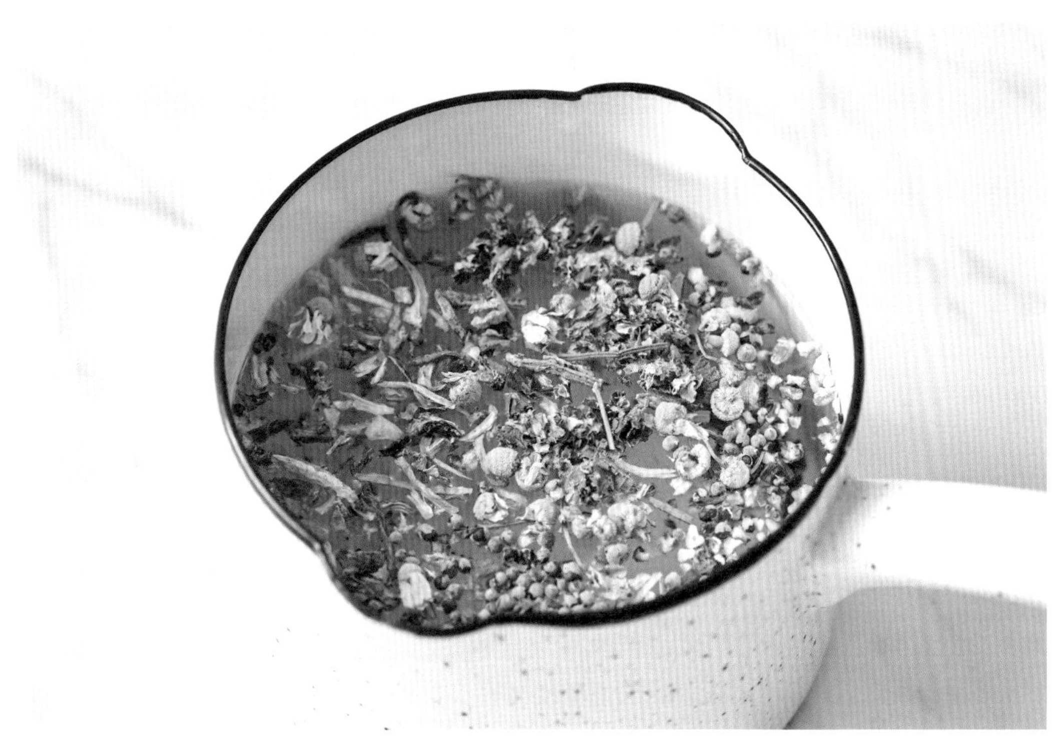

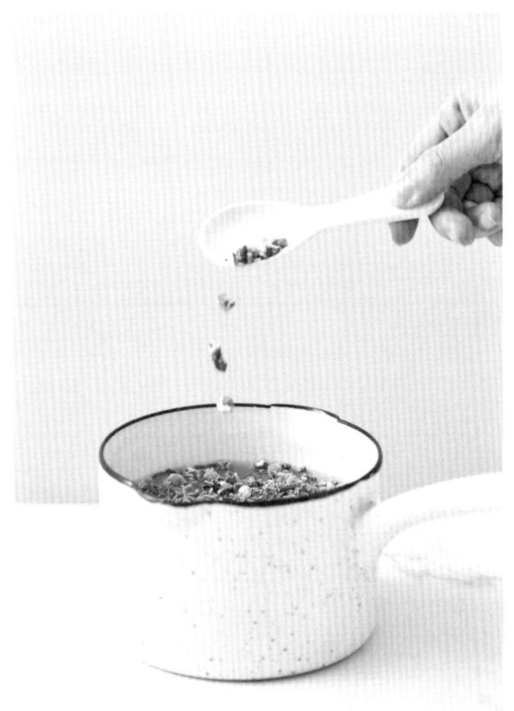

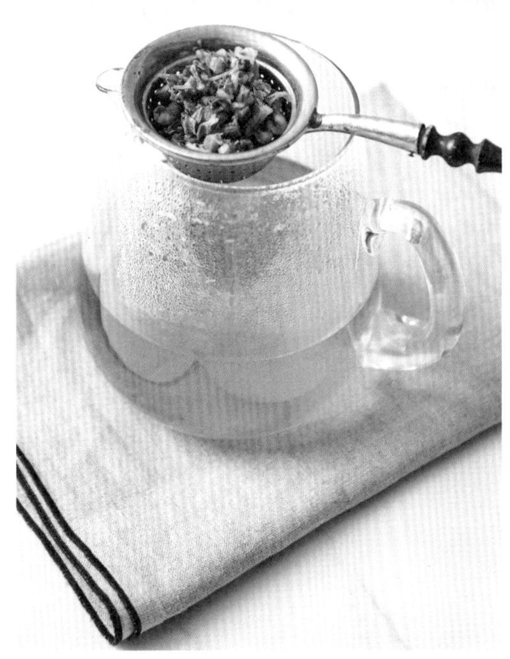

妊娠をするとつわりをはじめ、母体にさまざまな変化が訪れます。マイナートラブルとはそういった母子に大きな危険の原因とはならなくても不快に感じる症状のこと。ここでは起こりやすいマイナートラブルの症状別にシンプルな処方をお伝えします。出産までの貴重な時期を快適に過ごせますように。

№ 049

ティザンヌ／アンフュージョン

妊娠中のマイナートラブル

- ☑ つわり
- ☑ 胃酸逆流
- ☑ むくみ
- ☑ 痔

【処方（比率）】

つわり

ペパーミント …… 1
ジンジャー …… 1
メリッサ …… 1

吐き気を抑制して胃を落ち着かせてくれる植物のブレンドです。

胃酸逆流

メリッサ …… 1

消化促進作用とともに、胃酸の出過ぎを抑制します。

むくみ

ネトルの葉 …… 1
レッドグレープリーフ …… 1

ネトルが水分の排出を促進し、レッドグレープリーフの静脈血流促進作用によって老廃物の滞りに働きかけます。

痔

レッドグレープリーフ …… 1
ハマメリス …… 1

静脈の強くし、血流を促進する植物で症状の改善に働きかけます。

出産準備

ラズベリーリーフ …… 1

子宮の緊張緩和と、粘膜の潤いを高めます。予定日の1ヵ月前から飲み始めて。

〔淹れ方・飲み方〕

○ アンフュージョン／水150〜180mlに、ハーブをテーブルスプーン1杯弱が目安。沸騰したばかりの湯を注いだポットにハーブを入れ、蓋をして5〜10分ほど浸出。茶葉を最後までしっかり濾す。

○ 1日2〜3杯

赤ちゃんが産まれて、初めに悩むことのひとつが授乳についてという人も多いと思います。妊娠中からちゃんと母乳が出るか心配な人も多いでしょう。母乳にもやはりホルモン分泌が関係していて、体の内側からの働きかけが分泌促進の助けとなります。こちらは赤ちゃんに十分な量の母乳が出ていないと感じたときに、母乳分泌をサポートするティザンヌです。授乳タイムの不安をなくし、赤ちゃんとのスキンシップの時間として楽しむためにも。

№ 050

ティザンヌ／デコクション

たくさん母乳を飲んでね、のお茶

☐ 母乳分泌促進

【処方（比率）】

フェンネル …… 1
アニス …… 1
バジル …… 1
ホップ …… 1

【処方のポイント】

フェンネル｜母乳分泌促進、赤ちゃんの腹痛改善
アニス｜母乳分泌促進
バジル｜母乳分泌促進
ホップ｜母乳分泌促進

〔淹れ方・飲み方〕

○ デコクション／水250mlにつき、ハーブはテーブルスプーン1杯程度が目安。鍋に水とハーブを入れて、沸々とした状態で2分間煮出す。火を止めたら蓋をし、5～10分程置き、茶葉を最後までしっかり濾す。
○ 1日2～3杯

母乳の分泌に関わっているホルモンの分泌を助け、母乳の分泌促進に働きかけてくれる植物のブレンドです。特にフェンネルは「母親のためのハーブ」ともいわれ、産後の体を整えてくれるともいわれています。また母乳を通じて、赤ちゃんにもハーブの作用は届きます。フェンネルは赤ちゃんの消化機能を改善する働きもあり、黄昏泣き（コリック）の予防にもつながります。

授乳期間中に起きる乳房の張りがとれない、硬くなっている箇所がある、押すと痛いなどの症状は乳腺炎になりかけている可能性があります。乳腺炎は乳腺で炎症が起きている状態で、うっ滞性乳腺炎とそこに細菌感染が加わった化膿性乳腺炎があります。このティザンヌは痛みや腫れの原因となっている炎症を緩和する処方。マッサージなどとともに、症状の緩和、悪化の予防に用いてください。

№ 051

ティザンヌ／デコクション

授乳期間中の乳房のトラブル

- ☑ 乳腺炎
- ☑ 授乳期間中の乳房の腫れ、痛み、赤みなど

【処方（比率）】

ダンデライオンルート	1
カレンデュラ	1
カモミール	1

〔淹れ方・飲み方〕

- ◯ デコクション／水250mlにつき、ハーブはテーブルスプーン1杯程度が目安。鍋に水とハーブを入れて、沸々とした状態で2分間煮出す。火を止めたら蓋をし、5〜10分程置き、茶葉を最後までしっかり濾す。
- ◯ 1日2〜3杯

【処方のポイント】

ダンデライオンルート｜抗炎症
カレンデュラ｜抗炎症
ジャーマンカモミール｜抗炎症

乳腺の炎症を緩和するブレンドです。ダンデライオンルートには母乳の分泌促進作用もあり、乳汁が詰まりにくくする作用も期待できます。カレンデュラ、ジャーマンカモミールには抗菌作用もあり、うっ滞性乳腺炎から化膿性乳性炎に発展してしまうのを防ぐ助けにもなります。痛みが強かったり、高熱が出たなどの症状の場合はすみやかに受診をしてください。

個人差はありますが40代後半に差しかかる頃から閉経が近づくにつれて、生理周期が乱れたり、出血量に変化が見られる場合が多いです。だんだんと生理周期が長くなり、閉経前に大出血が起きることもあります。それらの変化にともなって精神的な症状が現れる人も多いでしょう。この時期のホルモンバランスの急激な変化を穏やかにできれば、この後に控えた更年期も穏やかに迎えられるでしょう。

№ 052

ティザンヌ／デコクション

閉経が近いかなと思ったら

☐ 閉経前期

【処方（比率）】

ヤロー ---- 1
レディースマントル ---- 1
チェストベリー ---- 1

【処方のポイント】

ヤロー｜プロゲステロン様作用、鎮痙、止血
レディースマントル｜プロゲステロン様作用、止血
チェストベリー｜ホルモンバランス調整、プロゲステロン様作用

〔淹れ方・飲み方〕

○ デコクション／水250mlにつき、ハーブはテーブルスプーン1杯程度が目安。鍋に水とハーブを入れて、沸々とした状態で2分間煮出す。火を止めたら蓋をし、5～10分程置き、茶葉を最後までしっかり濾す。
○ 1日2～3杯

この年齢の月経周期の乱れや、出血量の変化は閉経に差し掛かっているサインの場合が多いです。このとき体の中はホルモン分泌が不安定になり、ホルモンバランスがこれまでとは変わりつつある状態です。ヤロー、チェストベリーなどホルモンバランスを調整したり助ける植物で急激な変化を防ぎ、体の変化も穏やかにしていきます。出血が続いたり、大出血が起きることもあるので、止血作用のあるレディースマントルもブレンド。

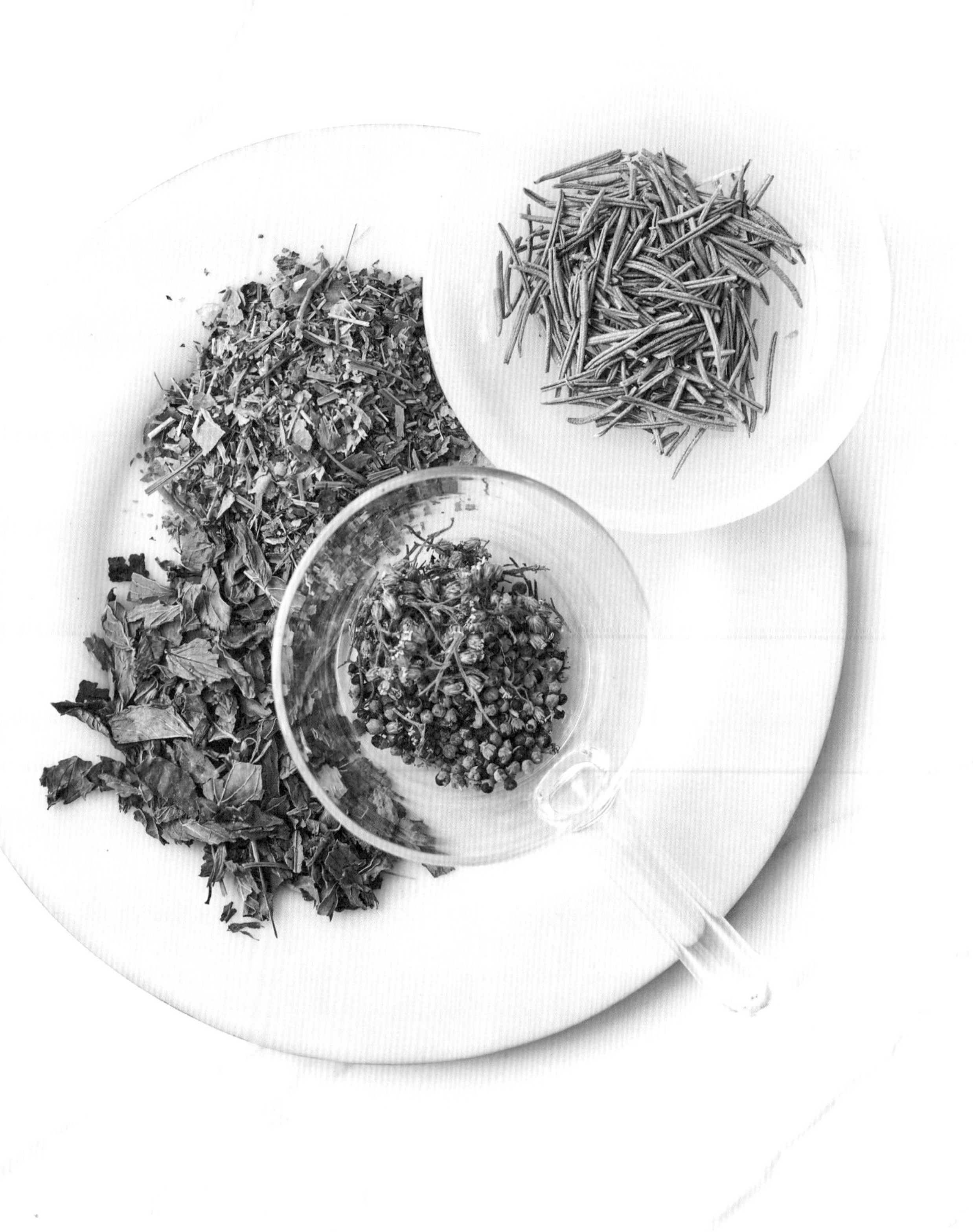

閉経に向かうにつれて卵巣からのエストロゲンの分泌量が低下していきます。このホルモンバランスの急激な変化によって、自律神経系の働きが乱れてしまった状態が更年期障害です。ホットフラッシュや動悸、寝汗は特に多く見られる症状。ホルモンバランスのサポートをしつつ、嫌な症状そのものに働きかけるブレンドです。さまざまなストレスものしかかる年代でもある更年期。植物が日々をサポートしてくれます。

№ 053

ティザンヌ／デコクション　**芳香蒸留水**

更年期のホットフラッシュや動悸

- 更年期障害
- 更年期による ホットフラッシュ（ほてり）
- 更年期による動悸

【処方（比率）】

セージ	1
チェストベリー	1
ホーソンの葉	1
レッドグレープリーフ	1
ナズナ	1

【処方のポイント】

セージ｜エストロゲン様作用、火照りや発汗、寝汗の抑制
チェストベリー｜鎮静、ホルモンバランス調整、プロゲステロン様作用
ホーソンの葉｜心臓の働きを改善、血流改善、自律神経系のバランス調整
レッドグレープリーフ｜静脈強壮、血流改善
ナズナ｜血流改善

〔淹れ方・飲み方〕

- ◯ デコクション／水250mlにつき、ハーブはテーブルスプーン1杯程度が目安。鍋に水とハーブを入れて、沸々とした状態で2分間煮出す。火を止めたら蓋をし、5〜10分程置き、茶葉を最後までしっかり濾す。
- ◯ 1日2〜3杯

〔芳香蒸留水〕

ペパーミントの芳香蒸留水／ホットフラッシュの際に顔や頭に吹きかけるとクールダウン効果で症状を軽減してくれます。

セージはこの時期に分泌量が低下してしまうエストロゲンに似た作用を持ち、またホットフラッシュの緩和にも欠かせない植物です。寝汗が気になる人にもおすすめのハーブ。また血液の巡りが悪いと更年期の症状が出やすい要因にもなるため、ホーソンの葉やレッドグレープリーフ、ナズナなどの血流を良くする植物もブレンドしています。

CAUTION

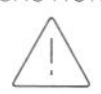

セージとチェストベリーはエストロゲン依存性の疾患がある人は避ける

更年期を忘れさせてくれるポジティブブレンド。更年期に入るとイライラしたり、憂鬱になったりと、気分が不安定になる人も多いですよね。これはホルモンバランスの変化によって起きる自律神経系の乱れのせいだけでなく、エストロゲンの欠乏も関係しています。うつうつとした気分も止められないイライラも、安定させて気持ちを高揚させる働きのある植物を集めました。

№ 054

ティザンヌ／デコクション

更年期の不安定な気分に

☑ 更年期障害
☑ 更年期の気分障害

【処方（比率）】

ブラックコホシュ	1
チェストベリー	1
ロティエ	1
ペパーミント	1
ローズの蕾	1

【処方のポイント】

ブラックコホシュ｜鎮静、エストロゲン様作用
チェストベリー｜鎮静、ホルモンバランス調整
ロティエ｜自律神経バランス調整、気分安定
ペパーミント｜リフレッシュ
ローズの蕾｜抗うつ、気分高揚

〔淹れ方・飲み方〕

○ デコクション／水250mlにつき、ハーブはテーブルスプーン1杯程度が目安。鍋に水とハーブを入れて、沸々とした状態で2分間煮出す。火を止めたら蓋をし、5〜10分程置き、茶葉を最後までしっかり濾す。
○ 1日1〜2杯

気分を穏やかに安定させたうえで、ポジティブな方向に導くブレンドです。チェストベリーは女性のホルモンバランスの調整の際の定番ハーブ。ブラックコホシュも同じように頼れるハーブで、特に更年期の不調のやわらげに活躍してくれます。鬱や無気力状態の人はロディオラを加えても良いです。ただロディオラは興奮しやすい人には不向き、躁鬱病の人には使用不可です。ブラックコホシュの代替としてホップでも。

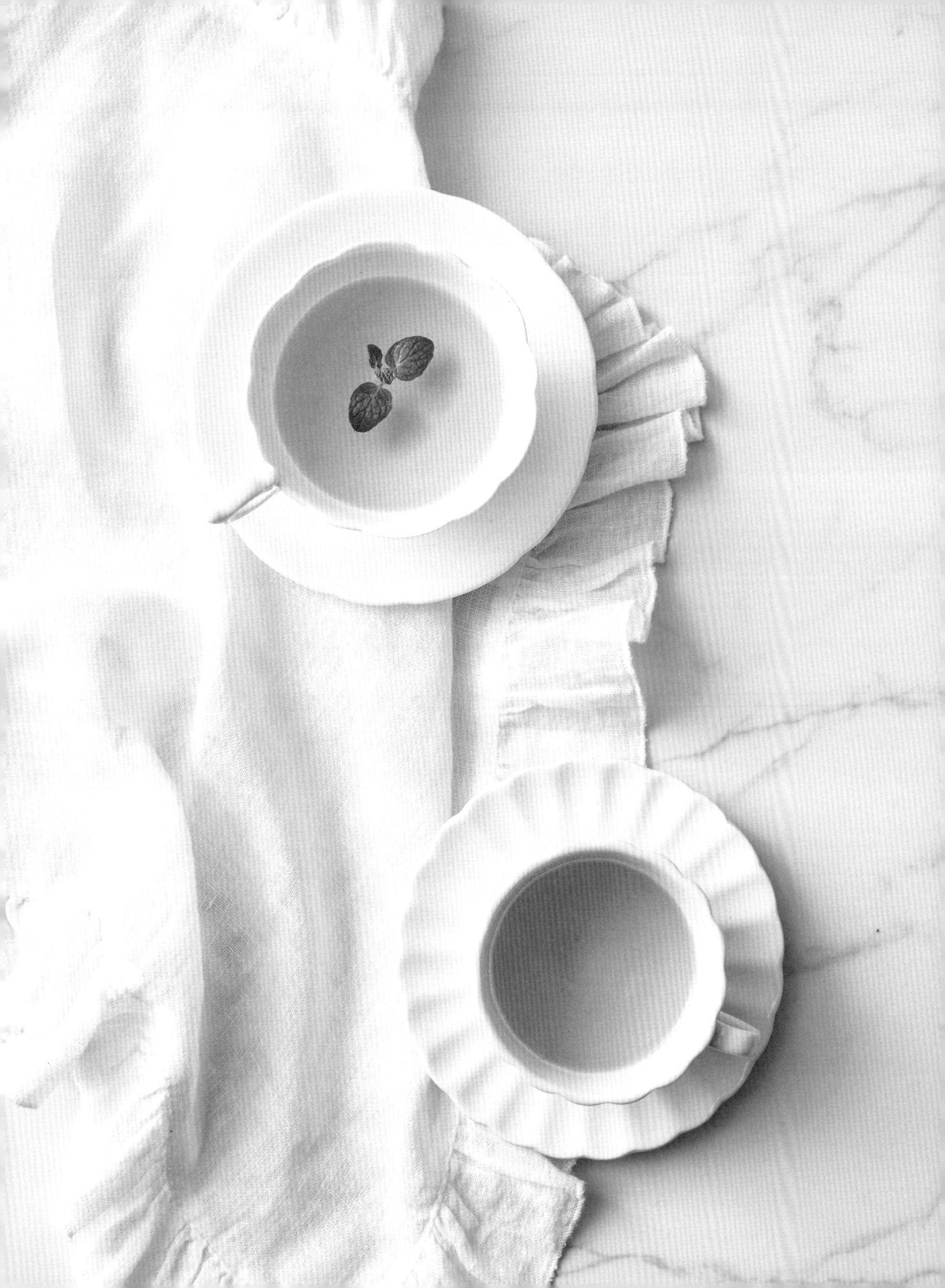

生理痛があまりにひどくて眠れない、仕事に行けない、という人は少なくありません。この処方はホルモンバランスを調整し、骨盤内の巡りを整えてつらい生理痛を緩和する植物のブレンド。毎月訪れる生理のストレスを軽減する助けとなります。なお激しい生理痛には子宮内膜症などの病気が隠れている場合もあります。その場合は治療とともに、痛みの緩和に用いてください。

№ 055

ティザンヌ／デコクション

生理痛がつらすぎる

- 生理痛
- 子宮内膜症

【処方（比率）】

レディースマントル	1
ヤロー	1
ダンデライオンルート	1
ラズベリーリーフ	1
カレンデュラ	1

【処方のポイント】

レディースマントル｜抗炎症、鎮痛、収斂、プロゲステロン様作用
ヤロー｜抗炎症、鎮痙、プロゲステロン様作用
ダンデライオンルート｜過剰なエストロゲンの働きを抑制
ラズベリーリーフ｜抗炎症、鎮痙、収斂、プロゲステロン様作用
カレンデュラ｜抗炎症

〔淹れ方・飲み方〕

- デコクション／水250mlにつき、ハーブはテーブルスプーン1杯程度が目安。鍋に水とハーブを入れて、沸々とした状態で2分間煮出す。火を止めたら蓋をし、5～10分程置き、茶葉を最後までしっかり濾す。
- 1日1～2杯

ホルモンバランスを整えサポートする作用と、痛みを抑制してくれる作用をあわせもった植物を中心にブレンドしています。飲むサイクルは3週間続けて、1週間休む。生理がきたらその週はお休みするとちょうど良いです。生理痛がつらい場合は1日目、2日目は飲み続けても良いでしょう。なお生理痛がひどいようなら必ず婦人科を受診してください。ほかの原因疾患がある場合もありますし、ピルでコントロールすることもできます。

生理の出血の様子は子宮の健康のバロメーターです。出血が多かったり、だらだら続きがちな人は、体質改善をおすすめします。血流が滞りやすい温・湿の性質を持つ場合が多いので、こちらの処方は対角にある冷・燥の性質を持ち、引き締めてくれる植物が中心。またこれらの出血の様子は子宮筋腫の疑いもあります。筋腫があるとわかったら、悪化させないための体質改善としてティザンヌを用いてみてください。

№ 056

ティザンヌ／デコクション　クレイ

生理中の出血が多い、だらだら続く

- ☑ 子宮筋腫
- ☑ 月経過多

【処方(比率)】

レディースマントル	1
ダンデライオンルート	1
チェストベリー	1
ヤロー	1
ネトルの根	1

【処方のポイント】

レディースマントル｜止血、抗炎症
ダンデライオンルート｜止血、過剰なエストロゲン作用の抑制
チェストベリー｜ホルモンバランス調整、プロゲステロン様作用
ヤロー｜止血、抗炎症、鎮痙
ネトルの根｜過剰なエストロゲン作用の抑制

〔淹れ方・飲み方〕

◯ デコクション／水250mlにつき、ハーブはテーブルスプーン1杯程度が目安。鍋に水とハーブを入れて、沸々とした状態で2分間煮出す。火を止めたら蓋をし、5〜10分程置き、茶葉を最後までしっかり濾す。

◯ 1日2〜3杯

植物の働きで無理なく出血を止めるよう止血、抗炎症作用のあるレディースマントル、ヤローをブレンド。冷・燥の性質を持つ植物を中心にしていますが、冷やしすぎないよう温の性質を持つものも適度に入れているのがブレンドのポイントです。なお子宮筋腫の場合はできた場所や大きさによって、治療の有無、方法が変わります。症状が続く場合は必ず婦人科を受診してください。

〔クレイ〕

グリーンクレイの湿布／クレイが下腹部の熱をとって毒素を吸着し、炎症を抑えてくれます。グリーンクレイ(イライト、モンモリオナイトなど)を水で溶いてペースト状にし、下腹部に1センチくらいの厚さで塗布し、ガーゼなどで固定。2〜3時間置いて洗い流す。

CAUTION

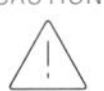

子宮筋腫と診断された人はエストロゲン性の植物(セージ、ホップ、ブラックコホシュなど)は控える

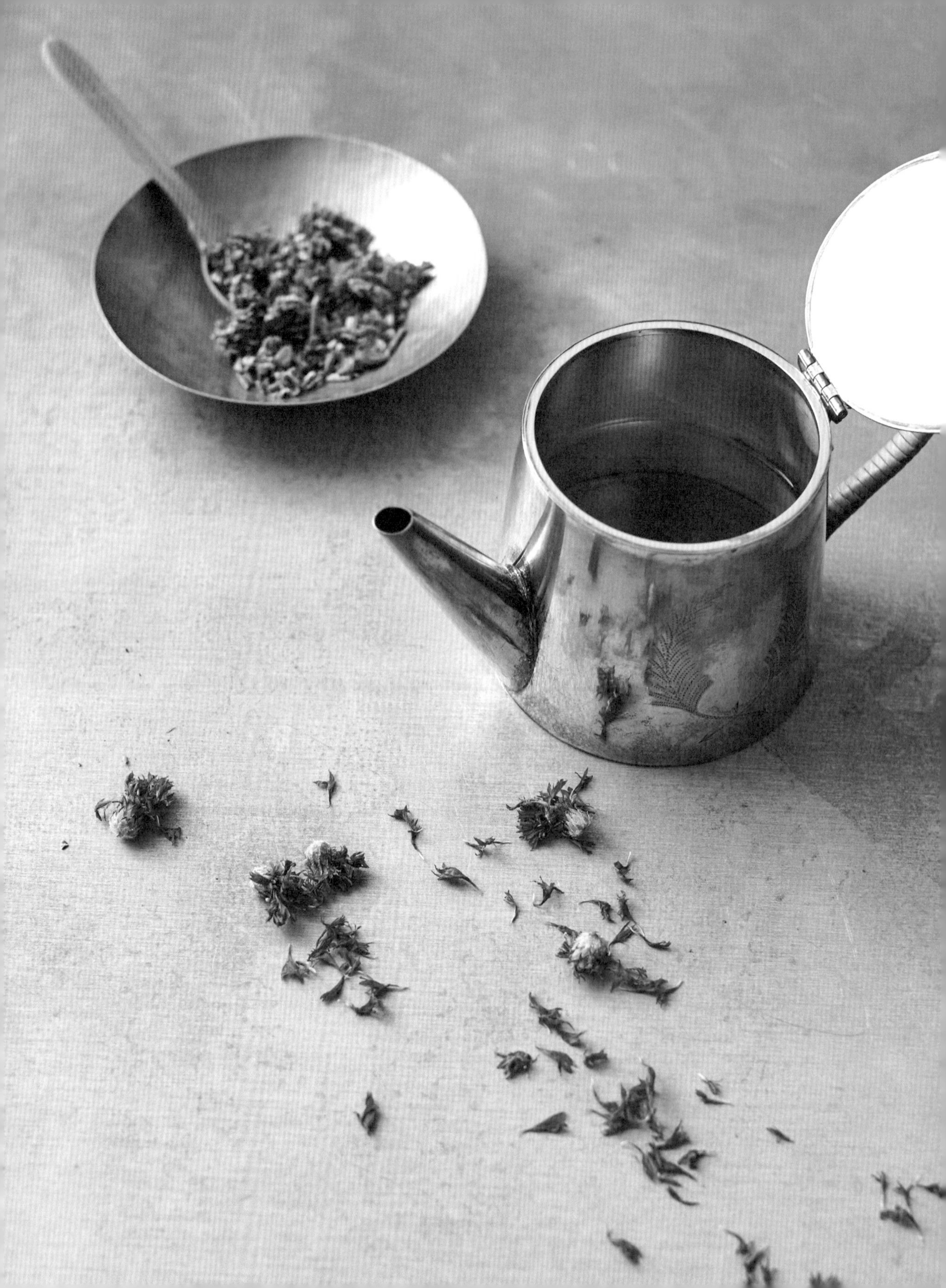

毎月の排卵のために働いている卵巣は、体のなかでもトラブルが起きやすい場所のひとつです。卵巣に水のような内容物が溜まった嚢胞ができてしまうことがあり、これが卵巣嚢腫です。また卵巣内で子宮内膜が増殖を繰り返して溜まってしまうチョコレート嚢胞という症状もあります。これら良性の卵巣の腫れを指摘されたときに、体質改善のためにも飲んでもらいたい処方です。

№ 057

ティザンヌ／デコクション

卵巣のトラブル

- 卵巣嚢腫（良性）
- チョコレート嚢胞

【処方（比率）】

ヤロー	1
レディースマントル	1
ナズナ	1
ダンデライオンルート	1
ラズベリーリーフ	1

【処方のポイント】

ヤロー｜プロゲステロン様作用、血流促進
レディースマントル｜プロゲステロン様作用
ナズナ｜鬱血除去、水分排出促進、抗炎症、収斂
ダンデライオンルート｜毒素排出促進、過剰なエストロゲンの抑制
ラズベリーリーフ｜抗炎症、収斂

〔淹れ方・飲み方〕

◯ デコクション／水250mlにつき、ハーブはテーブルスプーン1杯程度が目安。鍋に水とハーブを入れて、沸々とした状態で2分間煮出す。火を止めたら蓋をし、5〜10分程置き、茶葉を最後までしっかり濾す。

◯ 1日2〜3杯

どちらもはっきりとした原因は不明ですが、組織に水がたまりやすくなっていたり、チョコレート嚢胞の場合は内膜組織が逆流することが原因と考えられています。骨盤内の血流をスムーズにして、滞りを改善することが大事。ナズナが滞った血液と水分の排出を促進してくれるとともに、ダンデライオンルートが毒素の排出も促してくれます。卵巣にできる腫瘍は良性のことも多いですが、悪性の場合もあるため必ず検査を受けるようにしてください。

月経不順、無月経、不正出血などがみられる卵巣のトラブルに、多囊胞性卵巣症候群があります。未熟な卵胞が排卵されず卵巣に連なっている状態で、排卵が正常に行われないため不妊の原因にもなります。男性ホルモンが過剰な状態であったり、インスリン抵抗性が高い状態が関係しているといわれています。女性ホルモンだけでなく、内分泌・代謝系全般に働きかけて正常に排卵できる体質へと整えていきましょう。

№ 058

ティザンヌ／デコクション

排卵周期が乱れているとき

☐ 多囊胞性卵巣症候群

【処方（比率）】

ヤロー	1
レディースマントル	1
ナズナ	1
ネトルの根	1
ダンデライオンルート	1

〔淹れ方・飲み方〕

- ◯ デコクション／水250mlにつき、ハーブはテーブルスプーン1杯程度が目安。鍋に水とハーブを入れて、沸々とした状態で2分間煮出す。火を止めたら蓋をし、5～10分程置き、茶葉を最後までしっかり濾す。
- ◯ 1日2～3杯

【処方のポイント】

ヤロー｜プロゲステロン様作用
レディースマントル｜プロゲステロン様作用、抗炎症
ナズナ｜血流促進
ネトルの根｜過剰な男性ホルモンを抑制
ダンデライオンルート｜解毒・排出の促進

ヤロー、レディースマントルでホルモンバランスの整えに働きかけると同時に、ネトルの根で過剰になっている男性ホルモンにも働きかけます。体全体の解毒・排出機能の正常化もはかって、排卵ができる体に。痩せ型の人、反対に肥満傾向の人、甘いものが好きな人などは症状が重くなりやすいとも言われています。食生活の改善も同時に行うようにしてくださいね。

がんに対して植物療法ができるのは治療期間中の副作用を軽減し、治療の最大効果を得る助けをすることです。こちらは乳がん、子宮体がん、卵巣がんなど、女性特有のエストロゲン依存性のがんに対する処方。パリ・パレロワイヤルのエルボリストリで長年使用されている処方でもあります。取り入れる際は、医師や植物療法の専門家に相談をしてください。

№ 059

ティザンヌ／デコクション

女性特有のがん 治療とともにできること

- 乳がん
- 子宮体がん
- 卵巣がん

エストロゲン依存性のがんが発覚したら

【処方（比率）】

ダンデライオンルート ------------------ 1

肝臓の消化、代謝機能のサポートに用いられるハーブ。これから始まる治療への準備に。

〔淹れ方・飲み方〕

- デコクション／水250mlにつき、ハーブはテーブルスプーン1杯程度が目安。鍋に水とハーブを入れて、沸々とした状態で2分間煮出す。火を止めたら蓋をし、5～10分程置き、茶葉を最後までしっかり濾す。
- 食間／1日3杯を3週間

手術、抗がん剤治療を行う場合

【処方（比率）】

デスモジウム ------------------------- 1
マリアアザミ ------------------------- 1
パウダルコ --------------------------- 1
エキナセア --------------------------- 1

肝臓を保護し、免疫機能の低下を防ぐ植物のブレンド。治療期間中、無理のない範囲で3週間飲んで1週間休むサイクルを繰り返すのをおすすめします。

〔淹れ方・飲み方〕

- デコクション／水250mlにつき、ハーブはテーブルスプーン1杯程度が目安。鍋に水とハーブを入れて、沸々とした状態で2分間煮出す。火を止めたら蓋をし、5～10分程置き、茶葉を最後までしっかり濾す。
- 1日2～3杯

CAUTION

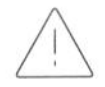

エストロゲン性の植物（セージ、ホップ、ブラックコホシュなど）は控える

子宮頸がんはヒトパピローマウィルス（HPV）が原因となって発生する病変で、子宮頸部異形成は子宮頸がんの手前の病変です。どちらも経過観察となることが多く、こちらの処方は経過観察時のためのもの。毒素排出機能や免疫機能を高める植物をブレンドしています。

№ 060

ティザンヌ／デコクション

子宮頸部異形成、子宮頸がんの経過観察中に

- 子宮頸部異形成
- 子宮頸がん

【処方（比率）】

レイシ	1
ヨクイニン	1
パウダルコ	1
エキナセア	1
ダンデライオンルート	1

【処方のポイント】

レイシ｜免疫賦活
ヨクイニン｜余分な水分の排出、イボの抑制
パウダルコ｜血流改善、免疫賦活
エキナセア｜免疫賦活
ダンデライオンルート｜解毒・排出機能改善

〔淹れ方・飲み方〕

- デコクション／水250mlにつき、ハーブはテーブルスプーン1杯程度が目安。鍋に水とハーブを入れて、沸々とした状態で2分間煮出す。火を止めたら蓋をし、5～10分程置き、茶葉を最後までしっかり濾す。
- 1日1～2杯

体内の解毒・排出機能の改善とともに、免疫を高めてくれるブレンドです。レイシはキノコの一種で、生薬でも用いられています。免疫機能を活性化するほか、解毒・排出機能にも働きかけてくれます。イボとりでも知られるヨクイニンはハトムギの種皮を除いた種子。子宮頸部異形成やポリープにも効果があると言われています。

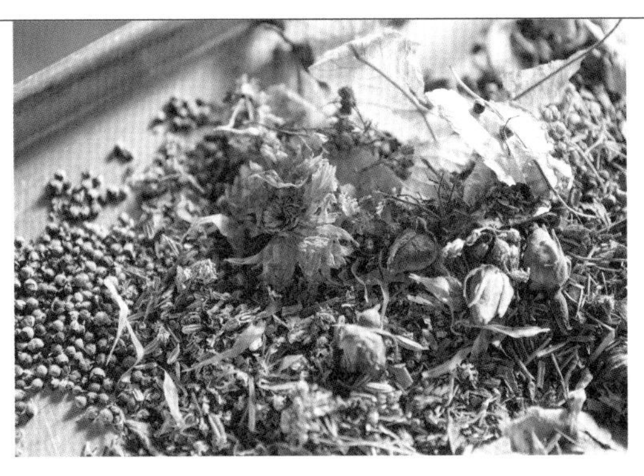

病気の治療と植物療法

植物療法に出会うきっかけが、「ご自身やご家族の病気や体調不良を経験して」という方は多いと思います。現代医学と東洋医学などの伝統医学では病気の捉え方も異なりますが、植物療法を上手く取り入れることは病状の進行を防いだり、回復を助けたり、症状を緩和したりと、さまざまな状況に役立てられます。パリのエルボリストリにも大病をされた方、治療中の方もたくさんいらっしゃっていて、植物をどう取り入れるかという相談を受けていました。

これまでにも述べているように、植物全体を用いる場合と、薬とでは同じ作用は起きません。でも、植物だからこそできることもあります。病気の進行具合、段階によって、医療ができることと植物療法ができることの両方を加味し、補完しあって進めていくのが良いと感じています。植物を用いてどうアプローチするのかの見極めが重要になってきますので、病気の治療中、病後の場合は特にコンサルテーションを受けるなどプロに相談しながら植物を取り入れることをおすすめします。

個々の状況や個人の考えによりますので、強くは申し上げられませんが、植物療法を過信して、必要な医療措置や服薬をしないという流れになるのは、私個人としては賛同し難いと考えています。医療は日々進歩していますが、植物は変わらずヒトの生命を助けてくれる存在です。健やかなる時も、病める時も……自然への敬意は忘れずに持っていたいものです。

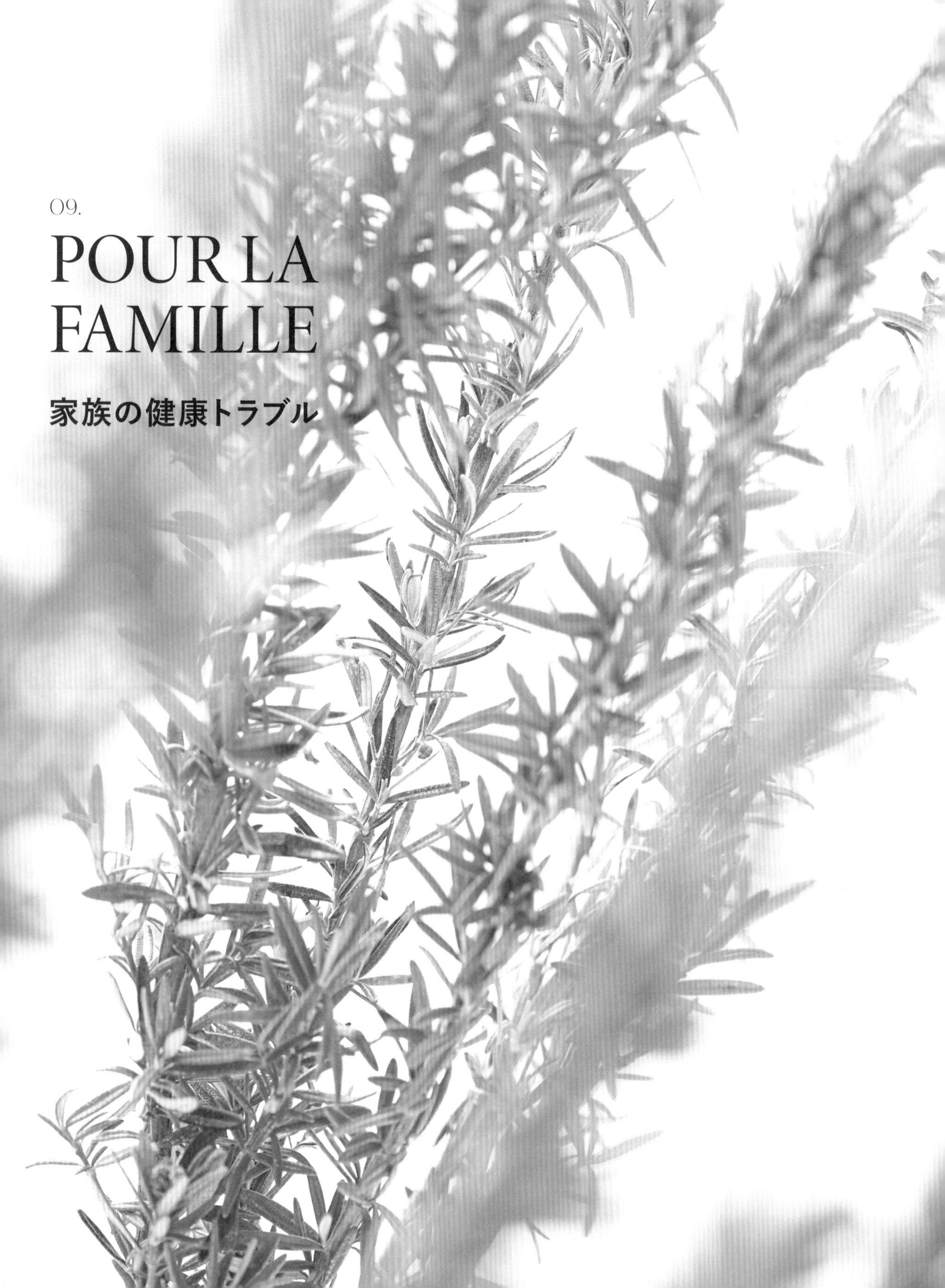

09.

POUR LA FAMILLE

家族の健康トラブル

子どものための処方と男性特有のお悩みに

TROUVRES POUR LES ENFANTS ET LES HOMME

植物療法は家族みんなで行えるものです。ここからは家族がそれぞれ抱えるかもしれない症状を取り上げます。ここまで紹介してきた処方も、女性特有のトラブル以外は、もちろん男性にも活用していただきたいものばかりです。ただそれだけにとどまらず、表立って語られることが少ない男性特有のお悩みについても植物療法によってサポートが可能です。ここではそういった症状についての処方を紹介しています。

また小児や思春期時期の子どものための植物療法として、簡単に取り入れられる処方も紹介していきます。まだ体ができあがりきっていない子どもには、大人の処方では強く作用しすぎる場合もあるので、こちらの処方を用いるようにしてください。

家族に植物療法をすすめる場合は、決して無理強いせずに、好みに合わせて植物の数や入れる量を加減しながら行いましょう。植物は複数組み合わせると相互作用によって、より効果が高まります。でも紹介した処方よりも種類が少ないからといって、効果がなくなるわけではありません。またここで紹介している処方は、必要な場合は服薬と合わせて行えるものとなっています。家族の手当のために植物を備えておくと、ちょっとした不調にも早期に対応することができます。家族みんなの健康のための、安心材料のひとつにもなるかと思います。

主要な登場ハーブ

リンデンの花

優れた鎮静作用を持ち、ストレスをやわらげて不安や眠りの問題の解消に。発汗を促して熱を下げる働きもあるため風邪の発熱時などにも役立つハーブ。

▷ GROUPMENT 5

ラベンダー

不安や緊張を緩め、心と体をリラックスさせる作用に優れたハーブ。また風邪などによる熱の症状には発汗をうながし熱を下げ、毒素を排出する作用が働く。

▷ GROUPMENT 5

ブラックベリーリーフ

高い収斂作用と抗炎症、抗ウィルス作用を持つ。風邪による喉の痛みの緩和や風邪症状の悪化の予防に。また下痢などの消化器系の不調にも役立つ。

▷ GROUPMENT 3

ユーカリ

優れた抗菌、去痰作用があり、風邪による咳や気管支炎、喉の炎症、鼻づまりなどの緩和に。抗ウィルス作用からインフルエンザの予防や回復の助けにもなる。

▷ GROUPMENT 6

ジャーマンカモミール

軽度の不安や筋肉の緊張を緩和させるため、心身ともリラックスさせるハーブとして知られている。作用が穏やかなため子どもの諸症状にも用いやすい。

▷ GROUPMENT 1, 5, 8

オレンジフラワー

鎮静、緩和、抗うつ作用があり、昂った気持ちを落ち着かせて不安やストレスをやわらげてくれる。心因性の不眠や筋肉の緊張のケアに用いる。

▷ GROUPMENT 5

ペパーミント

脳の働きを活性化し、集中力を高めたいときや、リフレッシュしたいときにおすすめのハーブ。消化器系や呼吸器系のトラブルにも役立つ。

▷ GROUPMENT 1

ジンジャー

心臓、血流への刺激により、活力を取り戻す助けをしてくれる強壮作用を持つ。また血行促進作用にも優れ、体を温めて代謝を高めてくれる効果も。

▷ GROUPMENT 1, 9

チョウセンニンジン

中枢興奮作用があり精神と肉体の両面から活力を増強する。免疫システムの強化にも働き、疲労で免疫が低下しているようなときの助けにもなってくれる。

▷ GROUPMENT 9

エピローブ

前立腺肥大症や頻尿など、男性に多い尿のトラブルの助けになるハーブ。抗炎症、抗菌、収斂、鎮静作用を持ち、そのほかの炎症の症状にも用いられる。

▷ GROUPMENT 10

子どもの風邪には子どものためのティザンヌを。穏やかに発汗を促して、熱を下げるのを手伝ってくれます。風邪をひきやすかったり、熱を出しやすい子どもがいるお家なら、その都度焦らなくてよいように、このブレンドを常備しておくのもおすすめです。解熱剤を併用しているときも飲んでも大丈夫なブレンドになっています。

№ 061

ティザンヌ／アンフュージョン

子どもの風邪による発熱に

- 風邪
- 発熱

【処方(比率)】

リンデンの花	1
ラベンダー	1
エルダーフラワー	1

【処方のポイント】

リンデンの花｜発汗、解熱作用
ラベンダー｜発汗、解熱作用
エルダーフラワー｜発汗、解熱、抗ウィルス

〔淹れ方・飲み方〕

- ◯ アンフュージョン／水150mlにハーブはティースプーン1杯程度が目安。沸騰したばかりの湯を注いだポットにハーブを入れ、蓋をして5〜10分ほど浸出。茶葉を最後までしっかり濾す。
- ◯ 1日2〜4杯

穏やかな作用で発汗を促し、解熱に向かわせる植物を集めたブレンドです。エルダーフラワーには抗ウィルス作用もあり、症状の悪化を防ぐ働きもしてくれます。子どもが飲みやすいと感じる、このうちのどれか1種類だけでティザンヌをつくっても構いません。1回に飲む量は大人よりも少なめに。年齢や本人が飲みやすい量に合わせて加減してください。

声が少しいつもと違う、喉が痛いと訴える。そんなとき喉の奥が赤くなっていますよね。それはウィルスや細菌の侵入に対して、喉の粘膜が戦っているからです。喉の炎症を抑えてあげて、ウィルスや細菌の侵入を防ぐ助けをするブレンドです。風邪が重くなる前に飲ませてあげてくださいね。

№ 062

ティザンヌ／アンフュージョン

喉に痛みのある子どもの風邪に

- 風邪
- 喉の痛み、枯れ

【処方(比率)】

ブラックベリーリーフ	1
マロウの花	1
ユーカリ	1

【処方のポイント】

ブラックベリーリーフ｜炎症緩和
マロウの花｜炎症緩和
ユーカリ｜抗菌、抗感染

〔淹れ方・飲み方〕

- ◯ アンフュージョン／水150mlにハーブはティースプーン1杯程度が目安。沸騰したばかりの湯を注いだポットにハーブを入れ、蓋をして5〜10分ほど浸出。茶葉を最後までしっかり濾す。
- ◯ 1日2〜4杯

粘膜の炎症緩和に働いてくれるブラックベリーリーフとマロウの花を中心に、ユーカリで風邪への抵抗力を高めるブレンドです。冷ましてぬるめの状態で飲ませてあげてください。1回に飲む量も、ハーブの量も、大人よりも少なめに。年齢や本人が飲みやすい量に合わせて加減してください。

小さな体で咳をしている姿は、早く止めてあげたくてたまらなくなるものです。咳は体内に入った異物を排出するために起きている現象です。咳を抑え込むのではなく、排出を助けるブレンドで本質的な回復をはかってあげるのが大切です。痰がからんでいる咳にも乾いた咳にも使えます。

№ 063

ティザンヌ／アンフュージョン

咳がつらそうな子どもの風邪に

☑ 風邪による咳

【処方（比率）】

ユーカリ ………… 1
セルピウム ………… 1
マロウの花 ………… 1

【処方のポイント】

ユーカリ｜抗菌、鎮咳、去痰
セルピウム｜抗菌、鎮咳、去痰
マロウの花｜炎症緩和

〔淹れ方・飲み方〕

◯ アンフュージョン／水150mlにハーブはティースプーン1杯程度が目安。沸騰したばかりの湯を注いだポットにハーブを入れ、蓋をして5〜10分ほど浸出。茶葉を最後までしっかり濾す。
◯ 1日2杯程度

呼吸器の分泌物をリフリフにするとともに、粘液質そのものを増やして、体内の異物の排出を助けるブレンドです。咳で喉が痛くなっているときのために、炎症を緩和する作用がある植物も一緒に。1回に飲む量も、ハーブの量も、大人よりも少なめに。年齢や本人が飲みやすい量に合わせて加減してください。

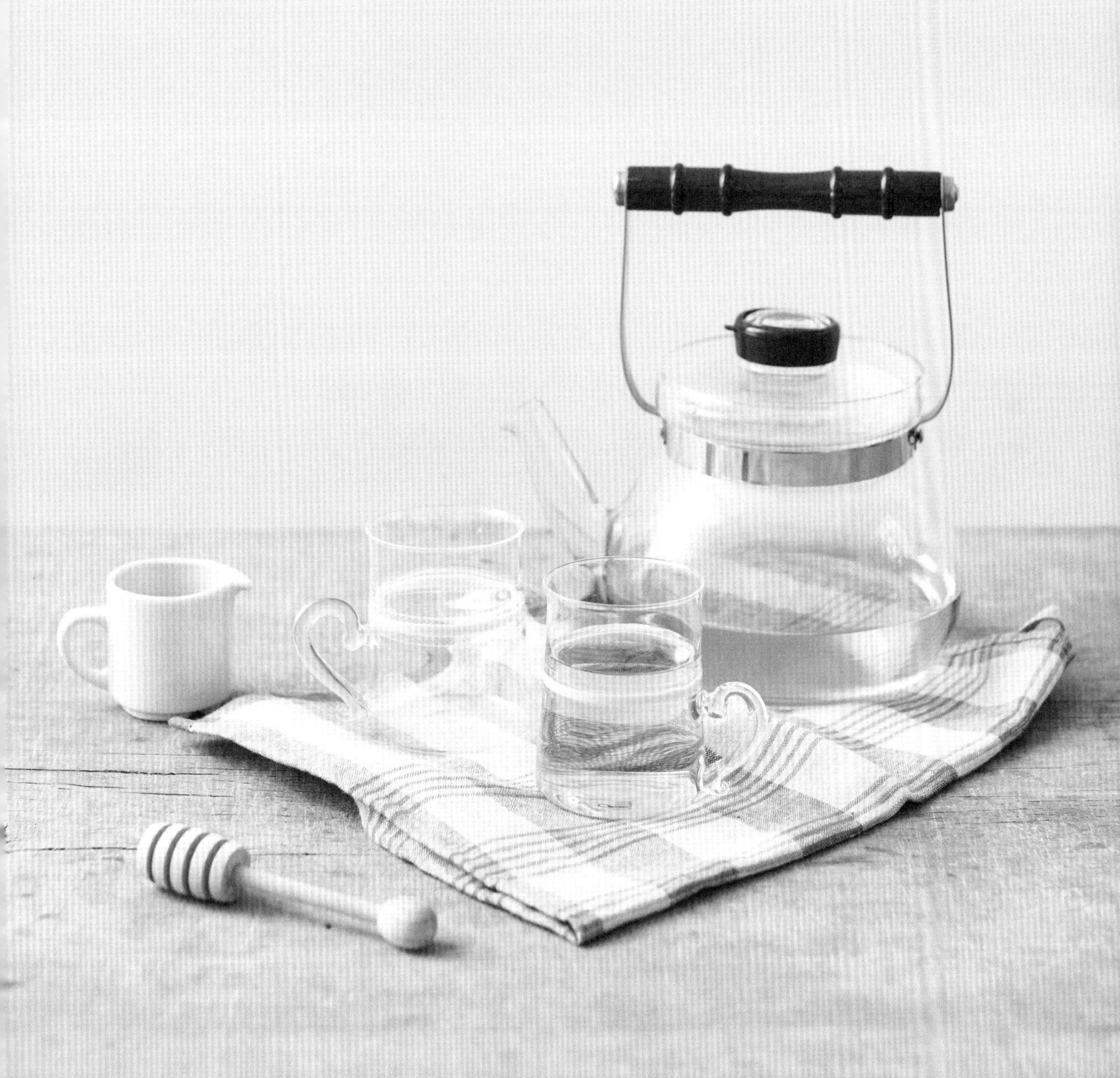

子どもによくある「お腹が痛い」という訴え。子どもはどのように痛むのかをうまく伝えられないこともあり、原因が見当たらないことも多いでしょう。体には特に原因がなく、不安やストレスから腹痛を起こしている場合もあります。そういった日常的な腹痛の訴えに試してもらいたいブレンドです。痛みとともに不安も落ち着かせ、穏やかにしてくれます。

№ 064

ティザンヌ／デコクション

お腹が痛いと訴えるときに

☐ 腹痛

【処方（比率）】

ジャーマンカモミール	1
フェンネル	1
レモンバーベナ	1

〔淹れ方・飲み方〕

○ デコクション／水150mlにつき、ハーブはティースプーン1杯程度が目安。鍋に水とハーブを入れて、沸々とした状態で2分間煮出す。火を止めたら蓋をし、5～10分程置き、茶葉を最後までしっかり濾す。

○ 1日2杯程度

【処方のポイント】

ジャーマンカモミール｜抗炎症
フェンネル｜鎮痙、鎮痛
レモンバーベナ｜鎮痙

今感じているお腹の痛みをやわらげるねらいのブレンドです。フェンネル、ジャーマンカモミール、レモンバーベナともに消化不良の改善や駆風作用もあり、胃腸の調子が悪いときのお腹の痛みにも働きかけてくれます。また鎮静作用もあり、不安やストレスの緩和にもつながります。1回に飲む量も、ハーブの量も、大人よりも少なめに。年齢や本人が飲みやすい量に合わせて加減してください。

眠いのにうまく眠りに入れずにぐずったり、機嫌が悪くなったり……。そうなってしまうと本人も大人もなかなか疲れる夜になりますよね。日中の自律神経系の昂りを自然に抑えて、眠りに入りやすくするブレンドです。普段から寝つきが悪い子どもや、今日は興奮して眠りにくそうだなという日の夕食後に。

№ 065

ティザンヌ／アンフュージョン

なかなか眠ってくれない子どもに

☐ 寝つきが悪い

【処方（比率）】

オレンジフラワー ------ 1
ジャーマンカモミール ------ 1
リンデンの花 ------ 1

【処方のポイント】

オレンジフラワー｜鎮静
ジャーマンカモミール｜鎮静
リンデンの花｜鎮静

〔淹れ方・飲み方〕

- ◯ アンフュージョン／水150mlにつき、ハーブはティースプーン1杯程度が目安。沸騰したばかりの湯を注いだポットにハーブを入れ、蓋をして5〜10分ほど浸出。茶葉を最後までしっかり濾す。
- ◯ 夕食後に1杯

穏やかな作用で昂りを鎮静してくれる植物のブレンドです。オレンジフラワーの柑橘の香りがふんわりとして、香りからもリラックス。子どもにも飲みやすいと思います。1回に飲む量も、ハーブの量も、大人よりも少なめに。年齢や本人が飲みやすい量に合わせて加減してください。

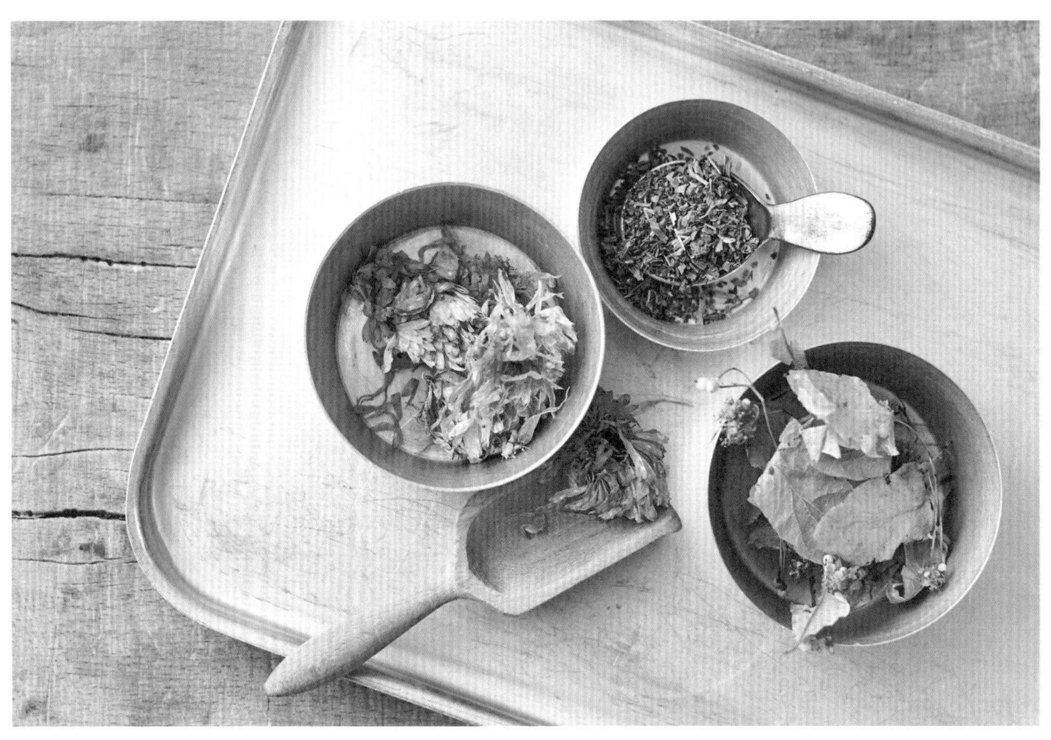

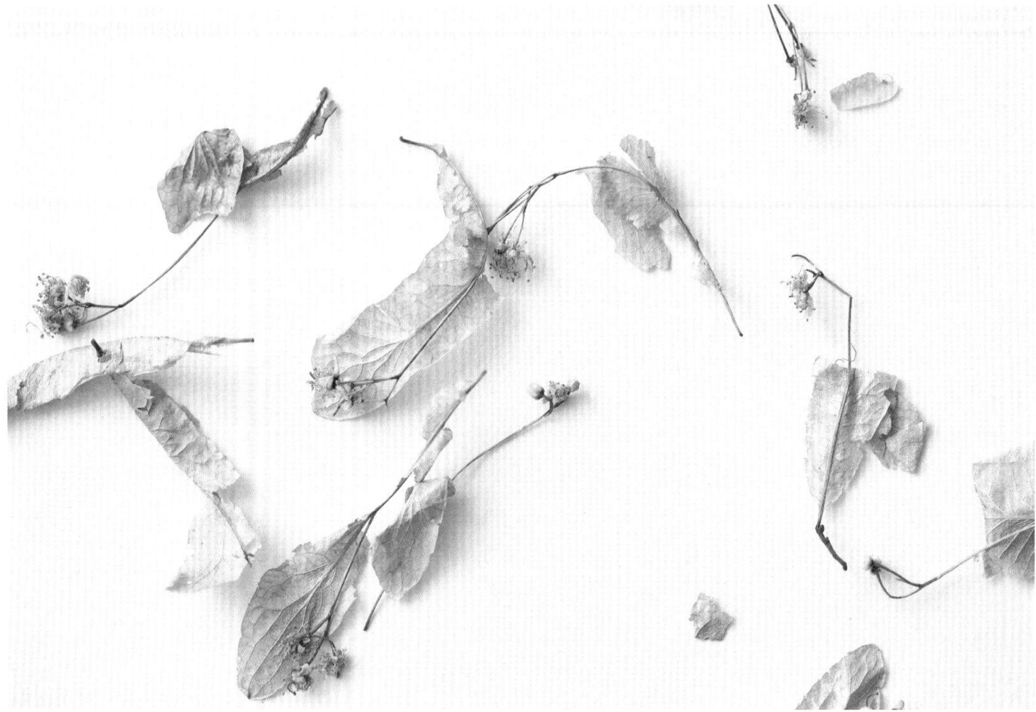

アトピーによる慢性的な皮膚の痒みや炎症は、子どもの心身に強い負担がかかってしまうもの。少しでも症状をやわらげてあげたいと、さまざまな方法を試している方も多いでしょう。植物療法では痒みや炎症を抑えるとともに、体内の毒素による肌への影響を極力減らすための働きかけて負担の軽減を目指します。

№ 066

ティザンヌ／アンフュージョン

子どものアトピー体質の緩和に

アトピー性皮膚炎

【処方(比率)】

サンシキスミレ ---------- 1
カレンデュラ ---------- 1
リンデンの花 ---------- 1

【処方のポイント】

サンシキスミレ｜抗炎症、血液浄化
カレンデュラ｜抗炎症
リンデンの花｜鎮静

〔淹れ方・飲み方〕

◯ アンフュージョン／水150mlにつき、ハーブはティースプーン1杯程度が目安。沸騰したばかりの湯を注いだポットにハーブを入れ、蓋をして5〜10分ほど浸出。茶葉を最後までしっかり濾す。

◯ 1日2〜3杯

かゆみや炎症を抑えるとともに、血液浄化作用のあるサンシキスミレが体内の穏やかなデトックスを促進します。アトピー性皮膚炎がある場合は、他のアレルギーも持ちあわせている場合が多く見られます。長期的な体質改善に取り組むのも良いでしょう。植物療法の専門家に相談してみてください。

10代の生理に関する悩みは、特に生理痛に多いといわれています。生理痛がひどくて授業や日常生活が楽しめないなどがないように、この時期から自分にあったケアの方法を手に入れておくのは大切なこと。子宮のトラブルにつながるのを防ぐことにもなります。生理のこと、女性の体のことを、親子で話すきっかけにもなるでしょう。

№ 067

ティザンヌ／アンフュージョン

10代のための生理痛ケア

☑ 10代の生理痛

【処方（比率）】

ジャーマンカモミール	1
ヤロー	1
カレンデュラ	1

〔淹れ方・飲み方〕

○ アンフュージョン／水250mlにつき、ハーブはテーブルスプーン1杯程度が目安。沸騰したばかりの湯を注いだポットにハーブを入れ、蓋をして5〜10分ほど浸出。茶葉を最後までしっかり濾す。

○ 生理予定日の数日前から／1日2〜3杯

【処方のポイント】

ジャーマンカモミール｜抗炎症、鎮痙
ヤロー｜抗炎症、鎮痙
カレンデュラ｜抗炎症、鎮痙

大人の生理痛ケア（168ページ）よりも少し優しい作用で、痛みのやわらげに特化した処方です。下腹部の痛みのほか、関連する頭痛や腰のだるさなどの緩和にも作用してくれます。生理予定日の数日前から飲み始め、始まってからも痛みがあれば飲み続けてください。

体も心も大きく変化し始めるこの時期。大人と子どものはざまで心は揺れて、生活環境も年単位で変わるなどストレス過多になっている場合も多いと思います。そんなときに出る症状は子どもによってそれぞれ。不安定になっているなと察したら、不安やストレスそのものを緩和してくれるこのティザンヌをそっと差し出してあげてください。

№ 068

ティザンヌ／アンフュージョン

思春期のストレスや不安にまつわる症状に

- ☑ 不安
- ☑ 不眠
- ☑ イライラ

【処方（比率）】

メリッサ	1
ジャーマンカモミール	1
パッションフラワー	1
レモンバーベナ	1
ラベンダー	1

【処方のポイント】

メリッサ｜鎮静、抗不安
ジャーマンカモミール｜鎮静、鎮痙
パッションフラワー｜鎮静、抗不安
レモンバーベナ｜鎮静、鎮痙
ラベンダー｜鎮静

〔淹れ方・飲み方〕

○ アンフュージョン／水250mlにつき、ハーブはテーブルスプーン1杯程度が目安。沸騰したばかりの湯を注いだポットにハーブを入れ、蓋をして5〜10分ほど浸出。茶葉を最後までしっかり濾す。

○ 1日2〜3杯

自律神経系に働きかけて、心身を落ち着かせてくれるブレンドです。情緒が不安定になっている子にも、不安やストレスが不眠につながってしまっている子にも助けになる処方。メリッサとパッションフラワーが不安を取り除く働きかけもしてくれます。

CAUTION

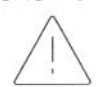

12歳未満にはパッションフラワーは除外すること

受験勉強やテスト勉強の助けになるブレンドです。集中力を高めながら、気分のリフレッシュも叶えます。追い込みや、もうひと頑張りというときに。頑張る気持ちはあるけれど、集中力がいまいち続かないタイプの子どもにもおすすめです。

№ 069

ティザンヌ／アンフュージョン　サプリメント・粉末

受験勉強にひたむきな君に

☑ 集中力アップ
☑ 気分のリフレッシュ

【処方（比率）】

レモンバーベナ ---------- 1
ペパーミント ---------- 1
ローズマリー ---------- 1

【処方のポイント】

レモンバーベナ｜鎮静、緩和
ペパーミント｜脳の働きの活性化
ローズマリー｜脳の働きを活性化

〔淹れ方・飲み方〕

◯ アンフュージョン／水250mlにつき、ハーブはテーブルスプーン1杯程度が目安。沸騰したばかりの湯を注いだポットにハーブを入れ、蓋をして5〜10分ほど浸出。茶葉を最後までしっかり濾す。

◯ 1日2〜3杯

〔サプリメント・粉末〕

バコパ／記憶力や集中力の向上の助けとなります。食後に。

ペパーミントは賦活後、鎮静させてくれる珍しいハーブ。中枢神経を刺激して、脳の働きを活性化してくれます。集中したいとき、眠気を吹き飛ばしたいときにも頼りになります。ローズマリーも血行促進作用により代謝を活性化し、記憶や集中力のアップを促す助けになります。気持ちを落ち着かせて集中力を高め、勉強と向き合えるようになるティザンヌです。

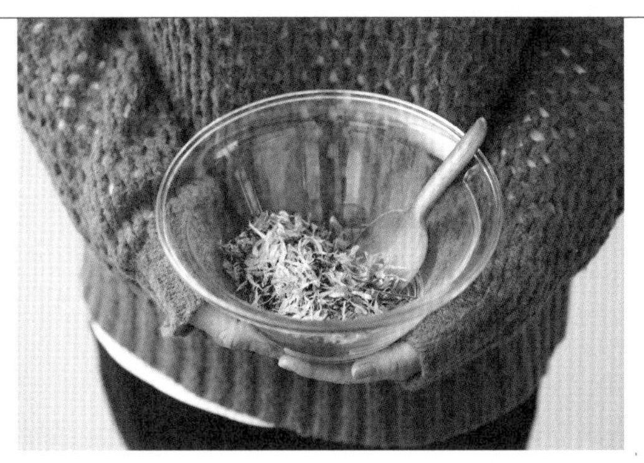

家族ケアのアドバイス： 小児編

小さな体でも大人と同じようにストレスに晒されている子どもたち。さっきまではとっても元気だったのに、急に高熱を出してダウン、なんてこともよくありますよね。なかなか不調を訴えたり、うまく症状を説明することができない子も多いでしょう。いうまでもなく、子どもの臓器の機能は未熟です。大人と同じように植物を用いることはできません。繰り返しになりますが、“植物だから体に優しい”というわけではなく、アレルギーを起こす可能性もあるので、アレルギー体質のお子さんには特に慎重に植物を用いましょう。また急性症状の場合は、まずは必ず医師の診察を受けるようにしてください。植物療法があるからと、受診が遅れて悪化させてしまっては大変です。

小さな子どもでも使いやすいのは、ティザンヌや芳香蒸留水です。我が家では子どもが0歳のときにハーブウォーターを吹きかけたら、大きな反応を返してくれたのを印象深く覚えています。そんな風に子どもの体は場合によっては、大人よりも敏感に、植物を受け止められるようにも思えます。薬効を重視するよりも、その子の体に馴染むもの、喜ぶもののほうが反応が顕著な気もします。

慢性的な不調をお持ちの場合は、植物を使った体質改善的アプローチも有効です。親子で一緒に植物療法に取り組むことで、お子さん自身を見つめる機会にもなるでしょう。なおティザンヌを飲みたがらない場合に蜂蜜などで自然な甘みを加えることもできますが、1歳未満に蜂蜜を与えるのは厳禁です。

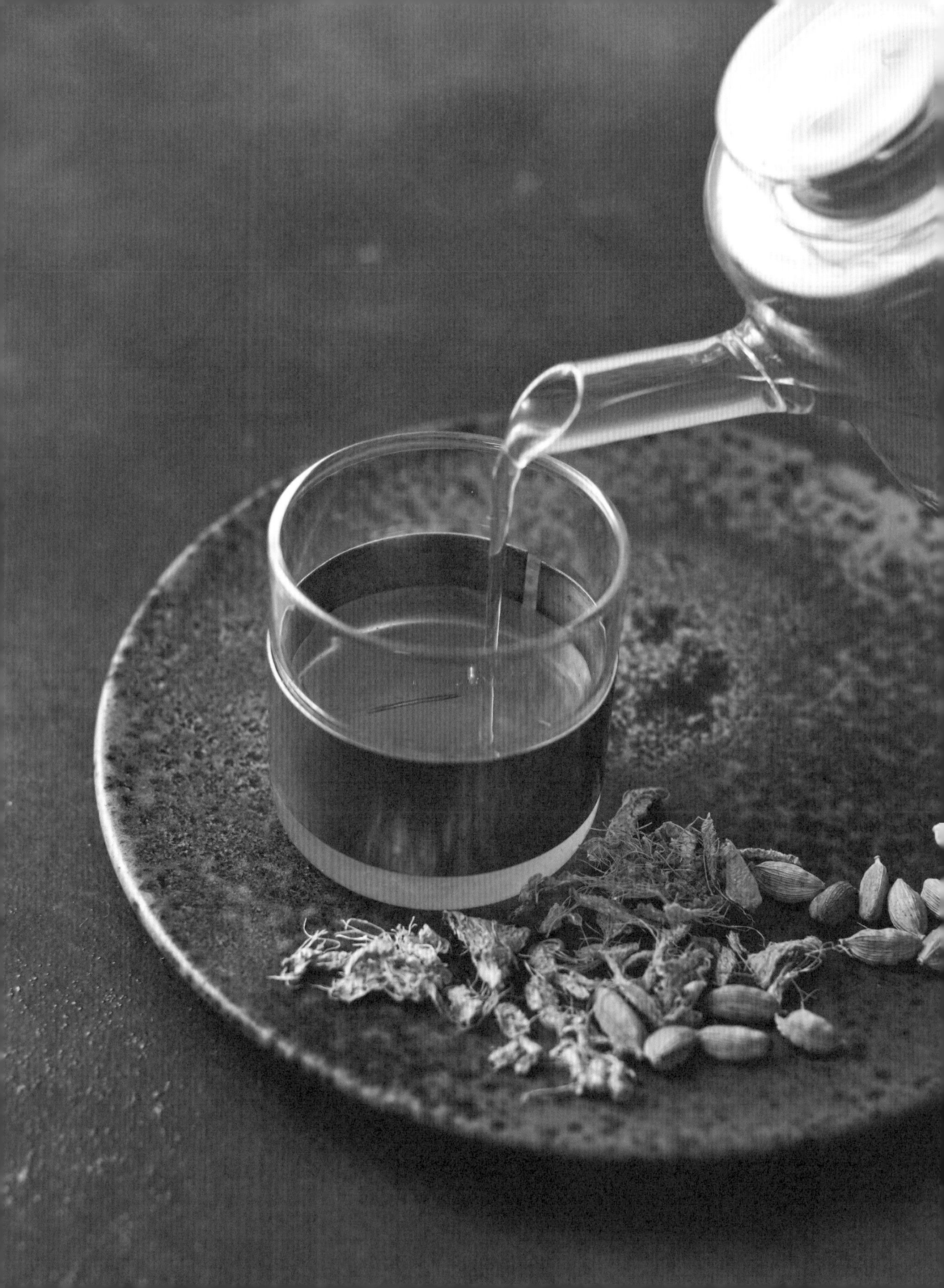

年を重ねた人に限らず、精神的緊張やストレスの過多によって年齢に関わらず悩みに感じている人は多くいます。パリのエルボリストリでも日常的にEDや性欲低下の相談を受けていました。男性機能のサポートとともに、ストレス耐性も高めていきましょう。場合によっては男性不妊の改善のためにも役立てられるかと思います。

№ 070

ティザンヌ／デコクション

男性の性欲低下のお悩みに

- ED
- 性欲低下

【処方（比率）】

ハーブ	比率
ロディオラ、またはシベリアジンセン	1
ジンジャー	1
サリエット	1
ギンコビロバ	1
カルダモン	1

【処方のポイント】

ロディオラ、またはシベリアジンセン｜アダプトゲン、性的強壮
ジンジャー｜性的強壮
サリエット｜性的強壮
ギンコビロバ｜微小循環改善
カルダモン｜性的強壮、神経強壮、鎮静

〔淹れ方・飲み方〕

◯ デコクション／水250mlにつき、ハーブはテーブルスプーン1杯程度が目安。鍋に水とハーブを入れて、沸々とした状態で2分間煮出す。火を止めたら蓋をし、5〜10分程置き、茶葉を最後までしっかり濾す。
◯ 朝、夕（16時頃まで）／1日2杯

EDや性欲低下は更年期のホルモンバランスの変化でも現れますが、それ以外の年代でも起こりうる症状です。こちらは年齢に関わらずそれらの悩みをサポートするブレンドです。ロディオラなどのアダプトゲン作用や、神経強壮作用のあるカルダモンによってストレス耐性を高めるとともに、緊張も緩和。男性機能の改善や性的強壮にも、植物が力を貸してくれます。

男性ホルモンは加齢とともに徐々に低下しますが、減少のし方には個人差があります。また、それにともなって疲労や火照り、発汗、肥満、そしてイライラや不安など、さまざまな身体症状や精神症状が現れることが知られています。ホルモンバランスの変化を緩やかにし、ストレスに対応する力もつけていきましょう。

№ 071

ティザンヌ／デコクション

男性の更年期による気分のムラや集中力の欠如に

☑ 男性更年期

【処方（比率）】

チョウセンニンジン
または、シベリアジンセン ………… 1
ロティエ ………… 1
レモンタイム ………… 1
カルダモン ………… 1
スギナ ………… 1

【処方のポイント】

チョウセンニンジン｜アダプトゲン、強壮
ロティエ｜精神安定
レモンタイム｜強壮、リフレッシュ
カルダモン｜鎮静、強壮
スギナ｜ミネラル補給

〔淹れ方・飲み方〕

◯ デコクション／水250mlにつき、ハーブはテーブルスプーン1杯程度が目安。鍋に水とハーブを入れて、沸々とした状態で2分間煮出す。火を止めたら蓋をし、5〜10分程置き、茶葉を最後までしっかり濾す。
◯ 1日2〜3杯

40代以降の男性をサポートしてくれる植物のブレンドです。男性が更年期に差し掛かる時期は、社会的責任が大きくなる時期にも合致している場合が多いでしょう。過度なストレスがホルモンバランスの乱れを助長するので、まずはアダプトゲン作用、強壮作用のある植物でストレスに負けない体に整えていきます。ホルモンバランスの変化を緩やかにすることで、更年期の症状の緩和にもつながります。

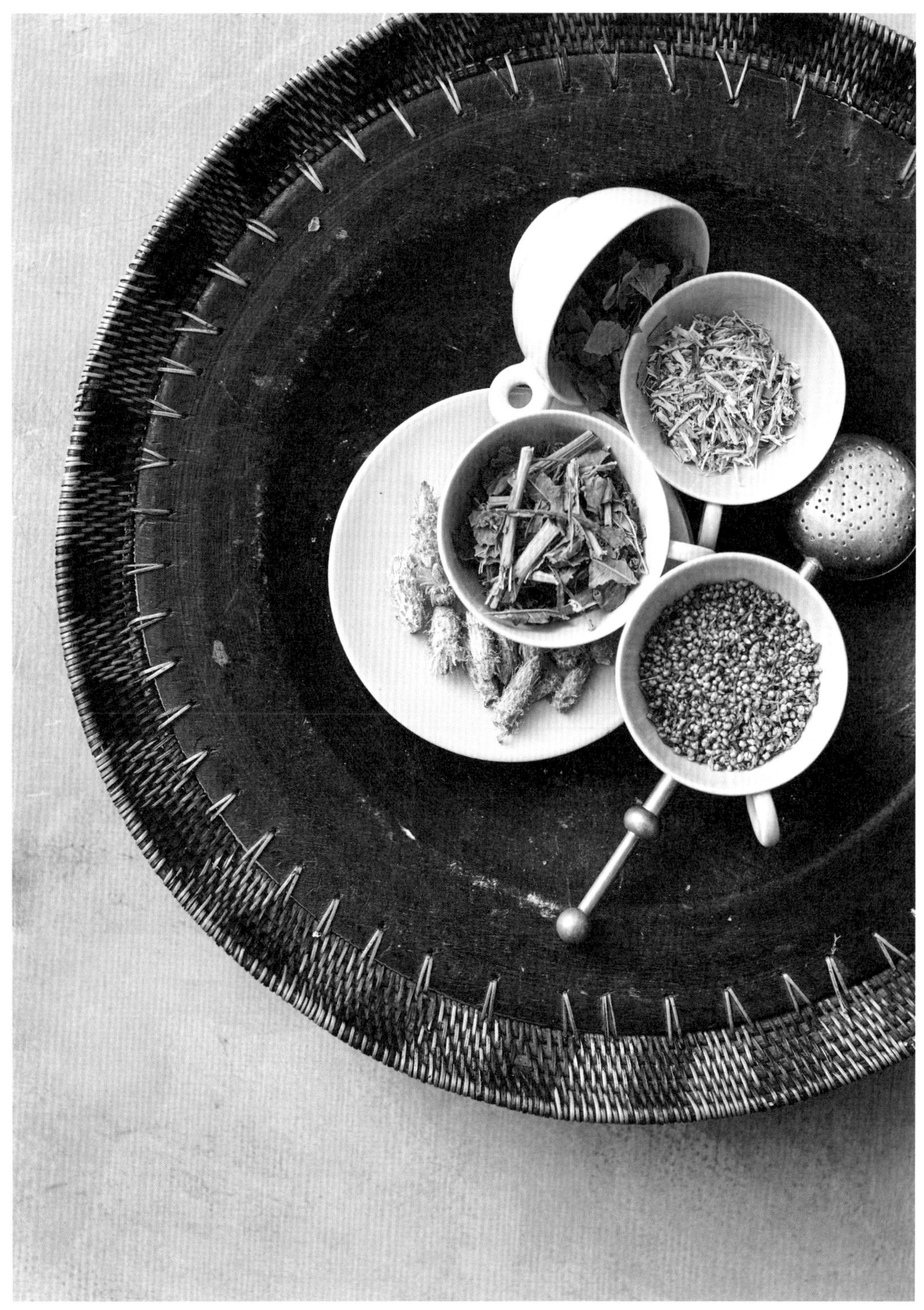

年齢を重ねると男性は特に排尿のトラブルが起きやすくなります。排尿の勢いが低下したり、残尿感を感じたり、トイレが近くなったり……。また前立腺肥大症に悩む人も多いです。頻尿は中途覚醒や早朝覚醒の原因にもなるので、早めに対処したいもの。パリのエルボリストリでは多くの男性が排尿トラブルの改善のために植物を活用しています。ぜひ試してみてください。

№ 072

ティザンヌ／デコクション

中高年男性の尿の悩みに

☐ 前立腺肥大症による排尿困難

☐ 頻尿

【処方（比率）】

エピローブ	1
ネトルの根	1
アカマツの芽	1
バーチの葉	1
ヒース	1

【処方のポイント】

エピローブ｜前立腺の肥大抑制
ネトルの根｜抗アンドロゲン作用
アカマツの芽｜鬱滞除去、抗炎症
バーチの葉｜利尿、抗炎症
ヒース｜利尿、抗炎症

〔淹れ方・飲み方〕

◯ デコクション／水250mlにつき、ハーブはテーブルスプーン1杯程度が目安。鍋に水とハーブを入れて、沸々とした状態で2分間煮出す。火を止めたら蓋をし、5〜10分程置き、茶葉を最後までしっかり濾す。

◯ 1日2〜3杯／19時以降は飲まない

中高年以降に多い尿のトラブルは加齢などに起きる男性ホルモンのバランスの変化が原因と考えられています。ネトルの根が作用するアンドロゲンは男性ホルモンの総称。ホルモンバランスの調整に働きかけながら、今ある症状の緩和をねらったブレンドです。前立腺炎の予防、改善にも役立ちます。前立腺癌の可能性もあるため、定期的な検診も受けてください。カボチャの種やパンプキンシードオイルを食事に取り入れるのもおすすめです。

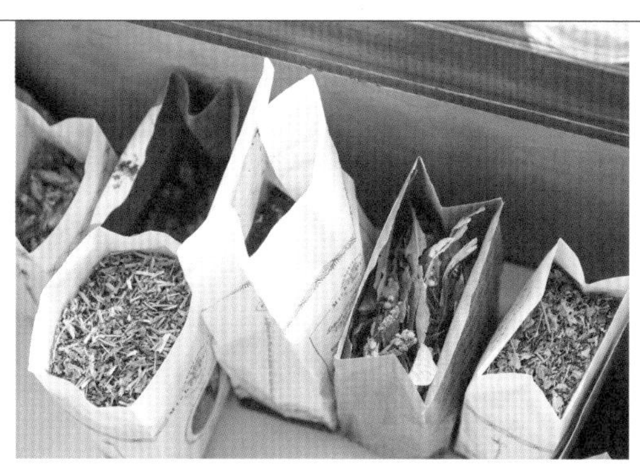

家族ケアのアドバイス：男性編

植物療法は必ずしも女性から男性へ行うもの、というわけではないのは承知ですが、この本は女性読者が多くなることを想定しておりますため、このような書き方になってしまうのをお許しください。植物療法は女性に向いているもの、ということは絶対にありません。そして男性がハーブティーを好まない、という傾向も少なくともフランスではありませんでした。男性も一人でエルボリストリにいらっしゃいますし、父親から子へのケアというケースもごく普通にありました。フランスでは年配の人が飲むもの、というイメージを持つ方も少なくはないですが、何かをきっかけにティザンヌを取り入れてみて、その美味しさと心地良さにすぐに習慣化していく様子を多く見ています。奥様が淹れてあげていたティザンヌを、いつの間にか旦那様が淹れてくれるようになったという話もしばしば。日頃のストレスケア、生活習慣病の予防、風邪対策など、日頃の健康管理を行うためのツールとして、男性にも頼られていました。

日本では今のところ、植物療法が女性特有の悩みにフォーカスして語られる場合も多いですが、ご紹介した処方のように男性特有の悩みに対処する植物療法もあります。巷に売られている精力増強を謳った栄養ドリンクや健康食品、実はそういうところに植物療法が隠れていたりもします。商品のマーケティングで強調されていることだけがその植物の作用ではないですから、あくまでも植物の自然の状態、たとえばお茶などの形で、生活スタイルに合った取り入れ方をするのがベストですね（男性に限らずですね！）。

Column

植物セルフケアをお手伝いする薬店

2022年1月、東京渋谷区の神宮前に、漢方薬や薬草、ハーブを専門に扱う薬店「Dgs Phytreat: ドラッグストア　フィトリート」を開業しました。個人経営のひっそりとした店舗です。

どうして日本のドラッグストアは、薬や健康食品のほかはスーパーマーケットと代わり映えがしないのだろう。フランスから日本に戻ってきて、特に息子が産まれてからは、フランスの薬局やエルボリストリ、オーガニックショップで買えていたようなもの、なるべく体にも自然にも負担がかからず、添加物が少なくて小さい子どもにも安心して使えるものが手に入らないことに困ってしまいました。また日本は十分にハーブが手に入るお店が少なく、どうしてもハーブティーは「美味しく飲むもの」という側面が強いようにも思えました。あのハーブが欲しい、と思った時に探しても、なかなか良いものを見つけられませんでした。こうした経験から、薬店で安心できる品質の、植物由来の成分のものを揃えたり、しっかり質のよい植物を扱える環境を整えたい、と思い開業に至りました。

とはいえ私は決して極端な自然派でもありませんし、現代医療や薬を否定する立場ではありません。日本もフランスも、医療体制や健康保険が充実しているため、病気になっても大抵は大きな負担なく治療を受けることができます。ドラッグストアで販売されている一般用医薬品(OTC)は、病院に行けない時、または通院の機会を減らすためのセルフメディケーション(自主服薬)のサポートという面も担っています。一方、薬草店や薬局で取り扱うようなハーブや薬草は、日本と同じようにフランスでも健康保険は適用されません。そのためある程度金銭的に余裕がある、いわば「意識の高い方」のものというイメージは多少ありました。ハーブに関していえばその傾向は日本のほうがより顕著かもしれません。でも日本にもヨモギやドクダミ、ヘラオオバコなどのように、いわゆる民間薬として用いられてきた薬草はたくさんありますよね。フランスの植物療法だって、もともとはそれと同じ。特別なものではなく、長く人の暮らしの身近にあったものなのです。
「Dgs Phytreat」では植物療法や漢方といった伝統植物療法を取り入れ、昔の薬草店のような側面を持つ、既存のドラッグストアにはあまりないハイブリッドな場を目指してみたい、と思っています。日本ではまだ受けられる場が少ない、フランス植物療法士によるコンサルテーション（カウンセリング）も予約制で行っていきますし、お話を伺ってオーダーメイドのハーブブレンドの提案も行います。本書の処方に登場する植物のなかには、日本ではまだあまり知られていないものもありますが、薬店では取扱いをしていますのでお気軽に覗きにきてくださいね。体のこと、心のこと、どんなに小さなことでも迷わず相談に来ていただけるような場にできたらと思っています。

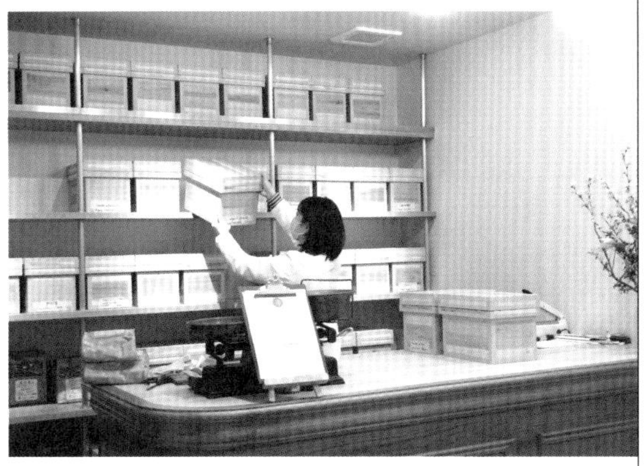

／
日本国内やフランスなどから状態の良いハーブ、薬草を厳選して取り揃えています。名前は聞いたことがあるけれど、使ったこと、見たことがなかったというような植物との出会いも体験していただけるかもしれません

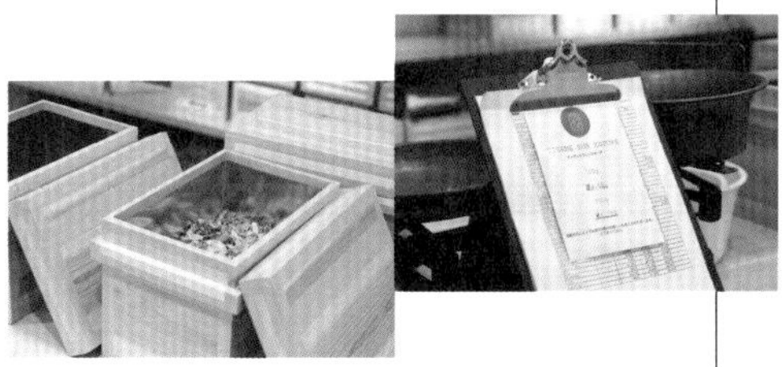

／
ティザンヌは気軽に取り入れられるティーバッグタイプから、ご自分でブレンドも楽しんでいただける単品販売、そしてオーダーメイドブレンドまで。取り入れやすい方法を選んでいただけます

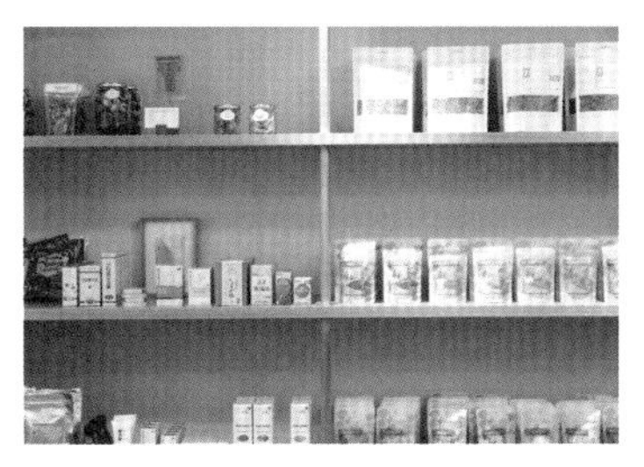

／
そのときの体の状態によってハーブが良いときもあれば、漢方薬や一般医薬品が良いときも。複合的に処方、提案ができる薬店を目指しています

CHAPITRE
4

季節と日常のお助けレシピ

自然の一部であるヒト。動物と同じように
季節の移ろいで変わる外的環境の影響で
体の状態も変化します。本章では
日本の四季に合わせたメンテナンスレシピと
日常のプチトラブルへの処方レシピをお伝えします。

Au quotidien

処方の見方・用い方

○ハーブのブレンドの割合は比率で表記しています。
○主にデコクションでの浸出を推奨しています。時間がないときはアンフュージョンでも構いませんが、その場合は浸出時間を15分程度と長めにとってください。
○ハーブは利尿作用を持つものが多いので、原則19時までに飲むようにしましょう。寝る前に飲む処方は分量を少なめに表記しています。
○ティザンヌは食事以外のときに飲みましょう。
○温かい状態で飲むことを推奨しています。夏など気温が高い時期は常温や冷たい状態でも良いです。
○処方に登場する個々の植物の使用上の注意、禁忌は228ページからの「ハーブ事典」で確認してください。

解毒の季節。「肝」の重点的なケアで体も心もすっきりと

Printemps

春

もともとフランスの植物療法でも季節を意識した養生は行われてきましたが、最近は特に東洋医学に倣ってその傾向が強くなってきています。ここでは東洋医学、フランス植物療法、両方の視点から日本の四季に合わせたメンテナンスのポイントをお伝えします。東洋医学の思想では春は解毒を意識した食事をする伝統があります。冬のあいだに溜め込んだ不要なものを一気に排出しようと、体が解毒モードに入る季節。七草粥に入れる七草やふきのとうなどの苦味のある春の山菜は、解毒作用を持っているため、この時期の体が必要としているものに適っています。同じようにフランスでもクリスマスや年末年始のたくさん食べたり飲んだりする時期の後に訪れる春は、デトックスを習慣とする人が多くいます。

体が解毒を頑張るということは、肝臓の働きが特に高まるということ。ですから、春は肝臓を重点的にケアしていきましょう。肝臓は解毒機能として働くほかに、自律神経系のような働きもしています。肝臓が疲れてしまうと、心身ともにさまざまな不調が現れがち。特に春は社会生活の中での環境の変化もあり、自律神経系のバランスが乱れて情緒が不安定になる人も多いでしょう。不安や緊張が続いたり、睡眠が乱れていると感じたら、早めの対策とともに肝臓をケアすることも思い出してください。

肝臓のケアに力を入れたデトックスブレンドです。春に乱れがちな自律神経系のバランスも整えて、新しい環境を乗り切るサポートも行います。不要なものは滞りなく排出して、体も心もすっきりと新しい季節を迎えられますように。花粉症による症状の緩和にもおすすめです。

ティザンヌ／デコクション

春のむずむずメンテナンス

SOINS DE PRINTEMPS

【処方（比率）】

マリアアザミ ---------- 1
ネトルの葉 ---------- 1
アイブライト ---------- 1
ローズマリー ---------- 1
ペパーミント ---------- 1

【処方のポイント】

マリアアザミ｜肝機能改善、肝臓保護
ネトルの葉｜毒素排出促進の正常化、余分な水分の排出促進
アイブライト｜肝機能改善、眼精疲労の改善、アレルギー症状緩和
ローズマリー｜肝機能改善
ペパーミント｜鎮静、消化機能改善

〔淹れ方・飲み方〕

◯ デコクション／水250mlにつき、ハーブはテーブルスプーン1杯程度が目安。鍋に水とハーブを入れて、沸々とした状態で2分間煮出す。火を止めたら蓋をし、5〜10分程置き、茶葉を最後までしっかり濾す。
◯ 1日2〜3杯

肝機能の改善とともに、自律神経系のバランスも整えて心を安定させるブレンドです。東洋医学では「肝は目に開竅(かいきょう)する」といわれ、肝臓の状態は目に反映されると考えられています。春の花粉症は目に症状が出やすいですが、肝機能を整えることで症状の緩和も期待できます。アイブライトは目の症状にも良いとされているハーブ。眼精疲労や目の炎症、痛みなどにもおすすめの植物です。

暑さが「心」に負担をかける。
植物で体の熱を自然に冷まして・

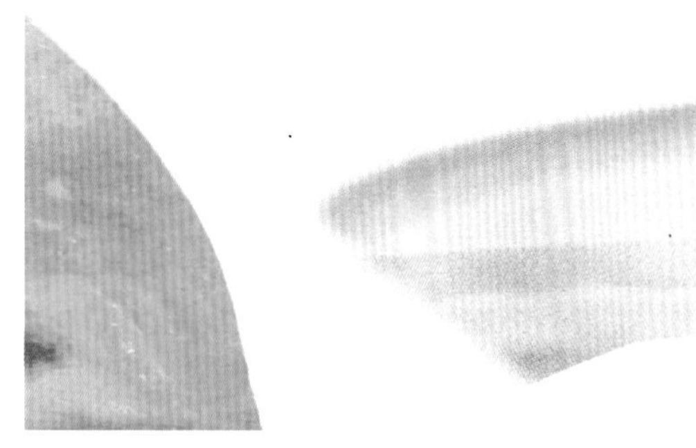

Été

夏

強い日差しを浴びて動物も植物も活発になる夏。東洋医学的にいえば、陽の気がピークになる季節です。体の働きは活発になりますが、暑さによる負担も少なからずあります。特に負担を受けやすいのが「心」、心臓や自律神経系の機能です。血液を全身に巡らせて栄養を届ける心臓と、情動や体の機能をコントロールする自律神経系の機能がこれにあたります。もともと体は発汗によって熱を発散していますが、あまりに暑すぎたり、この機能に負担がかかりすぎていると、熱をうまく発散できず、体内にこもってイライラしたり、ひどい場合は意識を失ってしまうことも。自然に体の熱をとってくれる植物や、抗酸化物質が豊富な植物で、負担の軽減を心がけましょう。たとえばレッドグレープリーフやハイビスカス、ローズヒップ、緑茶などを中心としたブレンドがおすすめです。

また冷房が強く効いた部屋で過ごす時間が長い人は、屋外と室内の大幅な気温差によって自律神経系の不調をきたすことも少なくありません。体を冷やしすぎないように、温かい飲み物を飲むのも対策のひとつです。ティザンヌを飲むときも冷やさずに、ぬるめ、または常温で。冷たいものばかりを摂りすぎて、胃腸機能まで低下させないように気をつけてくださいね。

暑さに負けてしまう前から飲み始めたい夏のメンテナンスブレンドです。体内にこもってしまいがちな熱を自然にとって、暑さによる「心」への負担を軽減します。しかも抗酸化物質が豊富な植物がたくさん。夏バテや暑さによる疲労の予防はもちろんのこと、夏場の強い紫外線対策にも。

ティザンヌ／デコクション

夏のメラメラメンテナンス

SOINS D'ÉTÉ

【処方（比率）】

ホーソンの葉	1
レッドグレープリーフ	1
ハイビスカス	1
レモンピール	1
緑茶	1

【処方のポイント】

ホーソンの葉｜心臓の働きを改善、自律神経系のバランス調整
レッドグレープリーフ｜血流促進、抗酸化
ハイビスカス｜解熱、消化機能促進、抗酸化
レモンピール｜血流促進
緑茶｜抗酸化

〔淹れ方・飲み方〕

- ◯ デコクション／水250mlにつき、ハーブはテーブルスプーン1杯程度が目安。鍋に水とハーブを入れて、沸々とした状態で2分間煮出す。火を止めたら蓋をし、5〜10分程置き、茶葉を最後までしっかり濾す。
- ◯ 1日2〜3杯／冷やさずにぬるめ、または常温で

「心」に負担がかかると全身の巡りそのものに影響を及ぼします。余分な熱をとる植物の性質を生かしつつ、血流を良くし、胃腸を温める機能も支えてくれる植物も入れたブレンドです。ハイビスカスは代謝を促進し、強壮作用もあり、肉体的な疲労の回復に効果的なハーブ。緑茶は抗酸化物質が豊富で、単独で飲むのも良いですが、ぜひブレンドに入れてみてください。

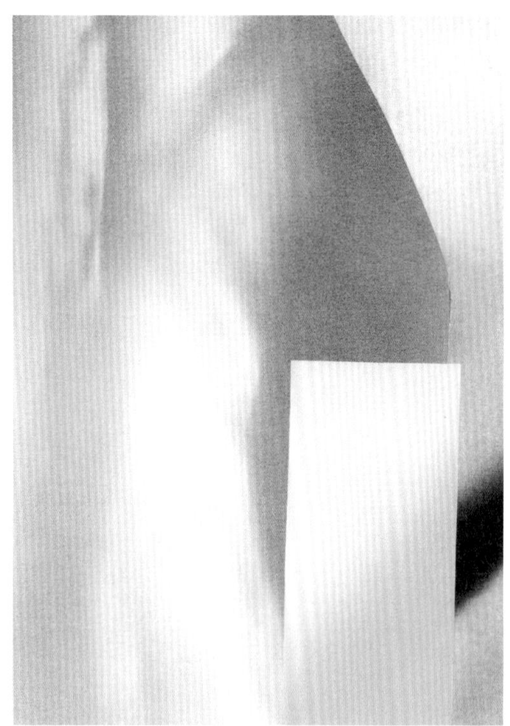

乾燥対策も風邪の予防も「肺」の粘膜ケアからはじめよう

Automne

秋

夏から秋への移り変わりは、東洋医学では陽から陰の季節の変わり目です。暑さによる疲れが残っているなかで朝晩と日中の寒暖差も大きくなり、誰しも体調を崩しがちになります。喉や鼻、皮膚が乾燥したり、痒みを感じたりするようになる人も多いでしょう。自律神経系のバランスも乱れやすいため、食生活の見直しや睡眠の状態にも気を配りたい時期となります。

東洋医学の観点から見ても秋は大気の乾燥、「燥邪」の影響を受けやすいとされます。燥邪は肺や、肺と表裏の関係にある大腸を特に犯しやすいと考えられています。肺は全身にエネルギーを巡らせ、血液や水分の巡り、排出にも関係しているとされます。肺の潤いがなくなると呼吸器症状や喉や鼻、皮膚の乾燥だけでなく、免疫力の低下にもつながります。大腸の機能にも影響を及ぼし、倦怠感やさらなる免疫力の低下をもたらす原因となってしまいます。

秋を健康に、元気に乗り切るには、肺に含まれる粘膜へのケアがポイントになります。呼吸器系の粘膜は細菌やウィルス、異物など外部からの侵入を防ぐ役割を担っていますが、乾燥するとその働きが低下してしまいます。免疫細胞が働きやすいよう、粘膜の潤いをキープする植物で、肺と消化器官を労わりましょう。

潤いと免疫力を高める秋のメンテナンスブレンドです。肺の粘膜の潤いが、大腸の潤いへ。体の抵抗力を高めるとともに、喉や鼻、皮膚などの乾燥予防にもつながります。またこの季節は喘息やアトピーなどのアレルギーも症状が出やすくなります。悪化の予防にもおすすめです。

ティザンヌ／デコクション

秋のカサカサメンテナンス

SOINS D'AUTOMNE

【処方(比率)】

ヘラオオバコ	1
サンシキスミレ	1
マレイン	1
マロウの花	1
フェンネル	1
スターアニス	1

【処方のポイント】

ヘラオオバコ｜去痰、組織ドレナージュ作用
サンシキスミレ｜血液浄化、毒素排出促進
マレイン｜去痰、抗炎症
マロウの花｜保湿、抗炎症
フェンネル｜去痰、消化促進
スターアニス｜鎮痙、消化促進

〔淹れ方・飲み方〕

◯ デコクション／水250mlにつき、ハーブはテーブルスプーン1杯程度が目安。鍋に水とハーブを入れて、沸々とした状態で2分間煮出す。火を止めたら蓋をし、5～10分程置き、茶葉を最後までしっかり濾す。
◯ 1日2～3杯

マロウの花は呼吸器や消化器の粘膜に潤いを与えてくれる、粘液質豊富グループの代表的なハーブ。サンシキスミレとともに冷・湿の性質を持ち、乾燥しがちな体質の人も乾きすぎない状態へと導いてくれます。フェンネルやスターアニスも入れて、大腸をはじめとした消化機能へのケアも同時に行うブレンドです。

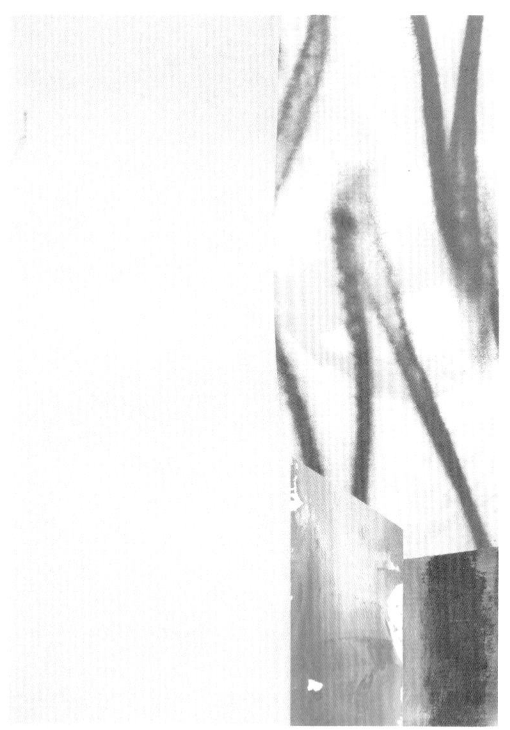

「腎」をケアしてお腹の中から熱をつくれる体に

Hiver

冬

自然界の生命体は活動の休止期に入り、養分を蓄えて寒さをしのぎ、春の訪れを待つ季節。ヒトの体も寒さから身を守るために、生命力を体の奥に蓄える時期に入ります。この時期に夏と同じような生活を送っていると、ためるべきエネルギーが発散され、寒さに熱を奪われて体力を消耗しやすくなります。東洋医学では体に悪影響をおよぼす外の寒さを「寒邪」と呼び、寒邪が体に侵入すると、ゾクゾクと寒気がする風邪や、体の痛みの原因になるとされています。一方、体の中で寒邪に対抗する熱を産生するのが「腎」と呼ばれる場所。腎臓や膀胱、またその周囲にある副腎や生殖器も含みます。

冬の体調の整えには、この腎を養い、体を温める力を備えることが大切です。それは、防御作用である免疫機能の低下を防ぐことにもつながります。アダプトゲン作用や強壮作用を持つ植物で体全体の機能を底上げするとともに、腎臓の働きをケアする植物で寒さに負けない体づくりをしていきましょう。また冬は日照時間が短くなり、季節性のうつに悩まされる人も多いでしょう。季節性のうつの対策にはセントジョーンズワートのティザンヌがおすすめです。日照時間が特に少なくなる地域の人は、ビタミンDが豊富な肝油サプリなども併用してみてください。

自分で自分を温める。そんな力をつけてくれる、冬の寒さに負けないためのブレンドです。腎は熱の産生をするだけでなく、風邪などから体を守る力も蓄えています。だから冬に入ったらまず腎臓やその周辺の臓器の機能を整え直しておきましょう。冷えが気になる人、寒さで肩や膝、腰などの痛みが出やすい人には特におすすめのメンテナンスです。

ティザンヌ／デコクション

冬のブルブルメンテナンス

SOINS D'HIVER

【処方（比率）】

シベリアジンセン、またはチョウセンニンジン	1
ジュニパーベリー	1
シナモン	1
バイオレットの花、または葉	1
スギナ	1

【処方のポイント】

シベリアジンセン、またはチョウセンニンジン｜アダプトゲン
ジュニパーベリー｜利尿、毒素排出促進機能の正常化
シナモン｜血流改善
バイオレットの花、または葉｜利尿
スギナ｜利尿、血液浄化

〔淹れ方・飲み方〕

- ◯ デコクション／水250mlにつき、ハーブはテーブルスプーン1杯程度が目安。鍋に水とハーブを入れて、沸々とした状態で2分間煮出す。火を止めたら蓋をし、5～10分程置き、茶葉を最後までしっかり濾す。
- ◯ 1日2～3杯

アダプトゲン作用のある植物で体力の底上げをしつつ、腎臓の排出機能を高めて整えるブレンドです。スギナやシナモンには冷えによって滞りがちになる血流や水分の流れを助ける働きもあります。腎臓のケアから、全身が滞りなく巡る体づくりへ。免疫機能の低下も防ぐので、風邪にかかりにくい状態へと導きます。

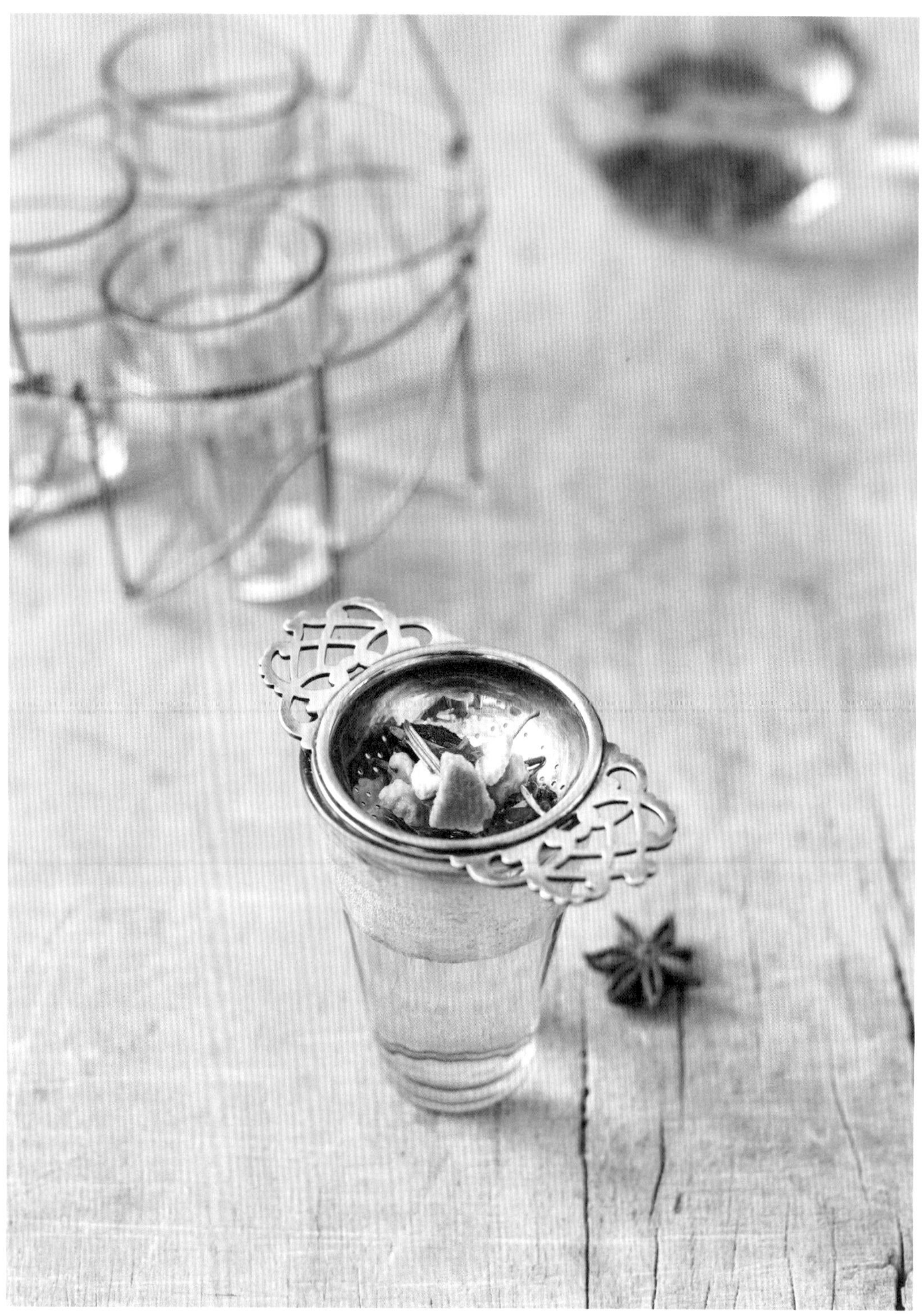

ここからは日常のプチトラブルのための処方をお伝えしていきます。ちょっと気分を切り替えたいとき、なんとなく心がもやもやしている日に、気持ちを明るく、前向きにしてくれるブレンドです。自分でも気づいていないような不安や緊張をそっとやわらげ、体もふんわり温かく。爽やかな香りも手伝って、気持ちを切り替え、背中を押してくれます。

ティザンヌ／デコクション

気分を明るくリフレッシュ

【処方(比率)】

ロティエ 1
マジョラム 1
スターアニス 1
レモンタイム 1
メリッサ 1
オレンジピール 1

【処方のポイント】

ロティエ｜鎮静、抗うつ、精神安定
マジョラム｜鎮静、加温
スターアニス｜鎮静、血行促進
レモンタイム｜リラックス
メリッサ｜鎮静、リラックス
オレンジピール｜鎮静

〔淹れ方・飲み方〕

◯ デコクション／水250mlにつき、ハーブはテーブルスプーン1杯程度が目安。鍋に水とハーブを入れて、沸々とした状態で2分間煮出す。火を止めたら蓋をし、5〜10分程置き、茶葉を最後までしっかり濾す。
◯ 1日2〜3杯

穏やかな鎮静作用のある植物を中心としたブレンドです。体の緊張を緩めると、自然と心のこわばりや重さも取り除かれていきます。マジョラムやスターアニスには血流を良くして体を温めてくれる作用があるので、冷えによる胃腸機能の低下や肩こりの緩和にも役立ちます。不安感を緩める働きもある処方なので、ぐっすり眠ってすっきりとした気分で明日を迎えてくださいね。

パソコンやスマートフォンなどが欠かせない現代の暮らしでは、どうしても目を使いすぎてしまいます。このブレンドは目の疲れや、それにともなう目の充血、乾燥、一時的なかすみやぼやけなどが気になるときのための処方。「輝く目」と名付けられたアイブライトをはじめ、眼精疲労や視力の改善に働きかけるハーブをブレンドしています。

ティザンヌ／デコクション

働きすぎの疲れ目に

【処方（比率）】

アイブライト 1
ブルーベリーリーフ 1
ギンコビロバ 1

【処方のポイント】

アイブライト｜抗炎症、収斂
ブルーベリーリーフ｜抗酸化
ギンコビロバ｜抗酸化、抗炎症、血管拡張

〔淹れ方・飲み方〕

◯ デコクション／水250mlにつき、ハーブはテーブルスプーン1杯程度が目安。鍋に水とハーブを入れて、沸々とした状態で2分間煮出す。火を止めたら蓋をし、5〜10分程置き、茶葉を最後までしっかり濾す。

◯ 1日2〜3杯

アイブライトはその名前のとおり、古くから目に良いと用いられてきたハーブ。疲れ目の予防、目の充血、炎症の改善だけでなく、肝機能を促進することで目の疲れを改善させる作用もあります。ブルーベリーリーフとギンコビロバは高い抗酸化作用を持ち、網膜や視神経、毛様体の緊張をやわらげ、血流を促す働きを期待できます。また、クコの実をそのまま食べるのもおすすめです。

体の抵抗力が下がっているときにできやすい、ものもらい。予定がある日に目が腫れていたりすると、残念な気持ちになりますよね。ものもらいは細菌感染による炎症の場合と、皮脂の分泌腺が詰まって炎症を起こしている場合があります。こちらの処方はティザンヌを外用に使うタイプ。植物の薬効がまぶたの炎症をケアしてくれます。

外用／アンフュージョン

早く治したいものもらい

SOINS QUOTIDIENS

【処方(比率)】

エキナセア ---------- 1
ローマンカモミール ---------- 1
コーンフラワー ---------- 1

【処方のポイント】

エキナセア｜抗菌、抗炎症、免疫賦活
ローマンカモミール｜抗炎症、鎮静
コーンフラワー｜抗炎症、収斂

〔淹れ方・使い方〕

○ アンフュージョン／水250mlにハーブはテーブルスプーン1杯程度が目安。沸騰したばかりの湯を注いだポットにハーブを入れ、蓋をして5～10分ほど浸出。茶葉を最後までしっかり濾す。

○ 冷ましたティザンヌをコットンに染み込ませてまぶたに乗せる。

ものもらいによるまぶたの炎症やかゆみ、腫れを抑えてくれる植物のブレンドです。外用に使うだけでなく、飲むのも良いでしょう。細菌性のものもらいは、免疫機能がちゃんと機能していれば、ほとんど感染にはいたりません。できてしまったということは、免疫力が落ちているサイン。日頃のストレスや体調も見直してくださいね。エキナセアはそんな体の免疫機能を高めてくれる作用もあります。腫れがひどいときや、長引く場合は眼科の受診を。

地味だけれどストレスがたまるプチトラブルのひとつが口内炎。粘膜に傷がついて口内炎ができることもありますが、多くは疲れや寝不足、食生活の乱れなどが発端となってできる粘膜の炎症です。つまり口内炎ができたら、体内のバランスが乱れていないか疑ったほうが良いでしょう。口の中の粘膜のケアと、体内のケア、両方から取り組むティザンヌです。

ティザンヌ／アンフュージョン　芳香蒸留水

SOINS QUOTIDIENS

繰り返しがちな口内炎

【処方（比率）】

ローリエ ---------- 1
セージ ---------- 1
メリッサ ---------- 1
カレンデュラ ---------- 1
マロウの花 ---------- 1

〔淹れ方・飲み方〕

◯ アンフュージョン／水250mlにハーブはテーブルスプーン1杯程度が目安。沸騰したばかりの湯を注いだポットにハーブを入れ、蓋をして5〜10分ほど浸出。茶葉を最後までしっかり濾す。
◯ 1日2〜3杯

〔ティザンヌ、芳香蒸留水〕
ローリエのティザンヌまたは、芳香蒸留水／口内炎の幹部に塗布するか、または薄めたもので口をゆすぐ。炎症、痛みを抑え、口の中を清潔な状態にします。

【処方のポイント】

ローリエ｜抗炎症、消化促進、鎮痛、抗菌
セージ｜殺菌、強壮
メリッサ｜鎮静
カレンデュラ｜抗炎症
マロウの花｜粘液質豊富

口の中を清潔に保ち、口内の粘膜の炎症を抑えるとともに、体内の状態にも働きかけるブレンドです。ローリエは消化を促進し、胃腸の状態を整えます。優れた殺菌作用を持つセージは、疲労回復、強壮作用を持つハーブ。粘膜のバリア機能が落ちている状態でもあるので、粘液質が豊富なマロウの花で粘膜もしっかりケアしておきましょう。

特に思い当たる虫歯や原因がないのに、疲労が重なったときに歯が痛む、歯茎が腫れるといった症状が出る人もいます。歯が浮いたよう、チクチクする、何となく変、など人によって感じる症状はさまざまで、原因の特定が難しいとされています。この処方は痛みの緩和にアプローチするものです。一緒にストレス対策などもしてくださいね。

ティザンヌ／アンフュージョン

疲れたときに出る 歯の痛み、歯茎の腫れ

SOINS QUOTIDIENS

【処方(比率)】

オレガノ	1
クローブ	1
ローリエ	1

【処方のポイント】

オレガノ｜抗菌、鎮痛
クローブ｜鎮痛、抗菌
ローリエ｜抗炎症、鎮痛

〔淹れ方・飲み方〕

◯ アンフュージョン／水250mlにハーブはテーブルスプーン1杯程度が目安。沸騰したばかりの湯を注いだポットにハーブを入れ、蓋をして5〜10分ほど浸出。茶葉を最後までしっかり濾す。

◯ 1日2〜3杯

痛みや炎症を緩和するとともに、口の中を清潔に保つためのブレンドです。かつてクローブはそのまま噛んで、歯痛や歯茎の腫れのケアに使っていたといわれています。強い鎮痛効果と抗菌作用を持ち、オレガノ、ローリエとともに歯痛や歯肉炎を鎮める働きをしてくれます。

くちびるやその周りに痛みをともなう水疱ができる口唇ヘルペス。一度感染するとウィルスが神経細胞に住み着いてしまい、体の抵抗力が落ちたときに再発しやすくなってしまいます。日頃からの体のメンテナンスが予防になります。もしなってしまったら痛みをやわらげて回復を助けるこのティザンヌを。

ティザンヌ／アンフュージョン　精油　カプセル

口唇ヘルペスの鎮静に

SOINS QUOTIDIENS

【処方（比率）】

パウダルコ	1
オリーブリーフ	1
エキナセア	1
メリッサ	1
カレンデュラ	1

〔淹れ方・飲み方〕

◯ アンフュージョン／水250mlにハーブはテーブルスプーン1杯程度が目安。沸騰したばかりの湯を注いだポットにハーブを入れ、蓋をして5～10分ほど浸出。茶葉を最後までしっかり濾す。

◯ 1日2～3杯

〔精油〕

メリッサ、またはティーツリーの精油／ベースオイルにブレンドして患部に塗布する。

〔カプセル〕

リジン／アミノ酸のひとつ、リジンのサプリメントは予防、治癒促進を期待できます。

【処方のポイント】

パウダルコ｜抗炎症、免疫賦活

オリーブリーフ｜抗酸化作用

エキナセア｜抗菌、抗炎症、免疫賦活

メリッサ｜鎮静

カレンデュラ｜抗炎症

パウダルコ、エキナセアで落ちている免疫力を活性化させて回復を助けるとともに、炎症や痛みの緩和にも働きかける処方です。再発を繰り返している人は、皮膚がぴりぴり、チクチクするなどの予兆を感じたら飲み始めてください。普段からこれらのハーブを準備しておくと、すぐに対処できます。

症状やお悩みがないときでも、目的さえあれば植物が手を貸してくれるのが植物療法。美肌ブレンドはその代表格といえるでしょう。肌に必要な栄養素を補って、体の中から肌の新陳代謝を高めてくれるブレンドです。肌の体力の底上げにお飲みください。

ティザンヌ／アンフュージョン

基礎力を高める美肌ブレンド

【処方（比率）】

スギナ ---------- 1
ネトルの葉 ---------- 1
ローズヒップ ---------- 1
ダンデライオンルート ---------- 1

【処方のポイント】

スギナ｜ミネラル補給
ネトルの葉｜毒素排出促進機能の正常化、ミネラル補給
ローズヒップ｜ビタミンC、有機酸豊富
ダンデライオンルート｜毒素排出促進機能の正常化、皮脂分泌調整

〔淹れ方・飲み方〕

◯ アンフュージョン／水250mlにハーブはテーブルスプーン1杯程度が目安。沸騰したばかりの湯を注いだポットにハーブを入れ、蓋をして5〜10分ほど浸出。茶葉を最後までしっかり濾す。

◯ 1日2〜3杯

排出と補給の両方から働きかけて、肌のターンオーバーの促進を叶えるブレンドです。スギナやネトルの葉はミネラルが豊富なハーブ。ローズヒップはビタミンCが豊富で、どれも肌に必要な栄養素。またネトルの葉とダンデライオンルートが体内の毒素の排出機能に働きかけて、老廃物の滞りを防ぐ助けとなってくれます。

肌のお手入れにはハーブスチームとクレイパックもおすすめです。ハーブスチームは洗面器に熱湯とハーブを入れ、湯気を閉じ込めるようにバスタオルをかぶって顔に湯気を当てます。クレイパックはクレイを水で溶いてペースト状にし、1センチほどの厚さで顔に塗布。クレイが乾かないようにして15分ほど置き、洗い流します。

ハーブスチーム　クレイ

肌質別の潤い美肌ケア

SOINS QUOTIDIENS

乾燥肌・敏感肌

〔ハーブスチーム〕

ローズ …… 1
リンデンの花 …… 1
エルダーフラワー …… 1

敏感になっている肌を鎮静して、潤いを保てる肌に。

〔クレイ〕

ホワイトクレイ（カオリン）、
またはローズクレイ

作用が穏やかなクレイが肌を鎮静させ、潤いを肌の奥まで導きます。ローズクレイは保湿作用に優れています。

脂性肌・ニキビ肌

〔ハーブスチーム〕

ジュニパーベリー …… 1
タイム …… 1
レモンバーベナ …… 1

開き気味になっている毛穴を引き締める助けに。

〔クレイ〕

グリーンクレイ
（イライト、モンモリオナイト）

老廃物の吸着、排出に優れ、余分な皮脂や毛穴の詰まりをケア。

髪をつくるのに欠かせないミネラルも豊富なブレンドで血流を促進し、髪への不安をケアする処方。男女ともに用いれるブレンドになっています。またどちらの予防も髪の土台である頭皮のケアも大切です。精油を使った頭皮ケアオイルやチンキで行う頭皮ケアも同時に習慣にしてみてください。

ティザンヌ／デコクション　精油　チンキ

育毛、そして白髪の予防に

SOINS QUOTIDIENS

【処方（比率）】

スギナ 1
ローズマリー 1
セージ 1
ネトルの葉 1
ローズヒップ 1

【処方のポイント】

スギナ｜ミネラル補給
ローズマリー｜血行促進、抗酸化
セージ｜強壮
ネトルの葉｜ミネラル補給、毒素排出促進機能の正常化
ローズヒップ｜ビタミンC、有機酸豊富

〔淹れ方・飲み方〕

○デコクション／水250mlにつき、ハーブはテーブルスプーン1杯程度が目安。鍋に水とハーブを入れて、沸々とした状態で2分間煮出す。火を止めたら蓋をし、5～10分程置き、茶葉を最後までしっかり濾す。

○1日2～3杯

健康な髪をつくるのに必要なミネラルをしっかり補給する処方です。頭皮にまで血がしっかり巡っているのも大切なので、血行促進作用のあるローズマリーや、全体的に強壮してくれるセージで、頭皮にもしっかり栄養を届けられる体に。クコの実や、チョウセンニンジンのパウダーやエキスも効果的。抜け毛が気になる人はベイリーフの芳香蒸留水を頭皮にそのまま吹きかけるのもおすすめです。

〔精油〕

ローズマリー、イランイラン、ブラックスプルース／ベースオイルにブレンドし、頭皮ケアオイルとしてシャンプー前に塗布することで、頭皮の血行を促進。10分程度置いて、シャンプーします。

〔チンキ〕

スギナ、またはギンコビロバの葉／ミネラルの補給に。水に薄めて飲用にするほか、10倍程度に精製水で薄めて頭皮に塗布します。

植物療法にのっとったティザンヌは実はスポーツドリンクとしても適しています。汗で失われるミネラルなどを補給し、頑張った筋肉の疲れをケアするブレンドです。新陳代謝も高まるので、体全体の疲労回復の促進にも。水筒に入れてジムなどにも持っていってください。

ティザンヌ／アンフュージョン、デコクション　精油

スポーツ後の疲労回復

SOINS QUOTIDIENS

【処方(比率)】

スギナ ---- 1
ネトルの葉 ---- 1
ローズマリー ---- 1
ローズヒップ ---- 1
ハイビスカス ---- 1

【処方のポイント】

スギナ｜ミネラル補給
ネトルの葉｜ミネラル補給
ローズマリー｜血行促進、抗酸化
ローズヒップ｜ビタミンC、有機酸豊富
ハイビスカス｜ビタミンC豊富、疲労回復

〔淹れ方・飲み方〕

◯ アンフュージョンまたは、デコクション／アンフュージョンは、水250mlにハーブはテーブルスプーン1杯程度が目安。沸騰したばかりの湯を注いだポットにハーブを入れ、蓋をして5～10分ほど浸出。茶葉を最後までしっかり濾す。デコクションは鍋に水とハーブを入れてふつふつとした状態で2分間に出す。火を止めたら蓋をし、5～10分程度置き、茶葉を最後までしっかり濾す。

◯ 運動前後、運動中の水分補給に

スギナやネトル、ハイビスカスがミネラルなどの補給し、筋肉の疲労回復を促進してくれる処方です。運動後だけでなく、運動前、運動中の水分補給にもおすすめです。ハードなトレーニング後や疲労がたまっているときは、アダプトゲン作用のあるシベリアジンセンやチョウセンニンジン、ロディオラなどを加えて、全体的な身体能力の向上もはかると良いでしょう。

〔精油〕

ローズマリーカンファーとレモングラス ／ マセラオイル や セントジョーンズワートオイルをベースにして運動後のケアオイルに。筋肉を鎮静して回復を助けます。

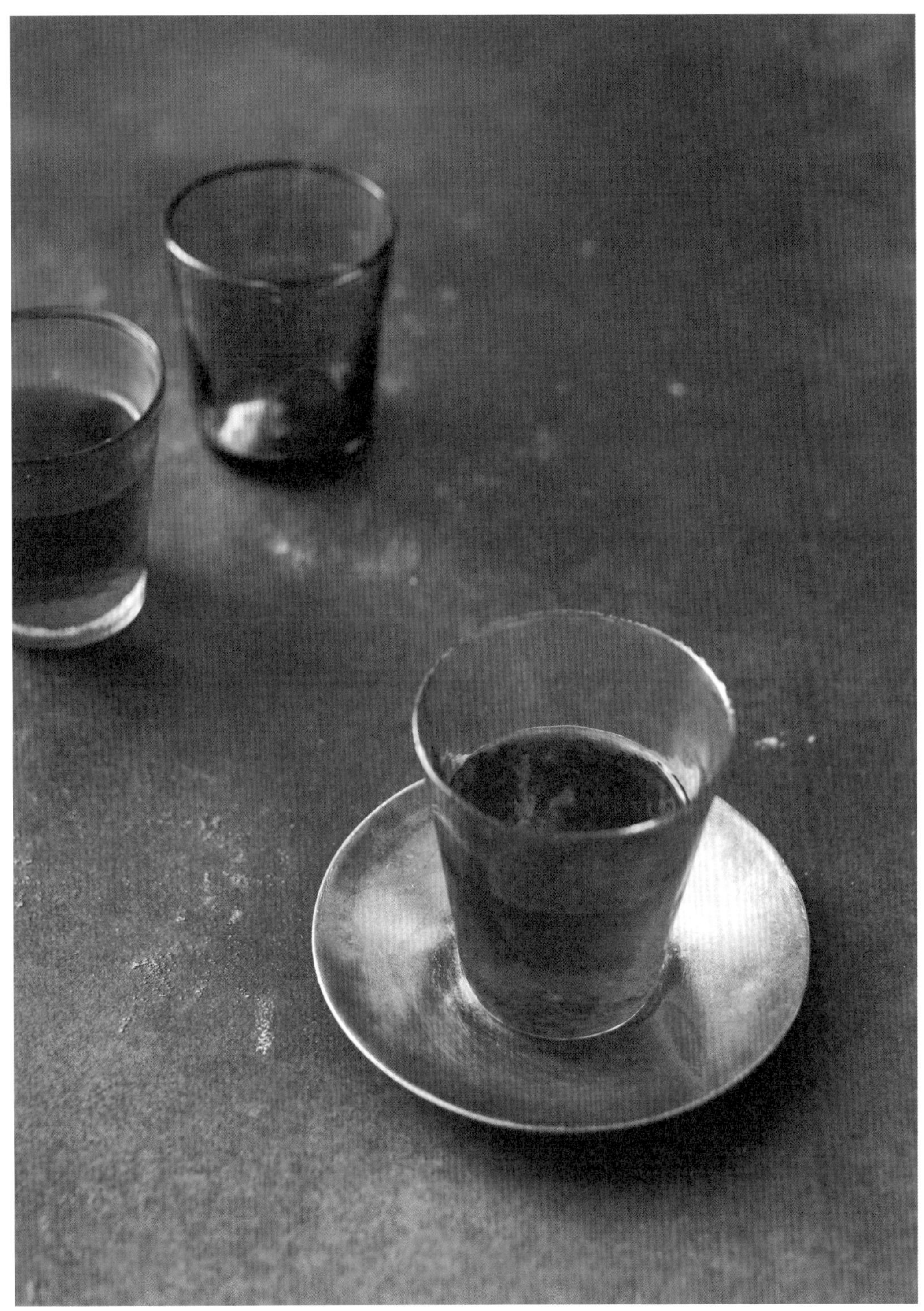

肩こりがひどくなると集中力も低下し、頭痛なども起きやすくなります。いつものこととがまんせずに緩和のティザンヌをぜひ取り入れてみてください。肩こりは肩まわりの筋肉が緊張して、疲労物質が滞っている状態。滞りをなくして、肩を軽くしていきましょう。

ティザンヌ／デコクション

常駐している肩こりに

SOINS QUOTIDIENS

【処方（比率）】

ギンコビロバ	1
ローズマリー	1
ジンジャー	1
ターメリック	1
メドウスイート	1

【処方のポイント】

ギンコビロバ｜微小循環改善
ローズマリー｜血行促進
ジンジャー｜健胃、強壮
ターメリック｜消炎、強肝
メドウスイート｜腎臓からの排出促進、抗炎症

〔淹れ方・飲み方〕

◯ デコクション／水250mlにつき、ハーブはテーブルスプーン1杯程度が目安。鍋に水とハーブを入れて、沸々とした状態で2分間煮出す。火を止めたら蓋をし、5〜10分程置き、茶葉を最後までしっかり濾す。
◯ 日中／1日2〜3杯

肩こりの解消は体の巡りを整えることから。滞っている血行の改善と、老廃物の排出促進を叶えるブレンドで、肩まわりにたまった疲労物質の排出を助けます。睡眠が良くとれていない人は、114ページや116ページの睡眠改善の処方も併用しましょう。

1日の締めくくりはハーブを入れたお風呂でリラックス。ティザンヌの処方を中心に紹介してきた本書ですが、ハーブにはこんな使い方もあります。ハーブを入れたお風呂は肌への負担も少なく、じんわり穏やかに作用してくれるので、家族みんなで使っていただけます。

ハーブ

最後はお風呂でリラックス

SOINS QUOTIDIENS

【処方（比率）】

リンデンの花 ---------- 1
ラベンダー ---------- 1
ローズマリー ---------- 1
オレンジピール ---------- 1

【処方のポイント】

リンデンの花｜鎮静
ラベンダー｜鎮静
ローズマリー｜血行促進
オレンジピール｜血行促進、発汗

〔つくり方〕

◯ サシェに入れたり、ガーゼに包んだりして浴槽に入れて揉み出す。

リンデンの花やラベンダーの作用は心は穏やかに、でもローズマリーやオレンジピールによって体の血行は良くしてくれるブレンドです。スムーズに眠りに入りやすい状態に整えてくれるハーブバス。このほかにもローズの蕾、オレンジフラワーなど、お好みでアレンジしてください。

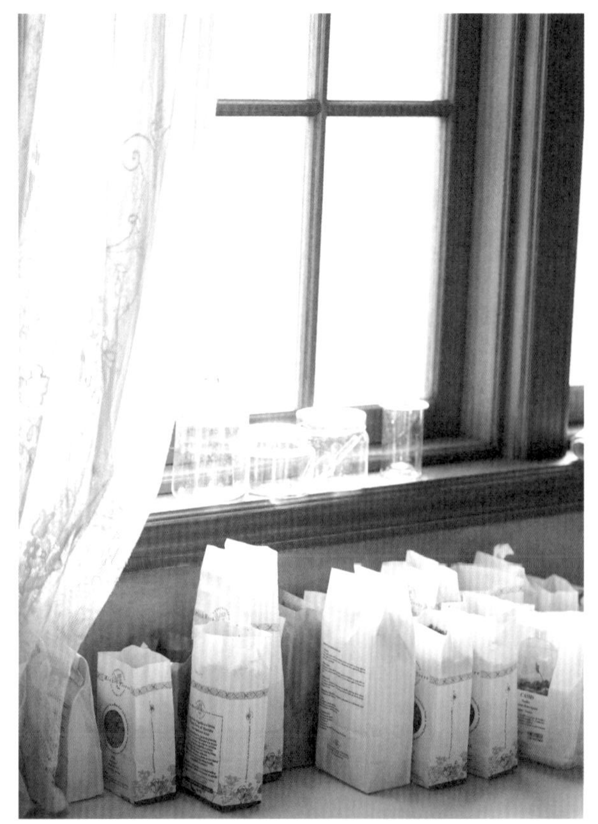

Grand merci à Michel Pierre,
et à tous mes anciens collègues de
l'Herboristerie du Palais Royal.

本書を手に取っていただきありがとうございます。植物療法のことを知りたい方の多くは、「なるべく無理なく自然な形で健康を維持したい」、「薬では対処できない不快な症状を手放したい」というような思いをお持ちなのだと思います。この本がそんな皆さんにとっての、家庭でできる植物療法の手引きとして、ベースとなる植物の選び方の参考となったり、なにか困ったときに引っ張り出してもらえるような本になることができたら幸いです。現代人の生活から、だんだんと遠ざかってしまった植物たち。そんな暮らしの中でもまずは意識的に、植物に近づいてみる時間をつくってみてください。そのためのひとつの手段として、植物療法があります。日常生活に行き詰まったときや、体への無理が露わになったときは、一旦立ち止まって、植物に助けを求めてみてください。とはいえ自分のことを客観視するのは、ことのほか難しいです。そして本書に書いてあることが、植物療法のすべてではありません。もし対処に困ったら、遠慮なく私のお店にいらしてご相談ください。どんな小さなことでも大丈夫です。お気に召すハーブをひとつでも、見つけるお手伝いをいたします。みなさまと、みなさまの大切な方々の、一日一日が快適でありますよう、心から願っております。

梅屋香織

梅屋香織

うめや・かおり

薬剤師／フランス植物療法士
新潟薬科大学卒業後、約10年間の調剤薬局勤務を経て、2016年渡仏。フランスパリ第5－11大学共同のDIU Phytothérapie aromathérapie修了。パリの老舗薬草専門店「エルボリストリ デュ パレ ロワイヤル（Herboristerie du Palais Royal）」に植物療法士として勤務。並行してパリにキャビネを持ち、個人コンサルテーションやアトリエ、セミナーを開催。日本、フランスにて漢方薬・中医学の研鑽も重ねる。22年、渋谷区神宮前に植物の個性が集まるコンセプトドラッグストア「ドラッグストアフィトリート」を開業。フランス植物療法士の知見を生かし、手軽に行える植物セルフケアを提案する。

ドラッグストアフィトリート
https://dgsphytreat.com/

-STAFF

撮影：角田明子

スタイリング：川村繭美

コラージュ：龍山千里

イラスト：山口奈津

デザイン：月足智子

編集：庄司真木子

-撮影協力

UTSUWA 03-6447-0070

ハリオサイエンス 03-5832-9571

手作り石けんとアロマ、
ハーブのお店 カフェ・ド・サボン
https://www.cafe-de-savon.com/

ハーブではじめる
植物療法の手引き

2022年3月25日　初版第1刷発行
2023年6月25日　初版第2刷発行
著者：梅屋香織
発行者：西川正伸
発行所：株式会社グラフィック社
〒102-0073 東京都千代田区九段北1-14-17
Tel.03-3263-4318（代表）　03-3263-4579（編集）
Fax.03-3263-5297
郵便振替 00130-6-114345
http://www.graphicsha.co.jp/

印刷・製本：図書印刷株式会社

ISBN978-4-7661-3656-2
Printed in Japan

GUIDE DE LA PHYTOTHERAPIE

ハーブ事典

本書に登場したハーブに含まれる成分や
作用、特徴をまとめました。
索引としても使っていただけます。

注意

○こちらの事典での植物の解説は植物療法の現場での理解、実践とエビデンスに基づいた情報の両方の視点で解説しています。
○特に使用に注意や禁忌が判明している植物については、その旨を記載していますが、通常用量での使用を想定しており、すべてを記載しているわけではありません。また、小児、妊娠・授乳中の使用の可否についても同様です。利用後の反応には個人差があります。7ページの「本書の注意事項」をよくお読みのうえ、十分注意して取り入れてください。
○ハーブは食品です。摂取は自己責任とご理解のうえご利用ください。

▷ p82、104

アーティチョーク

胆汁の生成や分泌を促したり、肝機能の改善や消化機能を促進するハーブ。神経的な強壮効果も期待できる。

学名 *Cynara scolymus*（キク科チョウセンアザミ属）
和名・別名 チョウセンアザミ

【利用部位】花、茎、葉、根 【注意・禁忌】キク科アレルギーの人は使用を避ける。胆石・胆道閉鎖の人は禁忌 【主な成分】シナリン、クロロゲン酸、カフェ酸、シナロピクリン、スコモリサイド、タラキサステロール

▷ p203、212

アイブライト

眼精疲労、目の不調に特に用いられる。目の痛み、炎症、かすみ、かゆみ、目の疲れからくる頭痛などに。殺菌、強壮作用もあるため、結膜炎やものもらいなどの感染症の症状の緩和にも有効。抗炎症、抗アレルギー作用、収斂作用。

学名 *Euphrasia officinalis* 他（ゴマノハグサ科コゴメグサ属）
和名・別名 コゴメグサ、セイヨウコゴメグサ

【利用部位】全草 【注意・禁忌】特に知られていない 【主な成分】タンニン、イリドイド配糖体、リグナン、フェニルプロパノイド配糖体

▷ p129、131、196

アカマツ

抗菌、抗ウイルス、抗炎症作用を持ち、気管支を浄化して働きを改善する。去痰作用もあるため呼吸器系の疾患、特に痰がからむ咳の緩和に有効。うっ滞除去作用も持つ。

学名 *Pinus sylvestris*（マツ科マツ属）
和名・別名 ヨーロッパアカマツ、スコッチパイン

【利用部位】針葉、球果（芽） 【注意・禁忌】特に知られていない 【主な成分】芳香物質など

▷ p85

アグリモニー

消化器系の不調に有効で、胃炎、膀胱炎、腎臓結石の症状の緩和に用いられる。収斂作用により下痢をやわらげたり、口内炎、咳、喉の痛みにも。利尿作用、消化促進作用、強壮作用、胆汁分泌促進作用、創傷治癒作用。

学名 *Agrimonia eupatoria*（バラ科キンミズヒキ属）
和名・別名 セイヨウミズヒキ、セイヨウキンミズヒキ

【利用部位】全草 【注意・禁忌】便秘のときは使用しない 【主な成分】タンニン、フラボノイド、シリカ

▷ p81、161

アニス

消化促進と駆風作用に優れたハーブ。お腹の張りや胃もたれ、消化不良などの症状に用いられる。また鎮咳や去痰など呼吸器系のトラブルにも活躍。弱くエストロゲン作用も持ち、月経の正常化、月経痛、母乳促進などにも使用する。

学名 *Pimpinella anisum*（セリ科ミツバグサ属）
和名・別名 アニスシード

【利用部位】種子 【注意・禁忌】アニスのアレルギー、妊娠中、子宮内膜症、エストロゲン依存性のがんの人は使用しない 【主な成分】トランスアネトール、d-リモネン、エストラゴール

▷ p81、97、157

アンジェリカ

胃液や胆汁の分泌を促し、消化不良や食欲不振の改善に用いられる。また血行促進作用を持ち、ホルモンバランスの調整も助けるため、冷え症やPMS、不妊、更年期の気力や体力の衰えの改善にも利用できる。

学名 *Angelica archangelica*（セリ科アンジェリカ属）
和名・別名 セイヨウトウキ

【利用部位】根、種子 【注意・禁忌】妊娠中は使用しない 【主な成分】α-ピネン、アンゲリシン（フラノクマリン類）、フィトステロール

▷ p113

イヌハッカ

爽やかな香りのハーブ。鎮静、鎮痛作用があり片頭痛や打撲の痛みの緩和などに用いられる。発汗と解熱作用もあるため、風邪のひき始めの発熱などにも効果的。そのほか消化器系の不調の改善や、緊張をほぐし安眠へと誘う作用もある。

学名 *Nepeta cataria*（シソ科イヌハッカ属）
和名・別名 キャットニップ、キャットミント

【利用部位】地上部 【注意・禁忌】特に知られていない 【主な成分】タンニン、精油、苦味質

▷ p203

ウッドラフ

クマリンの甘い芳香成分により、安眠効果や精神を安定させる効果が期待できる。偏頭痛の緩和や、駆風、利尿作用、健胃強壮作用もあり、肝臓や腎臓の働き改善にも用いられる。

学名 *Galium odoratum*（アカネ科ヤエムグラ属）
和名・別名 クルマバソウ、スイートウッドラフ

【利用部位】全草 【注意・禁忌】妊娠・授乳中は使用しない、通常用量では特になし 【主な成分】タンニン、クマリン

▷ p132

ウワウルシ

葉にアルブチンを含み、抗菌、抗炎症作用があるため膀胱や尿路、腎臓の炎症、感染症の予防や症状の緩和に用いる。アルブチンにはメラニン生成を抑える働きもあり、美肌効果を生かして化粧品にも利用されている。

学名 *Arctostaphylos uva-ursi*（ツツジ科クマコケモモ属）
和名・別名 クマコケモモ

【利用部位】葉 【注意・禁忌】長期間続けて使用しない。妊娠・授乳中、12歳以下の子どもは禁忌 【主な成分】アルブチン、メチルアルブチン、ハイドロキノン、タンニン、ケルセチン、ウルソール酸

▷ p128、173、174、213、216

エキナセア

免疫力を強化し、抗菌、抗ウィルス作用を持つため、風邪やインフルエンザ、ヘルペスなどの感染症、花粉症などの予防に用いる。消炎作用もあるため関節炎や痛風、骨盤内の痛みや炎症にも働きかける。

学名 *Echinacea purpurea*（キク科ムラサキバレンギク属）
和名・別名 ムラサキバレンギク

【利用部位】種子、花、根 【注意・禁忌】自己免疫疾患には禁忌。キク科アレルギーの人は使用しない 【主な成分】エキナコシド、シナリン、ヘテログリカン類、アルキルアミド

▷ p85

エゾミソハギ

強い収斂、抗細菌性のハーブで組織の消炎、止血、利尿作用がある。下痢の症状をやわらげ、回復に導いてくれる。肝炎、止血、月経過多、膣のおりものの改善にも使用する。19世紀、イギリスでコレラが流行した際、広く使われて効果を上げたことが知られている。

学名 *Lythrum salicaria*（ミソハギ科ミソハギゾク属）
和名・別名 センクツサイ

【利用部位】全草 【注意・禁忌】妊娠・授乳中の使用は避ける 【主な成分】サリカリン、リスラニン、タンニン

▷ p196

エピローブ

前立腺肥大症や頻尿など、尿のトラブルの助けになるハーブ。抗炎症、抗菌、収斂性、鎮静作用を持ち、胃腸炎や下痢、喉や皮膚の炎症などの抑制にも働きかける。

学名 *Chamerion angustifolium*（アカバナ科ヤナギラン属）
和名・別名 ヤナギラン、ヤナギソウ、エピロビウム

【利用部位】地上部 【注意・禁忌】特に知られていない 【主な成分】タンニン、フラボノイド、フィトステロール、粘液質、ビタミンC、カロテノイド

▷ p126、180、218

エルダーフラワー

発汗、利尿作用に優れ風邪やインフルエンザなどの初期症状に効果があるとされる。また腎臓の働きを強化し、毒素の排出を促して、泌尿器を通じて熱を下げる働きもある。ほかに抗アレルギー、鎮静、鎮痙、安眠作用も。外用では皮膚に対して収斂作用も持つ。

学名 *Sambucus nigra*（レンプクソウ科ニワトコ属）
和名・別名 セイヨウニワトコ

【利用部位】花　【注意・禁忌】スイカズラ科アレルギーの人は注意
【主な成分】クロロゲン酸、ルチン、クエルシトリン、粘液質

▷ p92、93、102、104、106、216

オリーブリーフ

血圧降下作用や尿酸値を下げる働きがあり、高血圧や糖尿病などの生活習慣病の予防に用いられる。また優れた抗菌、抗ウィルス作用もあることから、インフルエンザやヘルペス、肝炎や耳の感染症の緩和にも使用される。

学名 *Olea europaea*（モクセイ科オリーブ属）

【利用部位】葉　【注意・禁忌】血圧降下剤服用中の人、低血圧の人は避ける　【主な成分】ルチン、ヘスペリジン、ルテオリン、セコイリドイド配糖体、ビタミンE

▷ p85、133、215

オレガノ

消化促進など胃腸の調子を整える作用があり、消化不良や食べ過ぎたときに用いると良いハーブ。筋肉の痙攣や頭痛、生理痛の緩和にも働きかける。清涼感のある香りで強壮作用もある。呼吸器系の不調の改善にも用いられる。

学名 *Origanum vulgare*（シソ科ハナハッカ属）
和名・別名 ハナハッカ、ワイルドマジョラム

【利用部位】花、葉　【注意・禁忌】2歳未満の乳幼児への使用は避ける　【主な成分】カルバクロール、パラシメン、γ-テルピネン、チモール

▷ p211、223

オレンジピール

ビターオレンジの果皮を乾燥させたもの。食欲増進、消化促進、健胃、利尿作用を持ち、消化不良や便秘、軽い下痢の症状の緩和に役立つ。また柑橘系の香りが不安を取り除き、安眠を促したり、気持ちを明るく、前向きにさせてくれる効果も。

学名 Citrus aurantium（ミカン科ミカン属）
和名・別名 ダイダイ、ビターオレンジ

【利用部位】果皮　【注意・禁忌】MAO阻害薬を服用中の人、妊娠・授乳中の人は使用しない。6歳未満には使用しない　【主な成分】精油、フラボノイド配糖体

▷ p114、116、117、119、185

オレンジフラワー

開花前のビターオレンジのつぼみを乾燥させたもの。鎮静、緩和、抗うつ作用があり、昂ぶった気持ちを落ち着かせ、不安やストレスをやわらげてくれる。心因性の不眠や、筋肉の緊張のやわらげに効果を発揮する。オレンジフラワーから得られる精油がネロリ。

学名 Citrus aurantium（ミカン科ミカン属）
和名・別名 ダイダイ、ビターオレンジ

【利用部位】花　【注意・禁忌】妊娠中の人は注意　【主な成分】精油、フラボノイド配糖体

▷ p94、98、112、121、149

カシスリーフ

カシスの葉（カシスリーフ）には利尿作用があり、尿酸の排出を促進。腎臓や副腎の働きを助け、ストレスに対抗できる体へと導いてくれる。抗炎症作用を持つことから、関節炎や痛風、リウマチなどの治療にも用いられる。

学名 *Ribes nigrum*（スグリ科スグリ属）
和名・別名 クロスグリ、クロフサスグリ、ブラックカラント

【利用部位】葉 【注意・禁忌】特に知られていない 【主な成分】フラボノイド、精油、プロアントシアニジン、オリゴ糖、ビタミンC

▷ p193、194

カルダモン

消化促進を助け、健胃、駆風作用も持つため、食欲不振や胸焼け、鼓腸などの消化の不調に用いられる。精油の強壮作用が知られているが、ハーブにも精神的な強壮作用があり、活力を与えてくれる。

学名 *Elettaria cardamomum*（ショウガ科ショウズク属）
和名・別名 ショウズク

【利用部位】果実 【注意・禁忌】心機能、肝機能疾患がある場合は使用しない 【主な成分】デンプン、ゴム質、精油

▷ p65、138、140、143、156、162、168、187、188、214、216

カレンデュラ

抗炎症作用や抗菌作用を持ち、皮膚や粘膜の修復を助けてくれるハーブ。通経作用や体を温める働きもあり、女性の生理トラブルにも用いられる。胆汁の分泌を促進するので肝臓の働きを助ける作用も。

学名 *Calendula officinalis*（キク科キンセンカ属）
和名・別名 キンセンカ、ポットマリーゴールド

【利用部位】花 【注意・禁忌】妊娠初期は禁忌。妊娠中期以降も注意。キク科アレルギーの人は使用しない 【主な成分】フラボノイド、カロチノイド、フィトステロール、苦味質、多糖類、精油

▷ p92

キンケリバ

アフリカでは古来よりマラリアや肝臓病の予防と治療に伝統的に利用されてきたハーブ。利尿作用、胆汁の分泌を促進する作用を持ち、腎臓、肝臓の働きの正常化に働きかけてくれるため、体内の毒素の除去促進などに用いられる。

学名 *Combretum micranthum*（シンクシ科シクンジ属）
和名・別名 コンブレタム

【利用部位】葉 【注意・禁忌】妊娠・授乳中は使用しない 【主な成分】フラボノイド、タンニン、コブレチン（アルカロイド）、アミノ酸、プロアントシアニドール、ポリフェノール

▷ p106、145、193、212、219、222

ギンコビロバ

血液循環を促す作用があり、微小循環（末端の血流）の改善にも働きかけ、耳鳴りやめまい、抑うつの症状に用いられる。フラボノイドを豊富に含み、血管を丈夫にする働きもあるため、アルツハイマー型認知症や脳血管型認知症にも効果があるとされている。

学名 *Ginkgo biloba*（イチョウ科イチョウ属）
和名・別名 イチョウ、ギンコ、ギンコウ

【利用部位】葉 【注意・禁忌】抗血液凝固剤（ワーファリンなど）を服用中の人は使用しない 【主な成分】フラボノイド、テルペルノラクトン、バイフラボン、ギンコール酸

▷ p105

クミクスチン

ジャワティーとしても知られるハーブ。インドネシアやマレーシアでは古くから「肝臓のお茶」として飲まれてきた植物。利尿作用があり、ナトリウムや塩素、尿酸などの排泄を促進させる。腎臓機能低下によるむくみの改善や高血圧の予防などに。

学名 *Orthosiphon Aristatus*（シソ科）
和名・別名 ジャワティー、キャッツウィスカー

【利用部位】葉 【注意・禁忌】特に知られていない 【主な成分】カリウム、ロスマリン酸、オルソシフォニン、セスキテルペン類

▷ p92、104、145

クリサンテルム

血液循環、特に微小循環を促す作用があり、末端まで血液が巡る体へと導いてくれるハーブ。また胆汁の分泌を促し、肝臓の働きをサポートする作用も。血中内の脂質の正常化にも働きかける。

学名 *Chrysantellum americanum*（キク科）
和名・別名 ゴールデンカモミール、ゴールデンフラワーグラス

【利用部位】地上部 【注意・禁忌】子ども、妊娠・授乳中の人は禁忌。胆汁性消化不良の人は禁忌。キク科アレルギーの人は使用しない 【主な成分】フラボノイド、サポノイド、フェノール酸、アルカロイド

▷ p65、93、144

クルミ

葉をハーブとして用いる。血流を改善することで皮膚からの毒素排出を助ける。抗炎症作用もあるため、肌の浄化に用いられる。また消化器系の機能をサポートし、血糖値のバランスをとる働きも見られる。

学名 *Juglans regia*（クルミ科クルミ属）
和名・別名 シナノグルミ

【利用部位】葉 【注意・禁忌】特に知られていない 【主な成分】加水分解型タンニン、ナフトキノン、フェルラ酸、サリチル酸

▷ p215

クローブ

精油の強い殺菌、鎮静、鎮痛作用が知られているが、ハーブにもそれらの作用があり、歯の痛みの抑制、咳の鎮静などに用いられる。また消化の促進や循環を刺激して正常な血流を維持するのにも役立つ。

学名 *Eugenia caryophyllata*（フトモモ科フトモモ属）
和名・別名 チョウジ、チョウコウ

【利用部位】蕾 【注意・禁忌】特に知られていない 【主な成分】フラボロイド、タンニン、フェノール酸

▷ p114

コクリコ

咳や声のかれ、そのほか気管支の不調に用いられるハーブ。鎮静、鎮痙、鎮咳作用がある。また興奮を鎮め、眠りに導いてくれる穏やかなハーブとしても知られている。

学名 *Papaver rhoeas*（ケシ科ケシ属）
和名・別名 ヒナゲシ、フィールドポピー

【利用部位】花 【注意・禁忌】妊娠・授乳中、7歳以下の子どもは使用しない。使用用量を守る。睡眠薬や抗不安薬との併用は避ける 【主な成分】アントシアノシド、アルカロイド、粘液

▷ p213

コーンフラワー

ティザンヌには主に花を用い、深みのある青い色が見た目を楽しませてくれるハーブ。疲れ目、目の炎症などの目に関係するトラブルによく用いられる。鎮痛、解熱作用を持つのでものもらいの回復を図るときの助けにも。

学名 *Centaurea cyanus*（キク科ヤグルマギク属）
和名・別名 ヤグルマギク

【利用部位】花 【注意・禁忌】特に知られていない 【主な成分】アントシアノシド、フラボロイド、アセチレン化合物、ポリン

▷ p80、81

コリアンダー

消化器官全般に働きかけるハーブ。消化や腸の蠕動運動の活性化を促し、整腸、胃もたれの緩和、腸内ガスの排出や有害物質の排出などに働きかける。抗菌、鎮静、鎮痙作用も持ち、下痢の緩和、頭痛のやわらげなどにも。

学名 *Coriandrum sativum*（セリ科コエンドロ属）
和名・別名 コエンドロ

【利用部位】果実（種子） 【注意・禁忌】特に知られていない 【主な成分】フラボロイド、フェノール酸、タンニン、脂肪酸

▷ p193

サリエット

抗酸化作用が強く、また精神面での強壮作用があり、かつては持ち歩くことで気持ちが強くなると信じられていたハーブ。消化促進を助け、胃を強壮する作用も持つ。ほかに抗菌、抗ウィルス作用も。

学名 *Satureja montana*（シソ科キダチハッカ属）
和名・別名 キダチハッカ、セイボリー

【利用部位】葉　【注意・禁忌】抗血液凝固剤（ワーファリンなど）を服用中の人は使用しない　【主な成分】カルバクロール

▷ p104、139、143、144、187、207

サンシキスミレ

パンジーの原種のひとつ。血液の浄化を促進し、健康な肌の維持の助けとなるハーブ。抗炎症作用もあるため、炎症のある肌トラブルの緩和の助けにもなる。また血液への働きかけから毒素の排出を促すので循環器系の症状の緩和、予防にも用いられる。

学名 *Viola tricolor*（スミレ科スミレ属）
和名・別名 ワイルドパンジー

【利用部位】花、葉　【注意・禁忌】特に知られていない　【主な成分】サポシノイド、フラボノイド、サリチル酸メチル、粘液、タンニン

▷ p93、145、209

シナモン

血行促進作用に優れ、体を温めてくれる作用を持つハーブ。抗菌、抗炎症作用もあり、冬の霜焼けや風邪対策にも役立つ。血糖値の上昇を緩やかにしてくれる働きもあるため、血糖値のケアにもおすすめ。抗酸化物質を豊富に含む。

学名 *Cinnamomum zeylanicum*（クスノキ科ニッケイ属）
和名・別名 ケイヒ、ニッケイ

【利用部位】樹皮　【注意・禁忌】妊娠中、授乳中は使用しない。胃潰瘍には使用しない　【主な成分】精油、タンニン、オリゴメリックプロシアニジン、クマリン

▷ p98、103、112、121、144、193、209、220

シベリアジンセン

アダプトゲン作用を持つ植物で、肉体的および精神的なストレスに対する適応力を増強させる働きを持つ。全身的な機能を底上げし、活力の向上に。疲労や病後の回復、また免疫力を高め、病気の予防にも役立つ。

学名 *Eleutherococcus senticosus*（ウコギ科ウコギ属）
和名・別名 エゾウコギ

【利用部位】根、根茎　【注意・禁忌】妊娠・授乳中は使用しない。12歳未満には使用しない。糖尿病の治療と同時に使用しない。長期使用は避ける　【主な成分】サポニン、グリカン、リグナン、クマリン

▷ p77、78、85、86、87、162、184、185、188、189

ジャーマンカモミール

抗炎症、鎮痙、健胃作用を持ち、胃腸の調子を整えて炎症や痛みの抑制に働きかける。軽度の不安や筋肉の緊張を緩和させるため、心身ともリラックスさせるハーブとしても知られている。作用が穏やかなため子どもの諸症状にも用いやすい。

学名 *Matricaria chamomilla*（キク科シカギク属）
和名・別名 カミツレ

【利用部位】花　【注意・禁忌】キク科アレルギーの人は使用しない　【主な成分】精油、セスキテルペンラクトン、フラボノイド、クマリン、粘液

▷ p105、132、138、209、218

ジュニパーベリー

古くから利尿作用があることで知られ、腎臓や泌尿器系に働きかけるハーブ。老廃物や毒素の排出を促す作用や抗炎症、抗菌作用がある。消化器系へも働きかけ、消化不良の改善などにも用いられる。

学名 *Juniperus communis*（ヒノキ科ビャクシン属）
和名・別名 セイヨウネズ

【利用部位】果実　【注意・禁忌】長期間使用しない。腎臓に影響を与える病気の人は禁忌。尿路結石の発作中、妊娠・授乳中、月経過多の場合は摂取しない　【主な成分】精油、テルピネン、タンニン、フラボノイド、オリゴプロアントシアニジン、ジテルペン

▷ p76、83、97、113、160、193、222

ジンジャー

血行促進作用に優れ、体を温めて代謝を高める。また胆汁、消化液の分泌を促進し、胃腸の不調にも働きかける。心臓や血流への刺激によって活力を取り戻す助けをしてくれる強壮作用を持つ植物でもある。抗炎症作用もあり、関節の痛みなどにも。

学名 *Zingiber officinale*（ショウガ科ショウガ属）
和名・別名 ショウガ

【利用部位】根茎 【注意・禁忌】胆石、胆管閉塞の人は禁忌 【主な成分】ショウガオール、精油、ビタミンB類、ミネラル類

▷ p98、102、105、107、112、148、149、150、194、209、217、219、220

スギナ

ミネラルが豊富なハーブで、体内へのミネラル補給に用いられる。骨や毛髪、爪などの健康的な維持に。また利尿作用など代謝の促進にも働きかけ、腎臓の働きのサポートや、むくみや関節痛などの改善にも用いられる。

学名 *Equisetum arvense*（トクサ科トクサ属）
和名・別名 ホーステール

【利用部位】葉、茎 【注意・禁忌】妊娠・授乳中、12歳未満、心臓・腎臓の機能不全の人は使用しない。長期使用は避ける 【主な成分】シリカ、アルカロイド、タンニン、フラボノイド

▷ p104、207、211

スターアニス

独特な甘みのある香りとオリエンタルな風味が特徴で、ブレンドに用いるとティザンヌを飲みやすくしてくれる。胆汁の分泌促進、駆風、健胃作用があり、消化不良や胃腸の症状にも使用される。

学名 *Illicium verum*（シキミ科シキミ属）
和名・別名 ハッカク、トウシキミ、ダイウイキョウ

【利用部位】果実 【注意・禁忌】特に知られていない 【主な成分】精油、フェノール酸、多糖類、アルブミン

▷ p148

セイヨウシロヤナギ

樹皮にサリチル酸を含み、炎症性の痛みに対する鎮痛や頭痛、また熱を持った状態を解消するために使用できる。抗リウマチ作用として関節炎や関節リウマチの症状の緩和にも役立つ。

学名 *salix alba*（ヤナギ科ヤナギ属）
和名・別名 ホワイトウィロウ

【利用部位】樹皮 【注意・禁忌】抗凝固薬、利尿薬、非ステロイド性抗炎症薬とは併用しない。サリチル酸塩にアレルギーがある人は使用しない 【主な成分】サリチル酸誘導体、フラボノイド、カテキン、タンニン

▷ p149

セイヨウトネリコ

腎臓からの排出、利尿を促進。体内に貯留された余分な水分の排出を助ける。抗炎症作用もあり、関節炎や関節リウマチの症状の緩和に役立つ。ダイエットと併用して用いるのも効果的。

学名 *Fraxinus excelsior*（モクセイ科トネリコ属）
和名・別名 ホワイトウィロウ

【利用部位】葉、樹皮 【注意・禁忌】特に知られていない 【主な成分】フラボノイド、クマリン、精油、マンニトール

▷ p83、103、128、165、214、219

セージ

エストロゲン様作用を持ち、女性のホルモンバランスの調整を助ける。特に更年期障害のホットフラッシュや寝汗などの症状の抑制に有効。抗菌、抗炎症作用にも優れ、口内炎や喉の炎症のケアにも用いられる。副腎を刺激し、強壮剤としての働きも。

学名 *Salvia officinalis*（シソ科サルビア属）
和名・別名 コモンセージ

【利用部位】葉 【注意・禁忌】ホルモン性依存のがんの場合は使用しない。妊娠中は使用しない 【主な成分】ツジョン、カモール、フラボノイド、ロスマリン酸、カリウム

▷ p182

セルピウム

強い殺菌作用があり、また去痰作用もあるため風邪の予防や喉の不快感、痰がからむ咳などの症状の緩和に用いられる。血液循環を良くして体を温める作用や、消化器系の働きを高める作用、ストレスや神経疲労に対する強壮作用も持つ。

学名 *Thymus Serpyllum*（シソ科イブキジャコウソウ属）
和名・別名 ワイルドタイム、クリーピングタイム

【利用部位】地上部　【注意・禁忌】特に知られていない　【主な成分】精油、タンニン、フラボノイド、コーヒー酸

▷ p82

センナ

腸管を刺激して腸内を浄化する作用があり、緩下剤として古くから広く利用されてきた植物。作用が強力で大腸の筋力を衰えさせる可能性があるため、長期の使用は避ける。

学名 *Senna alexandrina*（マメ科センナ属）

【利用部位】葉　【注意・禁忌】腸閉塞、炎症をともなう症状、妊娠・授乳中は使用しない。12歳未満には使用しない。8〜10日を超える長期使用は不可　【主な成分】ジアントロン配糖体、粘液、フラボノイド、ナフタレン配糖体

▷ p119

セントジョーンズワート

抗うつ作用で知られ、不安をやわらげ精神を安定に導いてくれる。季節性のうつにも有効。併用できない医薬品が多いため、必ず医師や薬剤師に相談を。

学名 *Hypericum perforatum*（オトギリソウ科オトギリソウ属）
和名・別名 セイヨウオトギリソウ、ヒペリカム

【利用部位】花付き地上部、全草　【注意・禁忌】双極性障害のある人は使用しない。抗HIV薬、強新薬、免疫抑制剤、気管支拡張薬、血液凝固防止剤、経口避妊薬、抗うつ剤との併用には注意。妊娠・授乳中は注意。12歳未満には使用しない。光毒性があるため注意
【主な成分】ジアスロン類、フラボノイド、ハイパーフォリン、タンニン

▷ p144

ソリダゴ

尿路の症状に対する収斂、抗酸化作用、および利尿作用により、腎臓や膀胱、尿道の炎症の緩和に役立つ。抗炎症作用はアレルギー性の症状にも有効。また呼吸器系にも働きかけ、咳や喉の痛み、慢性的な鼻水など風邪全般の症状に。

学名 *Solidago virgaurea*（キク科アキノキリンソウ属）
和名・別名 アキノキリンソウ、ゴールデンロッド

【利用部位】地上部　【注意・禁忌】肺水腫、慢性腎臓病、特定の心臓病のある人は注意　【主な成分】サポニン、精油、タンニン、フラボノイド

▷ p126、129、131、138、218

タイム

抗菌、抗ウィルス作用に優れたハーブ。広く呼吸器系の症状の緩和に働き、特に鎮痙、去痰作用を持ち、咳を落ち着かせて、痰を取り除いてくれる。風邪やインフルエンザ、胃腸炎などの感染症にも良いとされる。

学名 *Thymus vulgaris*（シソ科イブキジャコウソウ属）
和名・別名 タチジャコウソウ、コモンタイム

【利用部位】地上部　【注意・禁忌】妊娠中は使用不可。長期、大量の使用は避ける　【主な成分】精油、フラボノイド、タンニン、サポニン

▷ p64、222

ターメリック

肝臓の働きの強化、胆のうの機能の促進に作用する。脂質低下作用を持ち、血中コレステロール値の調整に働きかける。消炎作用があり皮膚や関節、潰瘍などの炎症による症状にも用いられる。

学名 *Curcuma longa*（ショウガ科ウコン属）
和名・別名 ウコン、アキウコン

【利用部位】根　【注意・禁忌】特に知られていない　【主な成分】クルクミン、ビタミン類、精油

▷ p62、64、65、66、80、93、138、140、143、162、168、169、171、172、173、174、217

ダンデライオン

優れた解毒作用を持ち、体内の浄化を促進してくれるハーブ。肝臓や胆のうの不調に良いとされる。食物繊維が多く、腸内環境を整えに働くことから、皮膚の状態の整えにも役立つ。また過剰なエストロゲンの働きを抑制する作用も持つ。

学名 *Taraxacum officinale*（キク科タンポポ属）
和名・別名 セイヨウタンポポ

【利用部位】根、葉　【注意・禁忌】胆道閉塞、胆のう炎、腸閉塞の人は使用しない、キク科アレルギーの人は使用しない　【主な成分】クマリン、フェノール酸、カリウム、カルシウム

▷ p156、157、158、163、165、166、169、171、172、173、174、217

チェストベリー

ホルモン中枢の脳下垂体に直接作用し、女性ホルモンの分泌を調整する働きがあるとともに、プロゲステロン様作用を持つ。生理痛や生理周期の整え、PMSなどの改善の助けに。閉経前後の身体的、精神的症状の緩和にも用いられる。

学名 *Vitex agnus-castus*（クマツヅラ科ハマゴウ属）
和名・別名 セイヨウニンジンボク、チェストツリー

【利用部位】果実　【注意・禁忌】妊娠・授乳中は使用しない。避妊薬を使用中は使用しない　【主な成分】精油、アルカロイド、イリドイド配糖体、フラボノイド

▷ p80、82

チコリ

食物繊維が豊富で腸内環境の整えに働くハーブ。利尿作用、弱い緩下作用もあり、体内の浄化の助けにもなる。胃の不調や消化不良の改善に。また肝臓や胆のう、腎臓の解毒作用の正常化にも働きかける。

学名 *Cichorium intybus*（キク科キクニガナ属）
和名・別名 キクニガナ

【利用部位】根　【注意・禁忌】キク科アレルギーの人は使用しない　【主な成分】イヌリン、タンニン、ペクチン、アルカロイド、糖類、苦味質

▷ p194、196、209、219

チョウセンニンジン

アダプトゲン作用、強壮作用を持つ植物。中枢興奮作用があり精神と肉体の両面から活力を増強する。免疫システムの強化にも働き、疲労で免疫が低下しているようなときにも。

学名 *Panax ginseng*（ウコギ科トチバニンジン属）
和名・別名 コウライニンジン

【利用部位】根、根茎　【注意・禁忌】妊娠・授乳中、潰瘍、前立腺障害、ホルモン依存性のがん、高血圧の人には禁忌。糖尿病治療薬を服用中の人は注意。子どもには使用しない　【主な成分】多糖類、ステロール、トリテルサポニン、ジンセノイサイド、芳香成分

▷ p173

デスモジウム

肝臓を保護する植物とされ、特に薬物治療や化学療法後の肝細胞の耐性を高める働きを期待されている。抗喘息、抗アレルギー、気管支拡張作用もある。筋肉の緊張による収縮を緩める働きもし、腰痛などの痛みをやわらげる働きも。

学名 *Desmodium adscendens*（マメ科ヌスビトハギ属）
和名・別名 ノハラハギ

【利用部位】地上部　【注意・禁忌】特に知られていない　【主な成分】イソキノリンアルカロイド、フラボノイド、サポノシド、アントシアニン

▷ p148、150

デビルズクロー

南アフリカ原産で果実の形が特徴的なことからその名がついた植物の根茎を用いる。強い消炎、鎮痛作用を持ち、関節リウマチや関節の痛みの緩和に役立つ。

学名 *Harpagophytum procumbens*（ゴマ科ハルパゴフィツム属）
和名・別名 ライオンゴロシ

【利用部位】根茎　【注意・禁忌】妊娠・授乳中は使用しない。胃潰瘍、高血圧、腎不全、胆石の人は使用しない　【主な成分】ハルパゴシド、フェノール類、フラボノイド、ルテオリン配糖体

▷ p97、107、165、171、172

ナズナ

利尿や便秘の改善に働くハーブ。体内の余分な水分の排出を助け、むくみを改善に導く。殺菌作用も持ち、泌尿器系の感染症に。また止血作用にも優れ、月経過多や痔の出血緩和などにも作用する。

学名 *Capsella bursa-pastoris*（アブラナ科ナズナ属）
和名・別名 ペンペングサ、シャミセングサ、シェパーズパース

【利用部位】地上部　【注意・禁忌】妊娠・授乳中は使用しない　【主な成分】コリン、サポニン、フラボノイド、システロール、ヒスタミン

▷ p62、64、65、66、94、97、132、138、139、143、149、150、158、160、169、172、196、203、217、219、220

ネトル

代謝機能に作用を発揮。体内の老廃物や尿酸の排出の助けとなる。鉄分などのミネラルが豊富で浄血や造血にも優れている。根には過剰な男性ホルモンを抑制してくれる作用も。

学名 Urtica dioica（イラクサ科イラクサ属）
和名・別名 セイヨウイラクサ

【利用部位】根、葉　【注意・禁忌】心臓病、腎臓病、妊娠・授乳中、12歳未満の子どもには使用しない　【主な成分】フラボノイド、フラボノイド配糖体、クロロフィル、フィトステロール、葉酸、ミネラル

▷ p149、196

バーチ

いわゆる天然の利尿剤。利尿作用に加えて抗炎症作用も持ち、尿路の細菌性および炎症性疾患におけるドレナージュや腎臓機能の正常化に用いられる。貯留された水分の除去に働きかけ、肌の浄化や関節の痛みの抑制にも役立つ。

学名 *Betula pendula*（カバノキ科カバノキ属）
和名・別名 シダレカンバ、ヨーロッパシラカバ

【利用部位】葉　【注意・禁忌】腎不全または心不全に起因するむくみには使用しない　【主な成分】フラボノイド、タンニン、フェノール酸、精油

▷ p62、64、65、66、82、140、143

バードック

ゴボウのこと。肝臓と腎臓の毒素の排出機能に働きかける解毒作用に優れたハーブ。そのデトックス効果から皮膚の症状の緩和にもよく用いられる。血糖値を下げる働きや、腸、関節の痛みをやわらげる抗炎症作用もある。

学名 *Arctium lappa*（キク科ゴボウ属）
和名・別名 ゴボウ

【利用部位】根、葉　【注意・禁忌】妊娠中は使用しない。キク科アレルギーの人は使用しない　【主な成分】イヌリン、アセチレン化合物、フェノール酸、ラクトン（葉）

▷ p209

バイオレット

花は紫色を残し、香り良いハーブ。去痰、利尿作用や緩下作用、神経疲労や興奮をやわらげる作用を持つ。咳、痰のからみの緩和や、不眠症状の解消に用いられる。根には毒があるので注意。

学名 *Viola odorata*（スミレ科スミレ属）

和名・別名 ニオイスミレ、スイートバイオレット

【利用部位】花、葉　【注意・禁忌】特に知られていない　【主な成分】粘液、サポノシド、フェノール配糖体、芳香成分、アルカロイド

▷ p205、220

ハイビスカス

疲労回復と美容に作用を発揮するハーブ。豊富なビタミンが美容に、豊富な植物酸やミネラルが代謝を高め、疲労回復の助けとなる。そのほかに穏やかな緩下作用や利尿、消化機能促進作用、抗菌、抗炎症、鎮痛作用がある。風邪による炎症症状や尿路感染症、生理痛の緩和にも用いられる。

学名 *Hibiscus sabdariffa*（アオイ科フヨウ属）

和名・別名 ロゼリ草、ローゼル

【利用部位】花　【注意・禁忌】特に知られていない　【主な成分】有機酸、アントシアノシド、フラボノイド、多糖類、ステロール、粘液

▷ p144、173、174、216

パウダルコ

南米の熱帯雨林に生育する高木で、古くインカの時代から薬用として用いられてきた植物。強い抗菌、抗真菌、抗ウィルス作用を持つ。免疫システムや肝臓の排出機能を強化させ、免疫系を活性化。抗炎症作用もあり炎症、痛みの鎮静にも働く。

学名 *Handroanthus impetiginosus*（ノウゼンカズラ科ギンヨウノウゼン属）

和名・別名 ムラサキイペ、タヒボ

【利用部位】樹皮　【注意・禁忌】過剰に摂取しない。抗凝固剤を使用している人は禁忌　【主な成分】ナフトキノン、フラナフトキノン、イリドイド

▷ p190

バコパ

湿地帯に自生する水草で、主にパウダーや錠剤、カプセルなどの形状で使用する。記憶や集中力を高めたり、精神を安定させる作用が知られる。そのほかに神経障害の緩和、消化不良の改善、強壮剤として性的なトラブルの改善にも用いられる。

学名 *Bacopa monniera*（オオバコ科ウキアゼナ属）

和名・別名 オトメアゼナ、バコパモニエラ

【利用部位】葉　【注意・禁忌】妊娠・授乳中の人は注意。甲状腺疾患がある人は使用を控える　【主な成分】トリテルペンサポノシド、フラボノイド、アルカロイド、ステロール

▷ p77、78、133、161

バジル

消化を促進し、胃の不調に働きかけるハーブ。抗菌、鎮痙、鎮痛作用を持ち、胃炎や胃酸過多、胃痙攣、また感染性の胃腸の諸症状の緩和に用いられる。生理痛など胃腸以外の痛みをやわらげる働きも。自律神経系にも働きかけ、イライラや不安、集中力のアップなどにも作用する。

学名 *Ocimum basilicum*（シソ科メボウキ属）

和名・別名 メボウキ

【利用部位】葉　【注意・禁忌】妊娠中の人は使用しない。乳幼児には使用しない。長期間の使用は控える　【主な成分】精油、フラボノイド、ビタミン、タンニン、苦味質

▷ p96、98、116、117、120、189

パッションフラワー

植物の精神安定剤とも呼ばれるハーブ。自律神経系のバランスを調整し、不安をやわらげ、緊張した筋肉を緩める作用がある。不安やストレスの緩和、不眠症状の改善に有効。更年期やPMSなどの女性特有の精神的不調にも用いられる。

学名 *Passiflora incarnata*（トケイソウ科トケイソウ属）

和名・別名 チャボトケイソウ

【利用部位】地上部　【注意・禁忌】12歳以下には使用しない。フェネルジン、抗うつ薬と併用しない　【主な成分】フラボノイド、フラボノイド配糖体、マルトール、インドールアルカロイド

▷ p65、105、107

ハマメリス

循環器系のさまざまな症状に用いられるハーブ。血管収縮、止血、および収斂作用があり、静脈を強壮してくれる。特に脚のむくみや静脈瘤、静脈炎、また痔の症状の緩和に働きかける。

学名 *Hamamelis virginiana*（マンサク科マンサク属）
和名・別名 アメリカマンサク、ウィッチヘーゼル

【利用部位】葉 【注意・禁忌】特に知られていない 【主な成分】タンニン、フラボノイド、有機酸

▷ p114、116

バレリアン

鎮静作用と精神安定作用に優れ、特に神経性の睡眠障害に用いられるハーブ。中枢神経に作用して筋肉の緊張をやわらげ、安眠へと導いてくれる。ストレスによる片頭痛や肩こり、胃腸障害、また更年期の不安などに役立つ。

学名 *Valeriana officinalis*（スイカズラ科カノコソウ属）
和名・別名 セイヨウカノコソウ

【利用部位】根 【注意・禁忌】妊娠・授乳中は避ける。眠気を誘うため運転前などは注意 【主な成分】精油、バレポトリエイト、アルカロイド、イリドイド類、コリン、タンニン

▷ p106

ヒメツルニチニチソウ

脳の循環、代謝の向上に働きかけ、記憶や集中力を高める作用がある。微小循環の改善により組織の機能を改善を導く。認知症や耳鳴り、憂鬱、眼精疲労などの精神神経系の症状の助けに用いられる。

学名 *Vinca minor*（キョウチクトウ科ツルニチニチソウ属）
和名・別名 ビンカミノール

【利用部位】地上部 【注意・禁忌】妊娠・授乳中は避ける。長期、大量使用はしない 【主な成分】インドールアルカロイド、タンニン

▷ p94、132、196

ヒース

腎臓からの排出を促進し、利尿作用を持つことから、泌尿器系のトラブルの助けとなるハーブ。抗炎症、殺菌作用を持ち、尿道炎や膀胱炎などの感染症の緩和にも働く。尿酸を取り除く助けをし、痛風や炎症性の痛みがある際にも用いる。結石の予防にも。

学名 *Calluna vulgaris*（ツツジ科カルーナ属）
和名・別名 ギョリュウモドキ、ヘザー、エリカ

【利用部位】花 【注意・禁忌】特に知られていない 【主な成分】ヒドロキノン配糖体、フラボノイド、タンニン

▷ p94

ピロセル

利尿作用があり、特に腎臓からの排出を促進させる働きを見せる。余分な水分や塩分、尿素の排出に働きかけ、水分の貯留によるトラブルや脚のむくみの解消などに用いられる。抗感染作用、消化を促進させる働きもある。

学名 *Pilosella officinarum*（キク科ピロセラ属）
和名・別名 ハイコウリンタンポポ

【利用部位】花 【注意・禁忌】キク科アレルギーの人は注意 【主な成分】ポリフェノール、フラボノイド、クロロゲン酸

▷ p94、113

フィーバーフュー

脳の血管を収縮させるセロトニンの放出を抑制し、生理活性物質のバランスを整える。片頭痛やそれにともなう光過敏症、吐き気の緩和に。また消炎、鎮痛作用もある。

学名 *Tanacetum parthenium*（キク科ヨモギギク属）
和名・別名 ナツシロギク

【利用部位】花 【注意・禁忌】小児、妊婦は使用しない。抗凝固薬、抗血小板薬、抗炎症薬とは併用しない。キク科アレルギーの人は注意 【主な成分】セスキテルペンラクトン（パルテノリド）、精油、フラボノイド、メラトニン

フェンネル

▷ p64、76、80、81、83、86、126、133、161、184、207

芳香性健胃植物のひとつで、消化の助けとなるハーブ。消化不良を改善し、腸内ガスの形成を制限。鎮痙作用があり胃や結腸の痛み、腹痛の緩和にも用いられる。子どもの腹痛にも使用できる。呼吸器系への働きかけや、母乳の分泌を促進する作用もある。

学名 *Foeniculum vulgare*（セリ科ウイキョウ属）
和名・別名 ウイキョウ

【利用部位】種子 【注意・禁忌】特に知られていない 【主な成分】精油、油脂、フラボノイド、フラボノイド配糖体

ブラックコホシュ

▷ p106、166

ホルモンの分泌調整やエストロゲン様作用があるとされ、更年期における自律神経系の乱れからくる症状の緩和に用いられる。月経前症候群や月経困難にも良いとされる。抗炎症、利尿、鎮静作用もある。

学名 *Cimicifuga racemosa*（キンポウゲ科サラシナショウマ属）
和名・別名 アメリカショウマ

【利用部位】根茎 【注意・禁忌】妊娠・授乳中、ホルモン依存性がん、経口避妊薬を服用中、肝障害の人は使用しない。長期間使用しない 【主な成分】トリテルペン配糖体、イソフラボン、タンニン、精油

ブラックベリーリーフ

▷ p128、181、212

葉に薬効があるとされる。高い収斂作用や抗炎症、抗ウイルス、止血作用を持つ。喉の痛みの緩和や風邪の予防などに有効なハーブ。下痢の際や、月経過多の改善にも用いられる。

学名 *Rubus fruticosus*（バラ科キイチゴ属）
和名・別名 セイヨウヤブイチゴ、ヨーロピアンブラックベリー

【利用部位】葉 【注意・禁忌】妊娠中は使用しない 【主な成分】フラボノイド、タンニン

ペパーミント

▷ p62、64、65、66、76、85、121、131、160、166、190、203

賦活後、鎮静をもたらす珍しいハーブ。中枢神経を刺激し、脳の働きを活性化してくれる。集中力を高めたいとき、リフレッシュしたいときに。消化器系の不調全般の症状緩和にも作用する。肝臓に働きかけることから、呼吸器系のトラブルの改善にもつながる。

学名 *Mentha piperita*（シソ科メンタ属）
和名・別名 セイヨウハッカ

【利用部位】葉 【注意・禁忌】妊娠・授乳中は使用しない。胆石の人は使用しない 【主な成分】精油、フラボノイド、タンニン、フェノール酸

ヘラオオバコ

▷ p129、140、207

利尿、鎮咳、去痰、健胃、整腸、便通改善、抗炎症などの作用があり、毒素の排出の健全化や呼吸器系の不調に用いられる。血糖降下作用もあり、高コレステロール血症、糖尿病などの処方にも。

学名 *Plantago lanceolata*（オオバコ科オオバコ属）

【利用部位】葉 【注意・禁忌】特に知られていない 【主な成分】イリドイド配糖体、プランタギニン、ホモプランタギニン、β-シトステロール

ホーソン

▷ p96、102、117、120、165、205

心臓を守るハーブとして知られ、心臓や血管の健康維持に働く。動悸の抑制や軽度の心臓の不調に。また抗不安、鎮静作用もあり、精神的な不安や不眠にも用いられる。血圧を正常に保つ作用があり、血圧が高めの人に。なお本書に登場するのは葉。

学名 *Crataegus monogyna*（バラ科サンザシ属）
和名・別名 セイヨウサンザシ

【利用部位】花、葉、果実 【注意・禁忌】特に知られていないが、心臓に病気がある場合は医師に相談を 【主な成分】ロシアニドニックオリゴマー、フラボノイド、トリテルペン、フェノール酸

▷ p116、158、161

ホップ

穏やかな鎮静作用があり緊張や不安感をやわらげてくれるハーブ。自律神経系の不調や、それによる中途覚醒などの睡眠のトラブル、胃腸の不調などの改善に作用する。またエストロゲン様作用を持ち、不妊や女性更年期の諸症状の緩和にも役立つ。母乳の分泌を促進する作用も。

学名 *Humulus lupulus*（アサ科カラハナソウ属）

和名・別名 セイヨウカラハナソウ

【利用部位】毬花 【注意・禁忌】妊娠・授乳中は使用しない。うつ状態の場合は使用を避ける 【主な成分】フィトステロール、フラボノイド、アミノ酸、精油

▷ p66、77、128、129

マーシュマロウ

粘液質が豊富なハーブで粘膜に潤いを与えて刺激から守り、修復を助ける働きがある。空咳、のどの痛み、気管支炎、口内炎、消化器官や泌尿器の炎症、胃潰瘍、胃炎、便秘などの症状に。抗炎症作用や去痰、利尿、緩下などの作用もある。本書に登場するのは根。

学名 *Althaea officinalis*（アオイ科タチアオイ属）

和名・別名 ウスベニタチアオイ、ビロードアオイ、アルテア

【利用部位】根、花、葉 【注意・禁忌】他の薬剤と同時に服用すると薬剤の吸収が遅くなる場合がある 【主な成分】粘液、フラボノイド、フェノール酸

▷ p96、117、211

マジョラム

心を穏やかにしてくれるハーブ。鎮静作用があり、体の緊張を緩めて不安をやわらげてくれる。そのため安眠作用にも優れている。鎮痛、抗炎症作用も持ち、筋肉や関節の痛みや頭痛などの緩和に。消化促進作用等により胃腸の不調の改善にも。

学名 *Origanum majorana*（シソ科ハナハッカ属）

和名・別名 マヨラナ、スイートマジョラム

【利用部位】葉 【注意・禁忌】妊婦、心臓に疾患がある人は注意 【主な成分】精油、粘液、フラボノイド、タンニン、苦味質

▷ p92、103、173、203

マリアアザミ

肝機能の改善、肝臓の保護と再生を司る、まさに肝臓のためのハーブ。肝炎や脂肪肝の改善、肝硬変の進行を遅らせるためなどに用いられる。また肝機能の低下が原因の頭痛や疲労などの諸症状にも。鎮痙作用、抗うつ作用も。種子は古くから血圧の上昇の抑制に用いられている。

学名 *Silybum marianum*（キク科アオアザミ属）

和名・別名 オオアザミ、ミルクシスル

【利用部位】種子、地上部 【注意・禁忌】キク科アレルギーの人は使用しない 【主な成分】フラボノリグナン、フラボノイド、フラバール、ビタミンE

▷ p93

マルベリー

食前に飲むと糖の吸収を抑え、食後の血糖値の上昇を抑えてくれるハーブ。糖尿病の予防をはじめ、生活習慣病の予防に用いられる。糖質が吸収されずに大腸に送られることで、腸内環境の改善にもつながる。そのほかの作用として、血圧降下、強壮、抗菌、発汗促進、利尿、消炎作用などがある。

学名 *Morus alba*（クワ科クワ属）

和名・別名 クワ、トウグワ

【利用部位】葉 【注意・禁忌】特に知られていない 【主な成分】デオイシノジリマイシン、γアミノ酪酸、クロロフィル、フィトステロール、ミネラル

▷ p129、207

マレイン

呼吸器系の不調に働きかけてくれるハーブ。去痰、抗炎症作用を持ち、呼吸器の粘膜に働きかけて痰を排出。粘液が豊富なため、乾いた咳をやわらげるのにも用いられる。風邪の症状のほか、喘息、気管支炎、咽頭炎や声の嗄れに。

学名 *Verbascum thapsus*（ゴマノハグサ科モウズイカ属）

和名・別名 ビロードモウズイカ

【利用部位】花、葉 【注意・禁忌】特に知られていない 【主な成分】粘液、イリドイド配糖体、サポニン、フラボノイド、フィトステロール

▷ p131、139、181、182、207、214

マロウ

粘液が多く含まれ、粘膜や皮膚を保護してくれるハーブ。喉の炎症や痛み、腫れをやわらげ、乾いた咳を鎮めるのに働く。口内炎や胃炎、膀胱炎、尿道炎などの改善にも用いる。肌に対しては炎症を抑え、肌を柔らかくして保湿する作用がある。鎮静、軟化、抗炎症作用も。

学名 *Malva sylvestris*（アオイ科ゼニアオイ属）
和名・別名 ウスベニアオイ、マロウブルー、コモンマロウ

【利用部位】花 【注意・禁忌】特に知られていない 【主な成分】粘液、アントシアニン、フラボノイド、タンニン

▷ p94、126、129、148、207、222

メドウスイート

アスピリンの原料となったサリチル酸が含まれ、鎮痛作用に優れたハーブ。抗炎症作用もあり、関節炎や胃炎、そのほか体のさまざまな痛みの緩和に働く。腎臓からの排出と尿の生成を促進し、過剰な尿酸の排出を促す。胃酸の逆流や胸焼けの抑制、また風邪の初期症状の緩和にも用いられる。

学名 *Filipendula ulmaria*（バラ科シモツケソウ属）
和名・別名 セイヨウナツユキソウ、レーヌデプレ

【利用部位】花、葉 【注意・禁忌】アスピリン服用中は使用を避ける。子どもは使用しない 【主な成分】タンニン、フラボノイド、サリチル酸、精油

▷ p77、78、86、96、102、106、112、117、119、120、157、158、160、189、203、211、214、216

メリッサ

神経性の興奮を穏やかに鎮静させてくれるハーブ。過度なストレスや不安からくる動悸や不眠の改善に働きかける。またストレスからくる消化器系の不調、神経性胃炎や食欲不振、胃腸の機能障害にも有効。抗菌作用も強く、ヘルペスなどの回復の助けにもなる。

学名 *Melissa officinalis*（シソ科メリッサ属）
和名・別名 セイヨウヤマハッカ、コウスイハッカ、レモンバーム

【利用部位】葉 【注意・禁忌】特に知られていない 【主な成分】精油、モンテペン配糖体、フェノール酸、フラボノイド

▷ p62、64、65、66、78、132、139、140、156、157、163、168、169、171、172、188

ヤロー

毒素排出機能の正常化に働きかけて肝機能を改善。そのつながりで肌トラブルの改善にも効果を見せる。プロゲステロン様作用、鎮痙、抗炎症、止血作用などがあり、子宮の血流を刺激する働きも。生理不順や月経過多、子宮関係のトラブルの症状の緩和に役立つ。

学名 *Achillea millefolium*（キク科ノコギリソウ属）
和名・別名 セイヨウノコギリソウ

【利用部位】葉、花 【注意・禁忌】キク科アレルギーの人は使用しない 【主な成分】精油、イヌリン、アスパラギン、シアン配糖体

▷ p129、130、181、182

ユーカリ

優れた抗菌、去痰作用があり、風邪による咳や気管支炎、喉の炎症、鼻づまりなどの緩和に。抗ウィルス作用からインフルエンザの予防、回復の助けにも用いられる。花粉症、アレルギー症状の緩和、血液循環の促進効果、血糖降下作用も。

学名 *Eucalyptus globulus*（フトモモ科ユーカリノキ属）
和名・別名 ユーカリノキ

【利用部位】葉 【注意・禁忌】妊娠・授乳中は可能であれば避ける。過剰摂取をしない 【主な成分】精油、ガリアタンニン、プロアントシアニジン、トリテルペン

▷ p174

ヨクイニン

ハトムギの種皮を除いた種子を原料にした生薬。体内の余分な水分を排出し、痛み、熱をとる作用があるとされる。熱感をともなう関節痛や筋肉痛、神経痛、イボなどに用いられる。子宮頸部異形成やポリープなどにも働きかけるとされる。

学名 *Coix lacryma-jobi*（イネ科ジュズダマ属）

【利用部位】種皮を除いた種子 【注意・禁忌】妊娠中の人、医師の治療を受けている人は医師に相談を 【主な成分】脂肪酸、ステロール、コイクセノリド

▷ p156

ヨモギ

胃腸を温めながら痛みや出血を止めるとされ、出血性の疾患に働く。女性特有の不調の改善を得意とし、月経を正常に導いてくれる。浄血、造血作用により血液循環を改善。利尿作用と合わせ、体内を浄化する。日本のヨモギを用いるのも良い。

学名 *Artemisia vulgaris*（キク科ヨモギ属）

和名・別名 オウシュウヨモギ

【利用部位】葉 【注意・禁忌】妊娠・授乳中は避ける。ホルモン依存性のがんの人は使用しない。キク科アレルギーの人は使用しない。過剰摂取をしない 【主な成分】タンニン類、フラボノイド、クマリン類、セスキテルペンラクトン類、精油

▷ p156、158、160、168、171

ラズベリーリーフ

出産準備のハーブとも呼ばれ、出産前に飲むと子宮周囲の筋肉を調整し、子宮の緊張を緩和する作用がある。ホルモンバランスの調整にも働きかけるほか、鎮静、鎮痙、収斂、抗炎症作用を持ち、生理痛など女性特有の不調の緩和に活躍。下痢や扁桃炎、風邪の症状にも用いられる。

学名 *Rubus idaeus*（バラ科キイチゴ属）

和名・別名 ヨーロッパキイチゴ

【利用部位】葉 【注意・禁忌】妊娠初期には使用しない 【主な成分】フラボノイド配糖体、タンニン、ビタミンC、ポリペプチド

▷ p114、126、180、189、223

ラベンダー

不安や緊張を緩め、心と体をリラックスさせる作用に優れたハーブ。不安の緩和や睡眠障害の改善に用いられるほか、神経性の胃腸の症状の緩和にも働きかける。鎮静、鎮痙、抗菌作用を持つ。風邪などによる熱の症状には発汗をうながし熱を下げて、毒素を排出する作用が働く。

学名 *Lavandula angustifolia*（シソ科ラベンダー属）

和名・別名 真正ラベンダー

【利用部位】花 【注意・禁忌】妊娠・授乳中は避ける 【主な成分】精油、タンニン、クマリン類、フラボノイド

▷ p77、82、86、103、121、128、129

リコリス

粘膜を保護し、炎症を抑える作用を持つため、消化器系の症状や呼吸器系の炎症によく用いられる。副腎を活性化し、疲労やストレスからの症状の緩和に。そのほか殺菌、去痰、解熱、鎮咳、利尿、抗アレルギー、免疫賦活作用などさまざまな作用を持つ。

学名 *Glycyrrhiza glabra*（マメ科カンゾウ属）

和名・別名 ヨーロッパカンゾウ、セイホクカンゾウ

【利用部位】根茎 【注意・禁忌】高血圧の場合は避ける。生薬の甘草を含む漢方薬を併用するのは注意 【主な成分】トリテルペン系サポニン、フラボノイド、イソフラボン類、クマリン類、カルコン類

▷ p102、113、126、180、185、187、218、223

リンデン

古くから鎮痙、鎮静作用が高く評価されてきたハーブ。ストレスをやわらげ不安や睡眠障害、ストレスからくる頭痛の改善に働きかける。また血圧の上昇を抑制し、利尿、収斂作用がある。発汗を促して熱を下げる働きもあるため風邪の発熱時、むくみの緩和にも用いられる。本書では花が登場。

学名 *Tilia europaea*（アオイ科シナノキ属）

和名・別名 セイヨウボダイジュ、セイヨウシナノキ

【利用部位】花、苞、木 【注意・禁忌】特に知られていない 【主な成分】フラボノイド配糖体、粘液、タンニン、フェノール酸、精油

▷ p174、180、218

レイシ

枯れた落葉樹の根元に自生するきのこ。古くから長寿の象徴とされ、漢方では血の巡りを整えて内臓を強くする生薬とされてきたアダプトゲン植物。滋養強壮や高血圧、脂質異常症、気管支炎、胃潰瘍などさまざまな症状に。

学名 *Ganoderma lucidum*（サルノコシカケ科マンネン属）

和名・別名 マンネンタケ、サイワイタケ、カドデタケ

【利用部位】子実体 【注意・禁忌】血小板減少症、低血圧症の人は注意 【主な成分】ガノデリン酸、β-グルカン、エルゴステロール

レッドグレープリーフ

▷ p65、105、107、148、160、165、205

赤ワインの原料となるブドウの葉を用いる。静脈を強壮し、血流を促進させる。血液循環のトラブルやそれにともなう痛みの緩和に働く。脚のむくみや静脈瘤、痔の症状の緩和、回復の助けに。抗酸化作用に優れ、ほかに利尿、収斂作用を持つ。

学名 *Vitis vinifera*（ブドウ科ブドウ属）

和名・別名 赤ブドウ

【利用部位】葉　【注意・禁忌】特に知られていない　【主な成分】フラボノイド、プロシアニドールタンニン、酒石酸塩、アントシアノシド

レディースマントル

▷ p107、157、163、168、169、171、172

名前のとおり、女性の不調のケアに役立つハーブ。プロゲステロン様作用を持ち、ほかに収斂、止血、抗炎症、消炎、通経作用などがある。月経不順や月経痛、月経過多、更年期の症状の調整に用いる。また消化器系の炎症や下痢などの症状緩和にも役立つ。

学名 *Alchemilla vulgaris*（バラ科アルケミラ属）

和名・別名 ハゴロモグサ

【利用部位】地上部　【注意・禁忌】特に知られていない　【主な成分】フラボノイド、プロシアニドールタンニン、酒石酸塩、アントシアノシド

レモンタイム

▷ p194、211

レモンを連想させる爽やかな香りを持つハーブ。精神的な強壮に働き、気分のリフレッシュにも効果的。抗菌、抗ウィルス作用に優れ、風邪やインフルエンザ、胃腸炎などの感染症にも良いとされる。

学名 *Thymus citriodorus*（シソ科イブキジャコウソウ属）

和名・別名 ハゴロモグサ、シトラスタイム

【利用部位】地上部　【注意・禁忌】妊娠中は使用不可。長期、大量の使用は避ける　【主な成分】精油、タンニン、フラボノイド、コーヒー酸

レモンバーベナ

▷ p76、78、83、86、97、116、120、184、189、190、218

心身の不安や緊張を取り除いてくれ、リラックスの助けとなるハーブ。消化器系にも働きかけ、消化不良や吐き気などの胃腸の不調にも良いとされる。作用が穏やかで子どもの心身のケアにも使用できる。

学名 *Aloysia triphylla*（クマツヅラ科アロイジア属）

和名・別名 コウスイボク、ボウシュウボク、ベルベーヌ

【利用部位】葉　【注意・禁忌】妊娠中は使用不可。長期、大量の使用は避ける　【主な成分】精油、タンニン、フラボノイド、コーヒー酸

レモンピール

▷ p145、205

レモンの果皮を乾燥させたハーブ。静脈を強化し、血管を守って血流を促進させる作用がある。また抗菌作用にも優れ、解熱作用もあるため、風邪などの熱があるときにも用いられる。食欲を増進させる働きもあり、食欲不振のときにも。

学名 *Citrus limon*（ミカン科ミカン属）

和名・別名 レモンの果皮

【利用部位】果皮　【注意・禁忌】妊娠中は使用不可。長期、大量の使用は避ける　【主な成分】フラボノイド、ビタミン、粘液

ローズ

▷ p119、166、218、224

収斂作用があり口内炎や喉の炎症に働きかけるほか、疲れ気味の肝臓や胃腸の助けにもなるハーブ。精神状態に働きかけて悲しみをやわらげ、気分を高揚させてくれる。更年期の気分障害や気持ちが落ち込み気味のときに。女性特有の不調に用いられることも多い。

学名 *Rosa gallica*（バラ科バラ属）

和名・別名 バラ

【利用部位】花芽（蕾）　【注意・禁忌】特に知られていない　【主な成分】精油、タンニン、有機酸

▷ p139、145、217、219、220

ローズヒップ

野生種のバラの実から種を取り除いたもの。レモンの20〜40倍のビタミンCを含むことが特徴。炎症があったり発熱時、疲労時などビタミンCが消耗しがちな時に飲むと回復の補助となる。ネトルと組み合わせることで、鉄分の吸収が良くなる働きも。

学名 *Rosa canina*（バラ科バラ属）
和名・別名 イヌバラ、ノバラ

【利用部位】偽果 【注意・禁忌】特に知られていない 【主な成分】ビタミンC、ペクチン、果実酸、タンニン、フラボノイド、カロテノイド

▷ p64、76、80、81、83、92、103、113、190、203、219、220、222、223

ローズマリー

優れた抗酸化作用があり、若返りのハーブと呼ばれてきたハーブ。血管神経系への強壮作用により血液循環を助け、代謝を活性して活力を高めてくれる。疲労回復や、記憶力・集中力を高めたいときに。肝機能、腸内環境の改善、胆汁の分泌促進作用もあり、消化器系の不調にも有効。

学名 *Rosmarinus officinalis*（シソ科マンネンロウ属）
和名・別名 マンネンロウ

【利用部位】葉 【注意・禁忌】特に知られていない 【主な成分】精油、ジテルペン化合物、フラボノイドなど

▷ p114、213

ローマンカモミール

主に精油が使われるが、ハーブでは抗炎症、鎮痙、健胃作用を持ち、胃腸の調子を整えて炎症や痛みの抑制に働きかける。不安や筋肉の緊張をやわらげ、心身ともにリラックスさせる効果もある。

学名 *Anthemis nobilis, Chamaemelum nobile*（キク科カミツレモドキ属）
和名・別名 ローマカミツレ

【利用部位】花 【注意・禁忌】妊娠中は使用しない、キク科アレルギーの人は使用しない 【主な成分】苦味質、フラボノイド、クマリン、精油など

▷ p214、215

ローリエ

消化を促進し、腸内ガスの軽減を助ける。また胆汁の分泌を促進する作用もある。殺菌、抗炎症作用を持ち、気管支炎などの呼吸器系の症状や関節リウマチ、関節痛の痛み、また歯の痛みを落ち着かせる助けになる。

学名 *Laurus nobilis*（クスノキ科ゲッケイジュ属）
和名・別名 ゲッケイジュ、ローレル

【利用部位】花 【注意・禁忌】特に知られていない 【主な成分】豊富な芳香物質

▷ p112、119、120、166、194、196、203、211

ロティエ

伝統的に睡眠の改善やリラックス作用をもたらす植物として使用されてきたハーブ。鎮静作用があり、自律神経系のバランスを調整して不安定になった気分を安定させてくれる。男女ともに更年期による落ち込み、イライラなどの気分障害に役立つ。

学名 *Lotus corniculatus*（マメ科ミヤコグサ属）
和名・別名 ミヤコグサ

【利用部位】地上部 【注意・禁忌】妊娠・授乳中は使用しない。子どもには使用しない 【主な成分】フラボノイドなど

▷ p98、121、193

ロディオラ

ドーパミン神経系に働きかけ、やる気、意欲の亢進に働くアダプトゲン作用を持つ植物。ストレスへの耐性をつけ、心身ともにストレスに対抗できる状態へと導く。消化器系へも積極的に働きかけるほか、肝臓の保護作用にも優れている。

学名 *Rhodiola rosea*（ベンケイソウ科イワベンケイ属）
和名・別名 イワベンケイ、ローズルート

【利用部位】根茎 【注意・禁忌】妊娠・授乳中は使用しない。双極性障害、抗うつ薬を服用している人は禁忌。興奮しやすい人には不向き 【主な成分】フェニルエタノエタノイド、フェニルプロパノイド、フラボノイド、モノテルペン、タンニン

用語解説

本書に登場したり、
植物療法やハーブの解説などに
よく登場する「作用」の意味を
簡単にまとめています。
本書を読み解く参考にしてください。

安眠作用／安らかな眠りを促す

鬱滞除去作用／体内に滞留している水分、老廃物、血液、リンパ液などの滞留を除去する

覚醒作用／心身の働きを活性化させる

緩和作用／心身の緊張を緩和させる

強肝作用／肝臓の機能を高める

強心作用／心臓を活性化する

強壮作用／体の機能を高める

去痰作用／痰の排出を促す

筋肉弛緩作用／筋肉の緊張を取り除く

駆風作用／腸内ガスを排出する

血圧降下作用／血圧を下げる

血圧上昇作用／血圧を上げる

血行促進作用／血行を良くする

解毒作用／体内の毒の中和、排出の促進

解熱作用／熱を下げる

健胃作用／胃の調子を改善する

抗アレルギー作用／アレルギーを抑制する

抗ウィルス作用／ウィルスの繁殖を抑える

抗うつ作用／憂鬱な気分をやわらげる

抗炎症作用／炎症の悪化を防ぐ

抗感染作用／感染症を防ぐ

抗菌作用／細菌の繁殖を防ぐ

抗真菌作用／真菌症を防ぐ

抗ヒスタミン作用／ヒスタミンを抑制する

興奮作用／精神を高揚させる

抗リウマチ作用／リウマチを抑える

催淫作用／性欲を強める

催胆作用／胆汁の分泌を良くする

催乳作用／母乳の出を良くする

殺菌作用／細菌を殺す

子宮強壮作用／子宮の働きを強くする

刺激作用／刺激することで働きを高める

止血作用／出血を止める

収斂作用／組織を引き締める

消炎作用／炎症を抑える

消化促進作用／胃腸の働きを整える

浄化作用／体の中の浄化に働きかける

浄血作用／血液をきれいにする

静脈鬱滞除去作用／静脈の鬱滞を除去する

女性ホルモン様作用／女性ホルモンに似た働きをする

組織再生作用／組織の再生を促す

代謝促進作用／新陳代謝を上げる

胆汁分泌促進作用／胆汁の分泌を促進する

鎮咳作用／咳を抑える

鎮痙作用／筋肉の緊張をやわらげる

鎮静作用／神経系を休める

鎮痛作用／痛みをやわらげる

通経作用／月経を規則的にする

粘膜保護作用／粘膜を守る

瘢痕形成作用／傷などの瘢痕を治す

皮脂バランス調整作用／皮脂のバランスを調整

皮脂分泌抑制作用皮／脂の分泌を抑制する

皮膚軟化作用／皮膚を柔らかくする

ホルモン調整作用／ホルモンの分泌を調整をする

免疫賦活作用／免疫機能を活性化する

免疫賦活作用／免疫機能を活性化する

利胆作用／胆のうの機能を上げる

利尿作用／尿の排出を促す

【参考文献】

La bible des plantes qui soignent : Michel Pierre／CHÊNE 2017
Mon corps en équilibre : Caroline Florentin, Geraldine Pezet／Tana Edition 2020
Les Tempérament : Yves Vanopdenbosh／Editions Amyris 2012
Plantes médicinales & Tempérament : Yves Vanopdenbosh／Editions Amyris 2018
『メディカルハーブの事典 改訂新版』東京堂出版（2016）
『メディカルハーブ事典』日経ナショナル ジオグラフィック社（2014）
『アロマ&ハーブ大事典』新星出版（2021）

【参考ウェブサイト】

Doctissimo
www.doctissimo.fr/

ViDAL
www.vidal.fr/parapharmacie/phytotherapie-plantes.html

Plantes&santé
www.plantes-et-sante.fr/

passeportsanté
www.passeportsante.net/